高脂血症
饮食宜忌全书

孙 平 于雅婷 主编

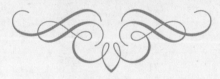

江苏凤凰科学技术出版社

图书在版编目（CIP）数据

高脂血症饮食宜忌全书 / 孙平，于雅婷主编. -- 南京：江苏凤凰科学技术出版社，2017.5
（含章.掌中宝系列）
ISBN 978-7-5537-4523-7

Ⅰ.①高… Ⅱ.①孙… ②于… Ⅲ.①高血脂病 – 食物疗法 Ⅳ.①R247.1

中国版本图书馆CIP数据核字(2015)第101029号

高脂血症饮食宜忌全书

主　　　编	孙　平	于雅婷	
责 任 编 辑	樊　明	葛　昀	
责 任 监 制	曹叶平	方　晨	

出 版 发 行	凤凰出版传媒股份有限公司
	江苏凤凰科学技术出版社
出版社地址	南京市湖南路 1 号 A 楼，邮编：210009
出版社网址	http://www.pspress.cn
经　　　销	凤凰出版传媒股份有限公司
印　　　刷	北京文昌阁彩色印刷有限责任公司

开　　　本	880mm×1 230mm　1/32
印　　　张	14
字　　　数	380 000
版　　　次	2017年5月第1版
印　　　次	2017年5月第1次印刷

标 准 书 号	ISBN 978-7-5537-4523-7
定　　　价	39.80元

图书如有印装质量问题，可随时向我社出版科调换。

序言

随着生活水平的提高，人们的饮食越来越丰富了。高糖、高热量、高脂肪的饮食，加上缺乏运动锻炼以及不好的生活、饮食习惯，使人们腰围渐渐增长了，血脂也渐渐升高了。

高脂血症就是以血脂水平过高为主要特征的全身性疾病。高脂血症对身体的损害是隐匿、逐渐、进行性和全身性的。造成高脂血症的根源在于不合理的饮食习惯，因此掌握科学的饮食方法，知道该吃什么、不该吃什么，从日常饮食中降低血脂，并不是一件难事。本书从高脂血症的饮食调理方法入手，让患者在全面了解高脂血症的同时，获得降脂饮食上的指导。

在本书开篇章节中，读者可以初步了解到一些关于高脂血症的基础知识，还可以了解高脂血症患者饮食的原则，清楚地知道在饮食与生活中的宜忌。

在日常生活中，对于许多高脂血症患者来说，哪些食物能吃，哪些食物不能吃，这是他们最关心的问题之一。宜吃食物章节中，列举了86种高脂血症患者宜吃的食物，详细介绍了每种食物的别名、热量、适用量、性味归经、食疗作用、选购保存、食用建议等，并且以表格形式展示了食物的搭配宜忌，让读者对每一种食材都了如指掌。根据降脂原理，每一种食材分别推荐了2道降脂菜例，详解其原料及制作过程。菜例均配有精美图片，让读者一看就懂、一学就会。

在忌吃的食物中，读者可以清楚地了解该种食物不宜吃的理由，从而远离这些食物，控制好血脂，预防并发症的发生。

本书还从辨证分型方面介绍了中医对高脂血症病因病机的分析、诊断、治疗原则，推荐了有利于降脂的中成药、中药材、药茶以及对症药膳。

本书最后列举出人们在日常生活中常常会遇到的有关高脂血症日常保健的问题、在实施运动疗法和药物疗法时所遇到的问题，并且予以详细解答。

衷心希望本书能给高脂血症患者和家人提供一定的帮助，也祝愿所有高脂血症患者能早日康复。

阅读导航

为了方便读者阅读，我们安排了阅读导航这一单元，通过对各章节部分功能、特点的图解说明，将全书概况一目了然地呈现在读者面前。

概况介绍

通过适用量、热量、性味归经等版块，让读者了解食材的基本信息。

食材解读

通过降脂原理、食疗功效、食用建议、选购保存、温馨提示等版块，全面解读食材，并指导读者了解食材在日常生活中的应用。

搭配宜忌

本部分从饮食宜忌的角度，向读者介绍几种最佳搭配方式或不宜搭配方式，指导读者科学饮食。

高脂血症饮食宜忌全书

豆浆
Dou Jiang

别名：
豆腐浆

适用量：每日300毫升左右为宜	热量：66千焦/100克
性味归经：性平，味甘；归心、脾、肾经	

降脂原理

豆浆含有可有效降低人体胆固醇及抑制体内脂肪发生过氧化现象的大豆皂苷等物质，不含胆固醇，还含有人体所需的8种氨基酸、多种维生素和微量元素，可以降低血中胆固醇的水平。

食疗功效

豆浆具有清火润肠、降脂降糖、化痰补虚、防病抗癌、增强免疫力等功效，常饮鲜豆浆对高血压、糖尿病、冠心病、慢性支气管炎、便秘、动脉硬化及骨质疏松等患者大有益处。中老年女性饮用豆浆，能调节内分泌系统，减轻并改善更年期症状，保持态健美和防止衰老。青年女性常喝豆浆，则能减少面部青春痘、暗疮的发生，使皮肤白皙润泽，容光焕发。

食用建议

一般人均可食用豆浆，尤其适合中老年体质虚弱者、高血压、高脂血症、糖尿病、骨质疏松等患者食用。

胃寒、腹泻、腹胀、慢性肠炎等患者要慎食。

选购保存

好豆浆应有股浓浓的豆香味，浓度高，略凉时表面有一层油皮，口感爽滑。豆浆不能放在保温瓶里存放，否则会滋生细菌，使豆浆里的蛋白质变质，影响人体健康。

♥ **温馨提示**

豆浆煮沸后要再煮几分钟，当豆浆加热到80℃时，皂毒素受热膨胀会形成假沸，产生泡沫，须加热到90℃以上才能饮用。

搭配宜忌

宜	豆浆 ＋ 花生	润肤补虚、降压降脂养颜润肤、滋肾乌发
忌	黄豆 ＋ 鸡蛋	易受到细菌侵害

66

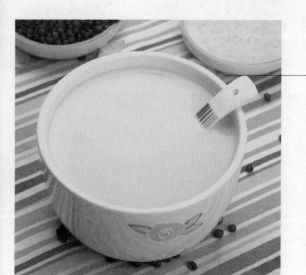

推荐菜例

百合红豆粳米豆浆

原料：红豆、粳米各30克，百合25克，冰糖5克

做法：

❶ 红豆用清水泡软，捞出洗净；粳米淘洗干净浸泡1小时；百合洗净。

❷ 将红豆、粳米和百合放入豆浆机中，添水搅打成豆浆并煮沸。

❸ 滤出豆浆，加入冰糖拌匀即可。

专家点评：本品具有滋阴润肺、养心安神、清热利尿、降脂瘦身等功效，适合肺虚咳嗽、失眠多梦、小便涩痛、高脂血症、肥胖症等患者食用。

● 小贴士

红豆一定要熟吃，因为在生豆类中有一种叫抗胰蛋白酶的成分，可影响蛋白质的消化吸收，引起腹泻，所以做成豆浆要煮沸后再煮几分钟才能食用，豆浆中所含的皂毒素只有加热到90℃以上才能破坏。

67

高清美图

每个食谱配以高清美图，搭配食谱的详细做法，图文并茂，一目了然。

推荐菜例

本部分推荐了两个菜例，每个菜例包括原料、做法、专家点评，简单易做，一学就会。

小贴士

列出了制作此菜品的有关知识点延伸连接，让您可以更全面地了解此菜品。

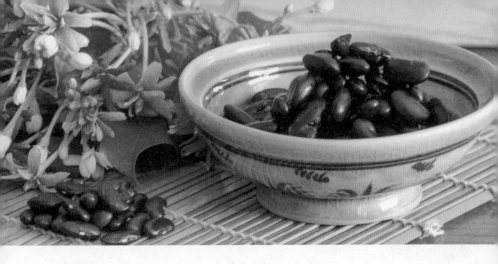

目录

第一章　高脂血症是潜伏的健康"杀手"

第二章　高脂血症患者宜吃的食物

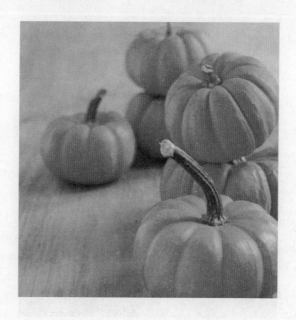

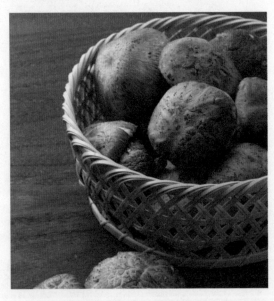

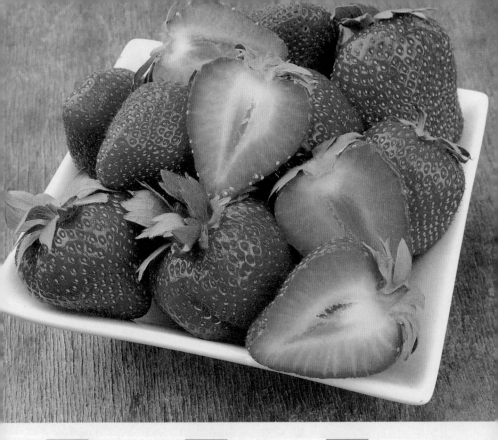

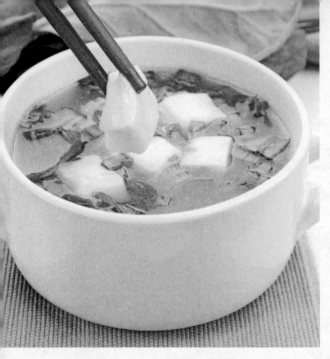

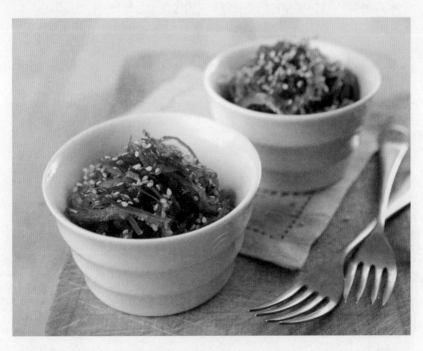

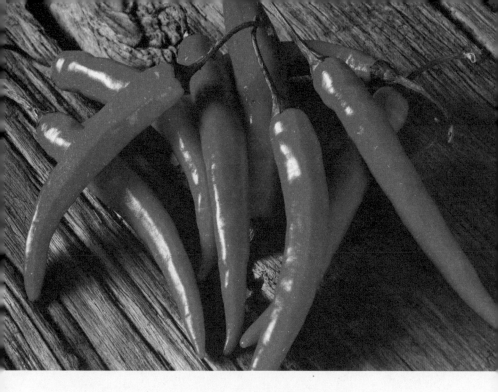

第三章 | 高脂血症患者忌吃的食物

第四章 | 6种类型高脂血症患者饮食宜忌

中医对高脂血症的认识和调治

第五章 | 高脂血症患者宜吃的28味中草药

第六章 | 适宜高脂血症患者的28个降脂方

第七章 | 高脂血症患者的生活宜忌

降血脂，从生活细节入手

运动是降血脂的好方法

检查与用药宜合理

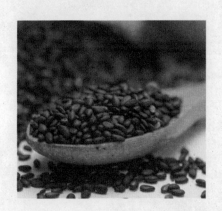

附录

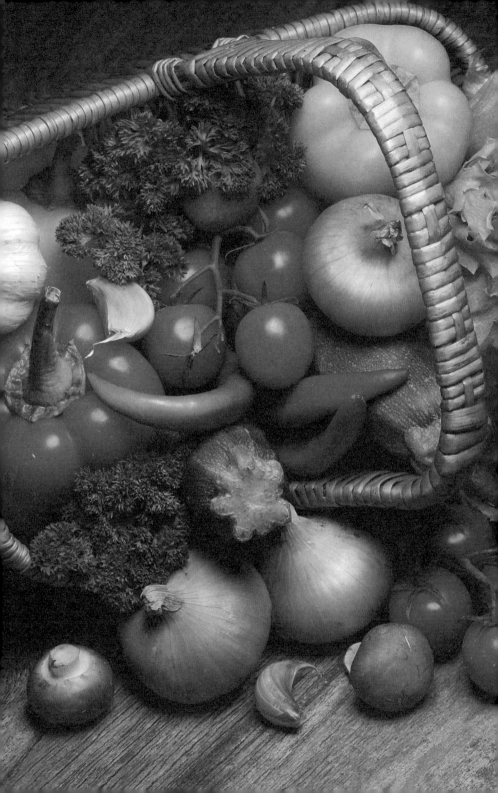

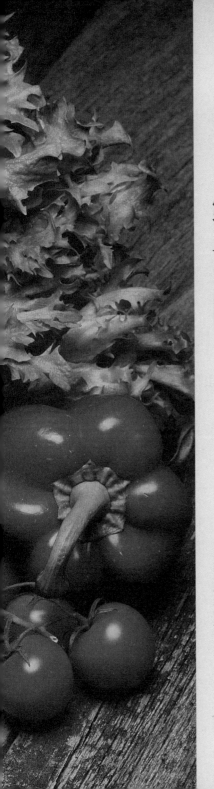

第一章

高脂血症是潜伏的健康"杀手"

　　高脂血症患者要想快速有效降脂，首先就应当对高脂血症进行全方位的了解。其次，由于大多数高脂血症的发生都是由于饮食因素引起的，所以防治高脂血症，需要掌握合理有效的饮食方法，从饮食入手，纠正导致血脂升高的不合理的饮食行为。为了让患者清楚地认识高脂血症，并引起重视，本章将深入剖析关于高脂血症的方方面面，包括什么是高脂血症、高脂血症有什么危害、高脂血症患者如何进行饮食治疗等。

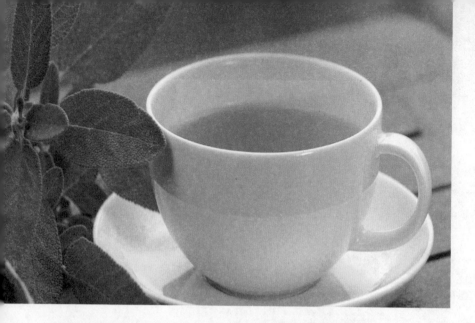

揭开高脂血症的神秘面纱

什么是高脂血症

我们首先了解一下什么是血脂，血脂又称脂质，是血液中所含脂类物质的总称，主要包括胆固醇、甘油三酯、磷脂以及游离脂肪酸等，其中胆固醇和甘油三酯是主要成分。血脂含量只是全身脂质含量的一小部分，但却是人体所必需的物质，可以反映体内脂类代谢的情况，具有至关重要的生理功能。

由于各种原因引起的血清中的胆固醇或甘油三酯水平升高所产生的疾病，就是高脂血症。近年来，由高脂血症引起的并发症越来越多，而且患病比例也在逐年上升。因高脂血症所引发的脑卒中、心血管疾病直接威胁人们的健康与生命，所以与高血压、高血糖一起被称为"三高"，越来越受到人们的关注。

高脂血症病因分析

由于引起高脂血症的原因很多，目前医学界也不能完全解释清楚，得到证实与确定的主要有三个方面的因素：遗传因素（原发性高脂血症）、饮食因素和内分泌或代谢因素。

一小部分的人会因为家族性高脂血症遗传而患病，其余大部分人都是在后天所致的，而饮食因素是引起高脂血症的常见原因，绝大多数高脂血症患者都是由于在日常生活中对饮食问题疏忽或是坚持错误的饮食方式而导致体内血脂过高，从而产生疾病。比如人们摄取高脂肪、高热量的食物太多，平时又缺乏运动，生活无规律，导致肥胖，引起甘油三酯和胆固醇升高而致病。内分泌或代谢因素主要是指由于血液中糖、脂肪、胆固醇、蛋白质代谢紊乱，体内毒素增多，肝脏的解毒功能严重受损，致使心脏供血无力，血路不畅，直至导致血液中的胆固醇与脂肪含量过高形成高脂血症，并伴有高血压、高血糖、脂肪肝等一系列疾病。近年来高脂血症患者迅速增多，高脂血症也成了世界公认的三大慢性疾病之一，而且从它的患病率变化趋势来看，形势堪忧。

高脂血症的诊断与分型

目前，国内一般以成年人空腹血清总胆固醇超过 5.72 毫摩尔 / 升，甘油三酯超过 1.70 毫摩尔 / 升，作为诊断高脂血症的指标。将总胆固醇在 5.2~5.7 毫摩尔 / 升者称为边缘性升高。根据血清总胆固醇、甘油三酯和高密度脂蛋白胆固醇的测定结果，通常会把高脂血症分为四种类型：低高密度脂蛋白血症、混合型高脂血症、高胆固醇血症、高甘油三酯血症。

高胆固醇血症是指血清总胆固醇含量增高，超过 5.72 毫摩尔 / 升，而甘油三酯含量正常，即甘油三酯低于 1.70 毫摩尔 / 升；低高密度脂蛋白血症是指血清高密度脂蛋白胆固醇（HDL－胆固醇）含量降低，低于 0.90 毫摩尔 / 升；混合型高脂血症是指血清总胆固醇和甘油三酯含量均增高，即总胆固醇超过 5.7 毫摩尔 / 升，甘油三酯超过 1.70 毫摩尔 / 升；高甘油三酯血症是血清甘油三酯含量增高，超过 1.70 毫摩尔 / 升，而总胆固醇含量正常，低于 5.72 毫摩尔 / 升。

哪些人容易患高脂血症

研究发现：有少数高脂血症患者是有高脂血症家族病史的人；大部分高脂血症患者都是肥胖者；中老年人及绝经后的妇女很容易得高脂血症；35 岁以上经常高脂、高糖饮食者有患高脂血症的危险；有些高脂血症患者是由生活习惯不良导致的疾病，比如长期吸烟、酗酒、不经常运动者；患有糖尿病、高血压、脂肪肝的患者，生活没有规律、情绪容易激动、精神长期处于紧张状态、甲状腺功能减退的人，都很容易患高脂血症。

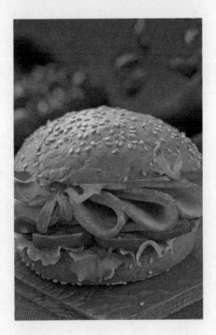

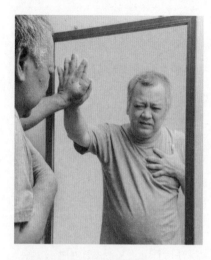

血脂升高的八大信号

高脂血症与高血压、高血糖，并称为"三高"，足以说明高脂血症发病的普遍性。一旦身体上出现了以下八大信号，就需要引起重视了，一定要去医院检测自己的血脂水平。

信号一：早晨起床后感觉头脑不清醒，进食早餐后得到好转，午后极易犯困，夜晚很清醒；经常感觉头昏脑涨，有时在与人谈话的过程中都容易睡着；常常会忘记事情，感觉四肢很沉重或者四肢没有感觉等，这些都是高脂血症的前兆。

信号二：中老年妇女的眼睑上出现淡黄色的小皮疹，刚开始时为米粒大小，略高出皮肤，严重时布满整个眼睑，这个在医学上称为"黄色素斑"，是由于血脂浓度异常增高，引起脂质异位沉积而造成的。黄色素斑本身没有明显的健康危害，但是，它的出现往往提示患者的血脂水平已经比较高了。

信号三：腿肚经常抽筋，并时常感到刺痛，这是血脂增高导致动脉硬化在腿部肌肉中的表现，如果发现程度不断在加重，一定要予以重视，及时进行血脂检查。

信号四：患有家族性高胆固醇血症的人常会在各个关节的伸面皮肤出现脂质异位沉积，特别是跟腱，为脂质沉积的好发部位，严重者可使跟腱的强度明显下降，不小心碰到轻微的创伤就会引起撕裂。

信号五：短时间内在面部、手部出现较多黑斑（斑块比老年斑稍微大一些，颜色较深）。

信号六：记忆力及反应力明显减退，看东西会时不时地感到模糊，这是因为血液变黏稠，流速减慢，使视神经或视网膜出现暂时性缺血。

信号七：出现食欲不振等消化系统症状。高脂血症可以引起脂肪肝，影响肝功能，故会出现食欲不振等症状。

信号八：肥胖是血脂升高的最常见的"信号"，所以肥胖者比一般体重正常的人，要更加注意进行血脂检查。

高脂血症对人体健康的危害

人体内部组织器官是息息相关的，可谓"牵一发而动全身"。血液流经身体各个部位，所以当血液中的脂类含量过高时，必然会影响到其他部位，出现不适症状。高脂血症并不仅仅是一种病，它还会引发很多并发症。患者由于脂肪含量高，所以动脉内壁脂肪斑块沉积速度加快，当斑块将血管内壁阻塞到一定程度而使得血液供应不足时，就会出现相应的临床表现并引发其他疾病。

引发心脑血管疾病——高脂血症最大的危害就是导致动脉粥样硬化，引起心脑血管疾病，如脂肪斑块沉积到心脏动脉内膜上，即发生冠心病；当脂肪斑块沉积到脑动脉或其他分支时，则会出现脑血管疾病，如脑卒中等，所以高脂血症又被称为引起心脑血管疾病的"凶手"。当人体形成动脉粥样硬化后，会导致心肌功能紊乱，引起动脉血管痉挛，诱使肾上腺分泌升压素，导致血压升高，引发高血压。高脂血症还可以加重糖尿病病情，所以糖尿病患者除了要治疗糖尿病以外，还需要调节血脂，以减少患糖尿病并发症的危险。

引起肥胖，形成脂肪肝——过多脂肪在血液中堆积，在组织器官、皮下和血管壁周围大量沉积，使脂肪供大于求，导致肥胖，引发脂肪肝。

诱发胰腺炎——过高的甘油三酯可以引发胰腺炎。治疗胰腺炎除了在医生指导下降甘油三酯外，还要少吃甜食、零食，晚饭不宜过饱，多做运动，因为运动不仅可以燃烧体内过多的脂肪，把过高的甘油三酯降下来，而且还能够降低诱发胰腺炎的危险。

导致肺栓塞——肺栓塞是由于肢体

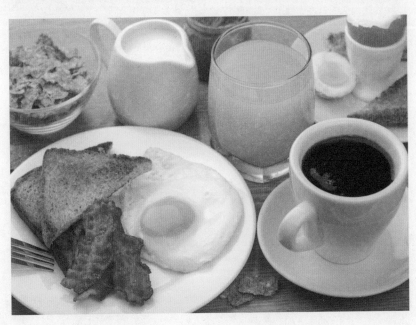

很少活动，导致下肢或深部静脉血栓形成，当血流变缓时，脱落栓子可顺血流入肺，形成急性肺栓塞。

降低人体抵抗力——由于体内血脂过高，代谢功能减低，内分泌紊乱，所以导致抵抗病毒的抗体作用减小，抵抗力下降。

造成双目失明——高脂血症是引起视网膜血栓形成的最常见原因。患者患有严重高脂血症时，血液中富含的大量甘油三酯使视网膜颜色变淡而近乳白色，这些脂蛋白很可能从毛细血管中漏出，造成视网膜脂质渗出，在视网膜上呈现出黄色斑片。而高浓度的血脂能够激活血小板，血小板则会释放出更多的凝血因子，使得血小板的聚集性增高，以致血管内血栓形成，从而造成视力严重下降，严重者可能会双目失明。

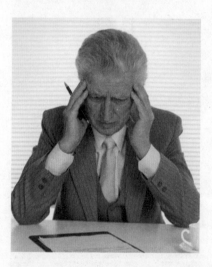

造成走路跛行——血液中的脂肪过高，就会在血管壁上沉积形成粥样斑块，粥样斑块则会导致腿部血管腔狭窄。正常情况下，运动时血管中的血液流动加速，以满足运动的需要，但是一旦血管腔狭窄，当运动量达到一定程度时，肌肉就会出现缺氧和缺血状况，产生缺氧、缺血性疼痛，走路就会跛行。

饮食习惯与高脂血症的关系

研究发现，在患有高脂血症的人群中，绝大多数都是由于饮食不当而引起的。医学动物实验进一步证明了这个调查报告的科学性。在动物试验中，科研人员将动物的膳食变为高脂肪、高胆固醇的食物，就会发现动物的血脂开始升高而发生实验性动脉粥样硬化；撤除高脂膳食后，动脉粥样硬化症状即行消退。大量的人群调查也观察到，食入动物性脂肪（主要含饱和脂肪酸），可使血胆固醇和低密度脂蛋白含量增高，但高密度脂蛋白、胆固醇则降低；而食入植物性脂肪（主要含不饱和脂肪酸、植物纤维及植物蛋白等）则可使血脂下降。由上面的实验和调查，我们可以看出人们日常的饮食习惯和营养状况，将直接影响着血脂和脂蛋白的含量，并与动脉粥样硬化的发生和发展有着密不可分的关系。了解并掌握这方面的知识，可自觉地养成良好的饮食习惯，从而更好地预防与治疗高脂血症。

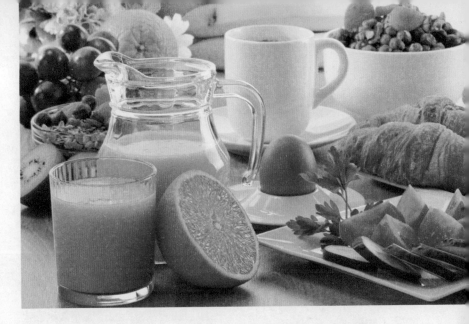

降血脂需遵守四大饮食原则

原则一： 合理安排饮食结构

饮食要达到营养均衡的目标，就应当设计合理的饮食结构，科学摄取人体所需的营养物质。由于饮食对于高脂血症患者的病情影响重大，所以在日常生活中，一定要从饮食入手来控制、辅助治疗高脂血症。针对一般高脂血症患者，有关专家设计出了一套合理的饮食结构，用两句话来概括，表意清楚，言简意赅，分别是"一二三四五"和"红黄绿白黑"。

其中"一"是指每日饮一袋牛奶，内含 250 毫克钙，补充钙和蛋白质的同时，也减少了高脂血症的发病概率；"二"是指每日食用碳水化合物 250~350 克，即相当于主食 300~400 克，胖人可以少吃一些，瘦人可以多吃一些；"三"是指每日进食 3 份高蛋白质食品，每份可为瘦肉 50 克，或鸡蛋 1 个，或鸡鸭肉 100 克，或鱼虾 100 克，或豆腐 100 克，每日早、中、晚餐各一份；"四"是指"不甜不咸，有粗有细，三四五顿，七八成饱"，即每天可吃三顿、四顿或五顿，每顿可吃七八成饱；"五"是指每日摄取 500 克蔬菜和水果，一般每日的摄入量是 400 克蔬菜，100 克水果。

"红"是指每日可饮红葡萄酒 50~100 毫升，有助于升高血中高密度脂蛋白，可预防动脉粥样硬化。每日还要进食 1~2 个番茄，除去脂降压外，还可使男性前列腺癌的发生率减少 45%；"黄"是指胡萝卜、红薯、南瓜、玉米等，每天要适量食用其中一种；

"绿"是指饮绿茶和食用深绿色蔬菜，它们所含的维生素C、茶多酚、茶碱等，有去脂降压等多种功效；"白"是指燕麦片或燕麦粉，每天可适量服用，一般每日用50毫升煮5~10分钟，兑入牛奶中合用，可起降血脂的作用；"黑"是指黑木耳或香菇等每天都要食用，每天可用黑木耳10克，或香菇100克，泡发后烹调入菜肴中食用，有助于降低血脂。

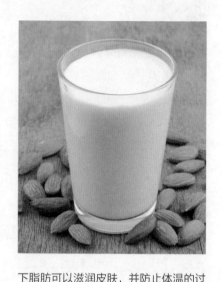

原则二：科学摄入脂肪、蛋白质和糖类

脂肪、蛋白质与糖类是人体必需的三大营养成分。人体通过摄取脂肪、蛋白质、糖类来满足生命活动所需要的能量，但是这三种营养成分并不是摄取的越多越好，尤其是高脂血症患者，更应该合理摄取，以保持营养的均衡。

1. 脂肪

脂肪是人体不可缺少的能量来源，是人体结构的重要材料，体内脂肪组织有保护和固定内脏器官的作用，当受到外力冲击时，脂肪起到缓冲的作用，皮

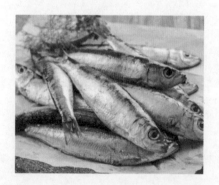

下脂肪可以滋润皮肤，并防止体温的过度耗散。对维生素A、维生素D、维生素E等的吸收，必须要有脂肪的参与。如果体内脂肪太少甚至没有，会造成这些维生素吸收障碍，导致维生素缺乏。必需脂肪酸是细胞的重要成分，缺乏时可影响细胞的更新。脂肪还能改善食物的味道，增加饱腹感，减少食量。传统观念认为，脂肪摄取越多越好，但是近几年研究发现，脂肪并不是进得越多越好，尤其是高脂血症患者，更应该控制脂肪的摄取量。过多的脂肪会影响蛋白质及碳水化合物的摄入量，并且脂肪的摄入量与动脉粥样硬化的发生发展有着密切关系。由此看来，高脂血症患者必须控制脂肪的摄入量，一般每日每千克体重不宜超过1克。

2. 蛋白质

蛋白质可分为动物性蛋白质和植物性蛋白质两种。动物性蛋白质是指肉类、

蛋类、鱼类或这些食物的加工食品中所含的蛋白质；植物性蛋白质则指豆类等植物及其加工食品中所含的蛋白质。蛋白质对于人体非常重要，它是人体细胞、各组织的重要组成成分，对人体的生长发育、组织的修复、细胞的更新等都起着极为重要的作用。蛋白质也是人体内酶、激素、抗体的重要原料。如果没有充足的蛋白质，各种酶、激素、抗体不能正常合成，会导致人体功能及代谢紊乱，如胰岛素就是由蛋白质构成的。通过葡萄糖的异生作用，58%的蛋白质可以转化为糖。但这不是蛋白质的主要功能。参与蛋白质生物合成的 20 种氨基酸，大部分人体可以自身合成。但其中有 8 种必需氨基酸人体不能自身合成，

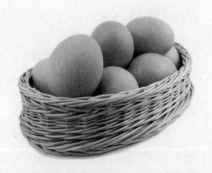

必须从食物所含蛋白质中获得。这 8 种氨基酸是赖氨酸、色氨酸、苯丙氨酸、亮氨酸、异亮氨酸、苏氨酸、蛋氨酸、缬氨酸。高脂血症患者的饮食，要尽量多吃植物性蛋白质。一般高脂血症患者每日每千克体重应摄入蛋白质 1 克，例如患者的体重为 60 千克，那么每日需要摄取 60 克的蛋白质；但病情控制不好或消瘦型糖尿病患者，可将每日的每千克体重摄取的蛋白质增加至 1.2~1.5克（即 70~90 克）。摄取的蛋白质 1/3应该来自优质蛋白，如牛奶、鸡蛋、各种大豆、猪的精瘦肉等。高脂血症患者如果为儿童，那么蛋白质的需要量就应该这样计算：每千克体重为 2~3 克。妊娠 4 个月后的高脂血症孕妇患者，每日摄入的蛋白质应比普通高脂血症患者增加 15~25 克。

3. 糖类

糖类是人体主要能源物质，它可分为三类，即单糖、双糖、多糖。单糖的特点为甜度大，吸收速度快，食后迅速

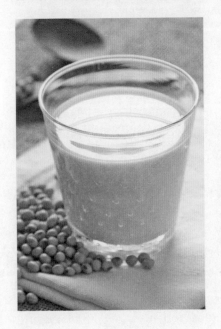

由消化道吸收进入血液，包括葡萄糖、果糖和半乳糖。双糖由一分子的葡萄糖与另一分子的单糖组成，食后也很快进入血液，如蔗糖、麦芽糖等。高脂血症患者如果进食过多的糖类，除了保证人体生命活动必需的糖类外，剩余过多的糖类就会储存在体内，沉积起来，变为脂肪，使人变得肥胖，而肥胖又恰恰是高脂血症最忌讳的，很多高脂血症患者都是由于身体太胖而导致的。因此，高脂血症患者应当严格控制糖分的摄取。

原则三：巧用 17 种营养素降血脂

高脂血症患者除了需要合理进食三大营养物质外，还应当进食一些对身体有益的其他营养物质。它们不仅是身体生长、发育、活动必不可少的，而且也能够帮助预防高脂血症。

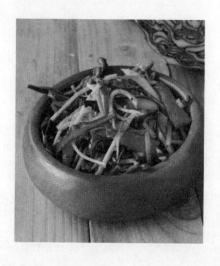

1. 膳食纤维

食物中还有一种多糖叫膳食纤维，研究发现，经常吃含较多膳食纤维膳食的高脂血症患者，身体内胆固醇与脂肪的水平低于不食用膳食纤维的人，这是因为膳食纤维能促进体内脂肪的消化，将脂肪排出体外，从而降低了体内脂肪的沉积量。膳食纤维虽属于多糖，但它不能供给人体热量，却起着其他糖类所不具备的作用。进食含膳食纤维较多的食物，需较长时间的咀嚼，可以延缓胃的排空，增加饱腹感，减少食物摄入量，而且可使食物停留在胃部时间增长，并减缓消化作用，其进入肠道中，可增加粪便量，估计 1 克纤维可增加粪便容积约 20 倍，因而能刺激大肠壁肌肉蠕动。因其具保水作用，可使粪便湿润柔软，迅速排出体外，起到预防便秘、阑尾炎、溃疡性结肠炎、痔疮及结肠癌的作用；有的膳食纤维如燕麦麸，能降低淀粉酶的活性，从而延缓糖的吸收速度；膳食纤维还可吸附胆酸，促进胆盐排泄，纤维质可与人体内的胆酸及胆盐结合，加速将其排出体外，降低血液中胆固醇含量，并在十二指肠中延缓胆酸和脂肪的结合，干扰胆固醇被人体吸收；膳食纤维对糖尿病的并发症，动脉粥样硬化引起的缺血性心脏病、肠功能紊乱、高脂血症、脑卒中等有一定作用。因此，高脂血症患者在进食过程中应多选用一些富含膳食纤维的食物，这对改善病情十

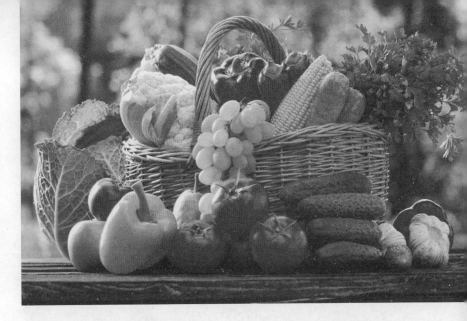

分有益。膳食纤维的食物来源为：黑木耳、芹菜、仙草、新鲜水果、五谷类。建议每日摄取膳食纤维 25~35 克。

2. 维生素E

维生素E能促进胆固醇代谢，稳定血脂。维生素E可促进脂质分解、代谢的活性，有助于胆固醇的转运与排泄，使血脂稳定，能够净化血液，降低血液中的低密度脂蛋白的浓度，防治血管硬化，同时还能对抗脂质氧化，预防动脉硬化。维生素E可加强抗氧化能力。

抗凝血，保护血管内皮细胞。维生素E具有扩张血管及抗凝血作用，可防止血液凝固，同时保护血管内皮细胞的完整性，避免游离脂肪及胆固醇在伤口沉积，同样具有预防动脉粥样硬化形成的作用。维生素E的食物来源为：未精制过的植物油、小麦胚芽、胚芽米、鲜酵母、肉、奶、蛋、绿色蔬菜、坚果、

干果。成年男性每日建议摄取量为 12 毫克，成年女性为 10 毫克。

3. 维生素C

维生素C能促进胆固醇代谢，影响高密度脂蛋白含量，可将胆固醇带回胆囊转变成胆酸，经由肠道排出，从而降低总胆固醇含量。降低胆固醇合成的速率。高浓度的维生素C能抑制胆固醇合成酶的活化，干扰胆固醇合成的速率，并能加速低密度脂蛋白分解，从而降低甘油三酯的含量。维生素C的食物来源为：新鲜水果蔬菜，如鲜枣、刺梨、草莓、山楂、土豆、番茄、荔枝、柑橘、桂圆、枸杞等。每日建议摄取量：正常人群 100 克，孕妇怀孕早期应摄取 100 克，中期与晚期应摄取 130 克。

4. 维生素B_2

维生素B_2素有"皮肤的维生素"之称，参与机体内三大生热营养素的代

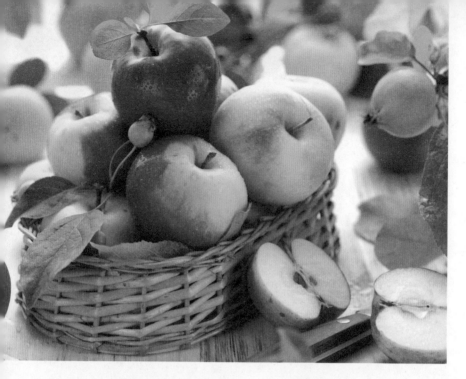

谢过程，与热能代谢直接相关，可有效促进脂肪代谢，促进身体功能及细胞的新生，使皮肤黏膜及毛发健康生长，因此可解决面疱、粉刺等问题。维生素 B_2 的食物来源为：绿色蔬菜、五谷杂粮、牛奶及乳制品、动物肝脏、坚果类、豆类、酵母、鳝鱼、麦片、香菇、猪腰、蛋等。每日建议摄取量：约 1.6 毫克。

5. 肌醇

肌醇能够降低人体内胆固醇的含量，促进肝和其他组织中的脂肪代谢，防止脂肪在肝内积聚。适用于经常大量饮用咖啡的人，也是湿疹、脂肪肝、高胆固醇患者的理想营养素。肌醇的食物来源为：动物肝脏、酵母、牛心、青豆、香瓜、柚子、葡萄干、小麦胚芽、花生、包菜。肌醇的日摄取量目前尚无一定标准。

6. β – 胡萝卜素

预防低密度脂蛋白氧化。β – 胡萝卜素可抑制动脉中的低密度脂蛋白受到自由基攻击，产生氧化而沉积血管，造成动脉狭窄。β – 胡萝卜的高抗氧功效，可帮助血管内皮组织的修复，使脂质不易附着及渗入，避免斑块及血管病变的产生。β – 胡萝卜素的食物来源为：红薯、香瓜、南瓜、胡萝卜、绿色蔬菜。每日建议摄取量为 6 毫克。

7. 必需脂肪酸

必需脂肪酸能够防止动脉中胆固醇的沉积，辅助治疗心脏病，促进脂肪分解消耗，同时预防脂肪蓄积，减少患高脂血症的概率，必需脂肪酸在目前已知的天然营养素中降胆固醇的作用是最明显的。必需脂肪酸的食物来源为：坚果

（巴西胡桃和腰果除外）、新鲜肉类、植物油（玉米油、橄榄油、葵花子油、大豆油、花生油）、大部分鱼类、奶酪、牛奶等。每日建议摄取量：在摄取的全部热量中，至少应该有 1% 的必需脂肪酸，如果摄取了大量的碳水化合物，则需要更多。必需脂肪酸能够帮助饱和脂肪酸转化，两者的适当比列是 2：1。

8. 烟碱酸

烟碱酸能协助人体主要的 6 种激素的合成，协助神经系统运作，促进脂蛋白的代谢，减少低密度脂蛋白的同时增加高密度脂蛋白，能够降低胆固醇及甘油三酯，促进血液循环，使血压下降，保护心脑血管，同时促进消化系统的健康，减轻胃肠障碍，使人体能够充分地利用食物来增加能量。烟碱酸的食物来源为：动物肝脏、瘦肉、全麦食物、啤酒、干酵母、口蘑、香菇、干果、核桃、梅子、酵母、猪腰、小麦胚芽、鱼。每日建议摄取量：10~15 毫克。

9. 钾

钾能充当神经传导物质，控制肌肉收缩，调节心率、降低血压，预防血管受损硬化，因此可维持良好的血管环境，减少脂质附着的机会。钾的食物来源为：全谷类、香菇、豆类、杏仁。每日建议摄取量为 2000 毫克。

10. 钙

钙能控制肌肉收缩、促进激素分泌、强化神经系统，减少脂肪堆积。钙的食物来源为：豆类及豆类制品，牛奶及奶制品。每日建议摄取量为 1000 毫克。

11. 镁

镁可降低代谢不良引发的脂肪囤积以及代谢症候群的发生，减轻药物或环境中的有害物质对血管的伤害，提高心血管的免疫力。镁的食物来源为：花生、核桃仁、绿色蔬菜等。每日建议摄取量：320~360 毫克。

12. 锌

锌具有促进骨骼生长，预防骨质疏松，稳定血糖，帮助胆固醇下降，加速伤口复原，增强免疫力，促进男性性功能。锌的食物来源为：五谷类、种子类、核果类、豆类、乳制品、牡蛎、动物肝脏、牛肉、蟹。每日建议摄取量为 12~15 毫克。

13. 铜

铜是负责胆固醇和糖分代谢酶的重要组成，可降低血中甘油三酯及胆固醇的浓度，保持血管弹性，同时发挥抗氧

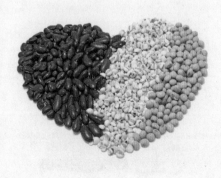

化作用，避免血管破损造成胆固醇附着。铜的食物来源为：坚果类、豆类、五谷类、蔬菜、动物肝脏、肉类、鱼类等。每日建议摄取量为0.9毫克。

14. 锰

锰对人体的健康起着至关重要的作用，锰构成骨骼及其他结缔组织，能活化脂肪代谢酶，促进脂肪及胆固醇的转化、输送及排出。锰的食物来源为：全谷食品、糙米、坚果、黄豆、葵花子、莴笋、蓝莓、茶叶、土豆等。每日建议摄取量：2~3毫克。

15. 硒

硒的抗氧化力比维生素E要强50~100倍，能够抑制血液中脂质氧化、形成沉积，使血脂代谢通畅，营造良好血脂环境，可以清除、破坏受损血管壁上已沉积的胆固醇。硒的食物来源为：洋葱、大蒜、柿子、南瓜、苹果醋、海鲜、动物肝、小麦、糙米、瘦肉。每日建议摄取量：0.1~0.2毫克。

16. 钒

人体内的钒足够时，可促进脂质代谢，抑制胆固醇合成，防止血管中胆固醇的沉积，减少胆固醇合成来源。钒可降低肝脏内磷脂和胆固醇的含量。钒的

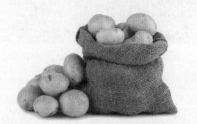

食物来源为：五谷类、蔬菜、鱼类、坚果、豆油、橄榄油。每日建议摄取量：约0.2毫克。

17. 铬

铬可提高胰岛素活性，调节脂类代谢、降低总胆固醇和甘油三酯含量，减少脂质沉积，因而能减少冠心病、高脂血症及动脉硬化等问题发生。铬的食物来源为：啤酒酵母、全谷类、新鲜蔬果、鱼及甲壳类、肉类、葵花子油及乳制品。每日建议摄取量为0.03毫克。

原则四：避免摄入多余热量

人们从饮食中获取热量来维持机体的生命活动。但是如果摄入过多的热量，剩余的热量就会储存在人体内，容易引起高脂血症，甚至引发脑卒中、心脑血管疾病、动脉粥样硬化等一系列疾病。所以，多余的热量能免则免。

要避免多余的热量，首先要知道自身需要多少热量，某日应摄入总热量＝每日每千克体重需热量×标准体重。不同的体型对于能量的需求不同，不同活动的体力消耗不同，需要的热量补充也相应不同。体型的判断可根据体重指数计算法来确定：体重指数(BMI)=体重（千克）／身高（米）的平方，对于男性来说，BMI在21（含）~24（含）之间的为适宜体重，小于21的为偏瘦，大于24而小于28（含）的为超重，大于28的为肥胖；对于女性来说，BMI在21（含）~23（含）之间的为适宜体

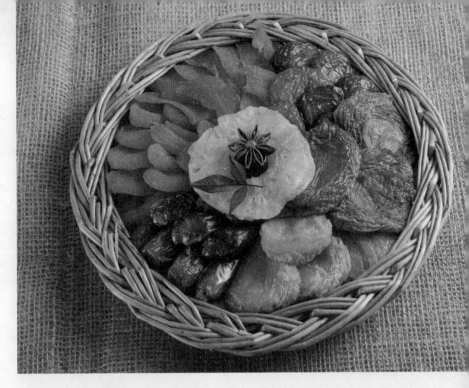

重，小于 21 的为偏瘦，大于 23 而小于 27（含）的为超重，大于 27 的为肥胖。

一般来说，诸如办公室工作、下棋、打牌等娱乐活动属轻体力活动，周末大扫除、游泳、跳舞等娱乐活动属于中等体力活动，从事搬运、装卸工作和半个小时以上的较激烈的球类运动等属于重体力活动。知道自己的体重类型和具体某一日所进行的活动强度类型后，就可以知道自己当天每千克体重需要多少热量了。一般来说，对于超重或肥胖者，每千克体重所需热量为：卧床者 63 千焦左右，轻体力活动者 84~105 千焦，中等体力活动者 126 千焦左右，重体力活动者 146 千焦左右；对于正常者，每千克体重所需热量为：卧床者 63~84 千焦，轻体力活动者 105~126 千焦，中等体力活动者 146 千焦左右，重体力活动者 167 千焦；对于消瘦者，每千克所需热量为：卧床者 84~105 千焦，轻体力活动者 146 千焦左右，中等体力活动者 167 千焦左右，重体力活动者 188~209 千焦。

另外，避免多余的热量，还可注意一些技巧，如在制作食物时，宜采用清蒸、煮、拌的烹饪方法，而不是煎、炸、烤，如鸡腿煮熟后可凉拌而不是油炸。尽量不加沙拉酱等调味料，如直接食用苹果，而不是加沙拉酱或蛋黄酱制成沙拉食用。用鲜榨果蔬汁代替可乐、橙汁等甜味饮料。用水果作为甜点或加餐，而不是食用糖、蛋糕等甜食。

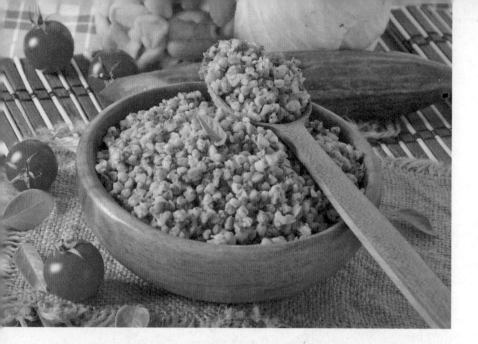

防胜于治，要牢记饮食宜忌

饮食忌过咸

咸味是绝大多数复合味的基础，有"百味之王"之说。不仅一般的菜品离不开咸味，就是酸辣味、糖醋味等也要加入适量的咸味，才能够使其滋味浓郁、适口。食盐是咸味之首，可以增味、解腻、杀菌、防腐，每天必须摄入一定的盐来保持新陈代谢。但是盐分除了让人开胃外，还会因为钠离子锁住体内水分而导致水肿和体重增加。高脂血症患者每天不宜进食过多食盐，应以小于6克为宜。

忌食动物内脏

研究表明，动物内脏内含有比较丰富的营养素，比如蛋白质、维生素和微量元素，而且动物内脏烹调后味道极佳，所以成为很多人的膳食最爱，例如葱爆腰花、醋熘肥肠等，但是动物内脏中含有大量的脂肪和胆固醇，对于高脂血症患者来说多食动物内脏是很不可取的。因此为了身体健康与疾病的防治，高脂血症患者不宜进食动物内脏。

宜多吃植物油，少吃动物油

动物油中含有大量的饱和脂肪酸和胆固醇，而植物油中含有大量能够降低胆固醇含量的不饱和脂肪酸。我们日常生活中所使用的烹调油主要是动物油与植物油。经常会听到这样的说法，少吃猪油，多吃豆油可以预防高脂血症与冠心病。其主要原因就是动物油中含有大量的饱和脂肪酸和胆固醇，植物油中含有大量的不饱和脂肪酸，其中油酸与亚油酸的含量达到了 70% 以上，甚至大豆油、菜籽油、麻油和葵瓜子油含有的不饱和脂肪酸在 80% 以上。油酸与亚油酸等不饱和脂肪酸能够降低胆固醇的含量，多进食动物油就会摄入过多的饱和脂肪酸与胆固醇，使得血液中的脂肪与胆固醇水平升高，而进食植物油则有利于预防高脂血症与冠心病的发生。

老年人应少吃甜食

糖虽然是人体不可缺少的营养素，但不可以多吃，尤其是心血管病患者或老年人要严格控制糖分的摄入，少食甜食。众所周知，糖、脂肪和蛋白质是人体不可缺少的三大营养素，人体所需热量的 50% 以上是由碳水化合物提供的。糖虽然是人体不可缺少的营养素，但不可以多吃，尤其是心血管病患者或老年人不宜多吃。我们平日里食用的米面等食物含有大量的淀粉，而淀粉经消化以后即可转化为人体需要的葡萄糖，所以通过正常饮食摄入的碳水化合物已足够人体代谢的需要，如果过量地摄入糖会在体内转化成过剩的脂类，造成体脂过多和血脂升高，并进一步引起动脉粥样硬化、冠心病及脑血栓等。老年人的骨质缺钙，过量的糖易引发骨质疏松，而且老年人的胰腺功能降低，糖过量就会使血糖升高，容易诱发糖尿病甚至加重脂肪代谢紊乱和动脉粥样硬化，因此老年人要严格控制糖分的摄入，少食甜食。

少吃、慎吃植物性奶油

植物性奶油比动物性奶油造成的心血管疾病风险还要大，所以不管是植物性奶油还是动物性奶油，高脂血症患者都不宜多吃。奶油的口感香甜浓郁，是很多人尤其是女孩子的最爱，可是高脂血症患者并不适宜多吃奶油，因为奶油中含有大量饱和脂肪酸和胆固醇，被公认为是"心血管的大敌"。由于奶油好吃却不能多吃，所以人们发明了植物性奶油，少了很多饱和脂肪酸，可是植物性奶油一定比动物性奶油健康吗？植物脂肪本身并不含有饱和脂肪酸，为了追求口感，在制作过程中加入了氢分子来提高油脂的硬度与口感，这样原本缺少饱和脂肪酸的植物性奶油却具有了"反式脂肪"，这种人造脂肪破坏了人体原来所具有的脂质代谢机制，所造成的心血管疾病的风险比动物性脂肪更大。所以说，动物性奶油不宜多吃，而植物性奶油更不宜多吃。

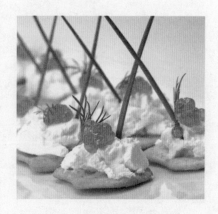

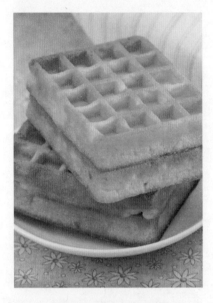

奋神经、利尿、清暑等功能，同时能够有效地调整脂代谢紊乱，有去脂去腻、消食减肥的功效；所含儿茶素、茶多酚、维生素 C 及维生素 P，有增加血管弹性、防止脂质沉积的作用。饮茶还能够降血脂。茶叶品种繁多，加工方式多样。其中，绿茶是未经发酵的茶，所含各种营养素比经发酵加工的红茶多，在调节血脂代谢、防止动脉粥样硬化方面的作用也被认为优于红茶。在各类茶叶中，以云南普洱茶降脂效果最佳。研究证明，高脂血症患者饮用普洱茶 2 个月可使血脂下降 22%。普洱茶质地纯净，不含有害物质，既是日常饮料，又有较高的药用价值。

忌食胆固醇过高的食物

胆固醇过高的人，并不是想吃什么就能够吃什么的，而应该根据自己的病情来选择适宜的食物，在选择食物时一定要保持"四低一高"的原则，即低热量、低脂肪、低胆固醇、低糖及高纤维。人体内胆固醇的来源有两种，一种是在肝脏合成的胆固醇，另一种就是从食物中摄取的胆固醇。要维持体内胆固醇的代谢平衡，首先要适当地控制饮食，选择"四低一高"的食物，可以从很大程度上减少饮食中胆固醇的摄入。而选择高纤维的食物，是因为纤维素可以刺激胆汁的分泌，加强胆固醇的代谢，将体内胆固醇排出体外。

降低血脂宜常饮茶

茶叶中含有茶碱和鞣质，不仅有兴

降低血脂要控食

高脂血症患者在日常饮食中，应当注意避免饮食过量，而避免饮食过量可

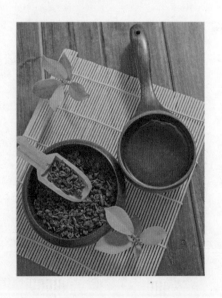

以从以下几个方面做起：①要坚定战胜高脂血症的信心。食疗的关键就是患者要有信心。要相信能够通过饮食来控制并减轻病情，要相信自己能够做到自主控制饮食。②坚持写饮食日记，将吃饭的时间、吃饭的地点、饭菜的内容、烹饪方式都记下来，这样可使自己的饮食行为变得有意识，而且也便于重新评价和改进自己的饮食行为。③善于婉拒宴会和劝食行为，出席宴会和聚会之前可以随便吃点东西，或是吃些低能量的食物填饱肚子，入席以后即使别人劝吃劝喝，也要学会婉言相拒。④一日三餐，细嚼慢咽，不要在吃饭时三心二意，并且吃饭要细嚼慢咽，慢慢品味，同时也给胃肠消化留够时间。

水果摄取量不宜过大

水果富含维生素 C，并且含有丰富的可降低胆固醇的成分，但是，高脂血症患者吃水果应注意控制摄入量。这是因为，水果富含果糖，果糖属于极容易被小肠吸收的单糖，单糖可转变成甘油三酯蓄积。另一方面，血糖值的升高也会促进胰岛素的分泌。所以，过量进食水果，不仅会增加甘油三酯，还会使血脂升高。水果摄取热量为日均 335~418 千焦最理想。参考标准：苹果大半个（约 150 克）；香蕉中等大小 1 根（约 100 克）；猕猴桃 2 个（约 170 克）；草莓 10 颗（较大的，约 250 克）。

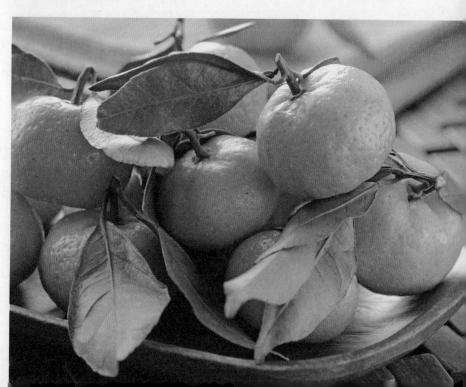

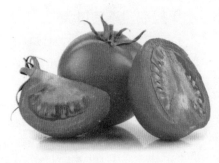

保证充足的蔬菜摄入量

蔬菜中含有大量的矿物质如钙、磷、钾、镁和微量元素如铁、铜、碘、铝、锌、氟，并且以绿叶蔬菜含量最为丰富。而钙在苋菜、荠菜和黄花菜中含量很高。蔬菜中的钾、镁含量也很丰富，其中不少比水果中的含量还要高。如果每天能吃350克以上的蔬菜，那么其中的钾、镁等多种元素基本上可以满足人体的需要。蔬菜富含维生素C和胡萝卜素，维生素C能够降低胆固醇、保护动脉壁。由于高脂血症患者常常要求忌食动物性食物而易导致维生素A的缺失，而绿色蔬菜中的胡萝卜素则可以补充维生素A。蔬菜中的纤维素能够增加饱腹感，起到较好的节食减肥作用，同时能够推动肠蠕动，增加肠液以泄积通便，清洁肠道，促进脂质代谢，从而起到降压降脂作用。所以高脂血症患者应该在饮食中安排食用大量的绿色蔬菜，来降低血脂。

宜使用五种烹调方法

在烹调时，应尽量设法保存食物中原有的营养素，避免其被破坏。高脂血症患者掌握正确的烹调方法应该从以下五个方面入手。①煮：一般用于体积较小容易熟的食材，将食物放入锅里，用大火先煮开再转为小火，食物的营养物质与有效成分能够很好地保留在汤汁中，味道清淡鲜美。②蒸：将食物包好材料后隔水蒸熟，可以加些汤汁在食物中，也可以不加，因人而异。蒸出的东西原汁原味，是保健食疗里最常用的一种方法。③凉拌：凉拌是生食或近于生食的一种方法。一般将食物洗净切出形状，用开水烫过后调味。鲜嫩爽口，清香生脆。④炖：锅里放入适量的清水，将食物洗净切块与调料一起倒入锅中，大火烧开转小火炖到食物熟烂，炖出的食物原汁原味，质地熟软。⑤熬：熬是在煮的基础上将食物烧成汤汁，比炖的时间还要长，适合老年人、身体衰弱的人食用。

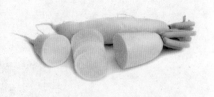

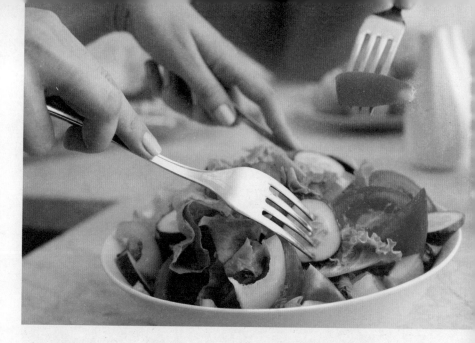

高脂血症并发症的对症调理

合并高血压——降压、降脂双管齐下

伴有高血压的高脂血症患者，在饮食中更要注意采取科学合理的方法。不仅要了解高脂血症患者的饮食原则，而且要了解高血压患者的饮食原则，将两者的饮食原则相结合，制订出适合这一类患者的饮食计划。伴有高血压的高脂血症患者要选择营养均衡的食材来控制总热量，在限制热量的范围内合理安排蛋白质、脂肪、糖类的比例，糖类应占到50%左右，脂肪占到30%左右，蛋白质占到20%左右。食物的烹调方法应尽量选择凉拌、蒸、煮等比较清淡的方法。尽量限制食盐的摄入量，轻度的高血压患者每日可摄取2~5克食盐，

中度高血压患者每日可摄取1~2克食盐，重度高血压患者应采取低盐膳食。多补充钙和微量元素，减少对脂肪和胆固醇的摄入。

合并肥胖症——减肥 + 降脂

伴有肥胖症的高脂血症患者除了要遵从高脂血症患者的饮食原则外，还要兼顾肥胖症患者的饮食原则。肥胖症患者饮食疗法的根本，首先要限制能量的摄取，通常要实行"饭吃八分饱"的节食方法。其次要注意糖类、脂肪、蛋白质、维生素、矿物质、纤维、水分等的摄取分量和方法，使摄取的能量控制在正常偏低范围。此外还应当尽量避免食用糕点、含糖饮料等。高脂血症与肥胖症的

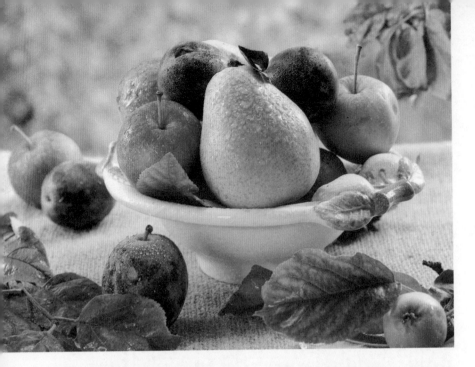

患病机理都与体内脂肪过多有关，所以应该少吃零食，不吃夜宵，三餐不要吃得太饱，不吃油炸、油腻的食物，多吃水果与蔬菜，少吃米面等主食，多吃蛋白质含量丰富的食物。烹调食物时要减少用油量，尤其是动物性油要尽量少用，用餐顺序是先吃蔬菜，再吃蔬菜加主食，控制饮食，多做运动，使摄入的热量与消耗的热量能够相抵，从而减少体重。

合并冠心病——降脂＋保护心血管

合并有冠心病的高脂血症患者在进行饮食时应该兼顾冠心病患者的饮食原则。控制总热量，维持热能平衡，防止肥胖，使体重达到并维持在理想范围内。控制体重是防治冠心病的饮食环节之一。饱和脂肪酸和胆固醇摄入过量，是导致高脂血症的主要因素，高脂血症又是冠心病的主要诱因之一。故应控制脂肪摄入，使脂肪摄入总量占总热量20%～25%，其中动物脂肪以不超过1/3为宜，胆固醇摄入量应控制在每日300毫克以下。蛋白质的质和量适宜摄入量。应适当增加植物蛋白，尤其是大豆蛋白。采用复合碳水化合物，控制单糖和双糖的摄入。碳水化合物主要来源应以米、面、杂粮等含淀粉类食物为主。应尽量少吃纯糖食物及其制品，多吃蔬菜、水果。因蔬菜、水果是维生素、钙、钾、镁、纤维素和果胶的丰富来源。食物纤维果胶能降低人体对胆固醇的吸收。少食多餐，避免吃得过多、过饱，不吃过油腻和过咸的食物，每日食盐摄入应控制在3～5克。忌吸烟、酗酒、饮浓茶及用一切辛辣调味品。

合并糖尿病——控糖控脂是关键

众所周知，糖尿病患者的饮食很讲究，而合并糖尿病的高脂血症患者饮食更加要讲究。只有将两者的饮食宜忌结合起来，才能够达到更好的效果。糖尿病患者在饮食中有很多问题都需要注意，而伴有糖尿病的高脂血症患者在饮食过程中更应该多注意，要将高脂血症患者的饮食原则与糖尿病患者的饮食原则结合起来，设计出适合这类患者的饮食方案。也就是说高脂血症患者在同时患有糖尿病时，应该谨慎饮食，禁止进食糖分高的食物，选择正确合理的食谱与膳食方案。先根据病情轻重与体力活动计算出每日需要消耗的总能量，尽量少食用含高脂肪、高胆固醇、高糖的食物，尤其是含糖分高的食物要少食或者直接禁食。用植物油代替动物油，多吃新鲜蔬菜与瓜果，多补充身体所需的膳食纤维与维生素。其次，要遵循早餐吃好，午餐吃饱，晚餐吃少，粗细粮搭配，肉蛋奶适量，蔬菜餐餐有，每顿八分饱，下顿不饥饿等简单基本的饮食原则。

合并胃肠病——降脂 + 保护胃肠

合并胃肠病的高脂血症患者在饮食方面更要遵循合理的饮食原则，首先是营养摄入必须均衡。食物按照所含有的营养成分分为四种，分别是：①乳、乳制品、蛋；②肉、鱼类、豆、豆制品；③蔬菜、水果；④粮食类、油脂、糖。一个人一天内必须摄取 6694 焦耳的热量，也就是说在①类中取 1004 焦耳，②类中取 1004 焦耳，③类中取 1004 焦耳，④类中取 3682 焦耳就可以了。其次要进食容易消化的食物，容易消化的食物就是指那些只通过胃黏膜就能被消化吸收，并且还不刺激胃黏膜的食品。胃肠状况不好时，应尽量食用一些能减少胃肠负担，即易消化的食品。易消化的食品不仅柔软，还要在调制时充分考虑到食品的营养，这才适合胃肠病患者的食疗要求。所以在烹制的时候要注意，原料要切成适合患者吞咽的大小块状，食物的味道要尽量清淡，要选择符合食品特点的制作方法。最后吃饭宜八分饱，且要细嚼慢咽，如每餐只吃八分饱，而且要做到细嚼慢咽。因为食物进入口便开始消化，只有用牙齿好好咀嚼食物并且让其和唾液混在一起，唾液中的消化酶才能够产生作用，分解食物，从而减轻胃肠的负担，这样更有利于胃肠的消化和对营养的吸收。

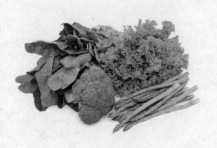

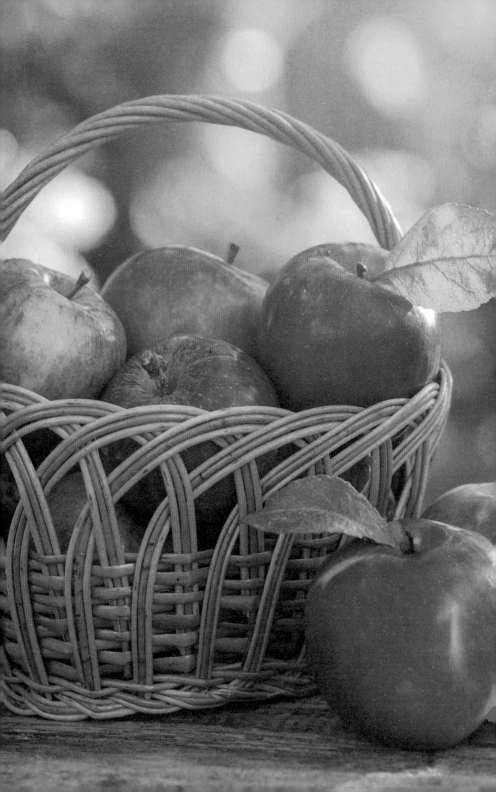

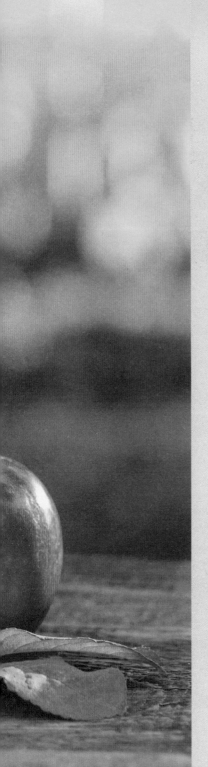

第二章
高脂血症患者宜吃的食物

饮食对于防治高脂血症有着至关重要的作用，应适当地调节饮食结构，采用合理的饮食方法，来降低对胆固醇与脂肪的过多摄取，从而降低人体内的血脂，达到防治高脂血症的目的。医学专家推荐，日常饮食中脂肪成分不超过总热量的30%。饱和脂肪酸摄入量必须低于总热量的10%，多不饱和脂肪酸摄入量每天应限制在250～300毫克。此外，很多食物中含有的营养成分，能够有效地预防和治疗高脂血症。

高脂血症患者 宜 吃的五谷

谷类食物在日常饮食中占有重要地位，也是我们的主食。因此，高脂血症患者应清楚地知道哪些谷类食物最宜吃。

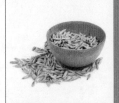

燕麦
Yan Mai

别名：
野麦、雀麦

适用量： 每日40克左右为宜　**热量：** 1536千焦/100克

性味归经： 性温，味甘；归脾、心经

降脂原理

燕麦是很好的粗粮，它是富含皂苷素的作物，可以调节人体的胃肠功能，降低胆固醇，因此经常食用燕麦，可以有效预防高脂血症、高血压和心脑血管疾病。

食疗功效

燕麦还具有健脾、益气、补虚、止汗、养胃、润肠的功效，对便秘以及水肿等都有很好的辅助治疗作用，可增强人的体力、延年益寿。

食用建议

脂肪肝、糖尿病、习惯性便秘、体虚自汗、多汗、盗汗、高血压、高脂血症、动脉硬化等病症患者，以及产妇、婴幼儿、空勤和海勤人员均可经常食用燕麦。孕妇不宜多食燕麦。

选购保存

应挑选大小均匀、子实饱满、有光泽的燕麦粒。密封后存放在阴凉干燥处。但不要堆在一起存放。

♥ 温馨提示

燕麦一次食用量不宜过多，否则会导致胃痉挛或者肠胀气，也容易导致滑肠泄泻、孕妇早产、流产等，所以孕妇不宜多食。

搭配宜忌

宜	燕麦 ＋ 南瓜	可降低血糖、降血压、减肥
忌	燕麦 ＋ 红薯	会导致胃痉挛、胃肠胀气

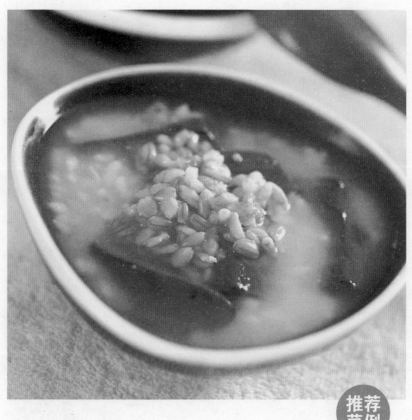

推荐菜例

燕麦猪血粥

原料：燕麦150克，猪血100克，米酒少许

做法：

① 将猪血洗净切成小块；燕麦洗净。

② 将燕麦、猪血放入锅中煮1小时。

③ 待成粥后，加入米酒调味即可。

专家点评：本品中的燕麦含有高质量的膳食纤维，有降低血脂，缓解结肠癌、糖尿病、便秘等功效；而猪血含有一定量的卵磷脂，能抑制低密度脂蛋白的有害作用，有防治动脉粥样硬化的作用，同时还能补血，适合贫血、高血压、高脂血症患者食用。

🍀 小贴士

　　燕麦经加工，可制成麦化罐头、饼干、燕麦片、糕点。燕麦还有很好的医药保健作用，可用于产妇催乳、婴儿发育不良以及老年体弱症。

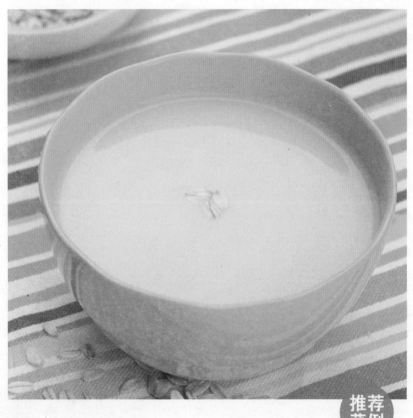

推荐菜例

燕麦小米豆浆

原料： 黄豆、燕麦、小米各30克，白糖3克

做法：

❶ 黄豆、小米用清水泡软，捞出洗净；燕麦洗净。

❷ 将泡软的黄豆、燕麦和小米放入锅中，加入适量水搅打成豆浆，并用小火煮熟。

❸ 滤出豆浆，加入白糖调味即可。

专家点评： 此粥有降低胆固醇、消肿降脂的功效，营养十分丰富，富含B族维生素，对人体的生长发育和新陈代谢有明显的促进作用。黄豆富含卵磷脂，可降低胆固醇，降脂减肥，本品尤其适合体形肥胖的高脂血症患者食用。

🍵 **小贴士**

燕麦的食用方法很多，可根据各自的口味加入牛奶、果仁、果汁等多种配料，享受不同风味的燕麦粥。

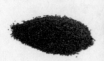

黑芝麻
Hei Zhi Ma

别名：
脂麻、胡麻、油麻

适用量：每日20~30克为宜　热量：2340千焦/100克

性味归经：性平，味甘；归肝、肾、肺、脾经

降脂原理

黑芝麻含有丰富的亚油酸和膳食纤维，具有调节胆固醇、降低血脂的作用。

食疗功效

黑芝麻还具有润肠、通乳、补肝、益肾、养发、强身、抗衰老等功效。黑芝麻对于肝肾气血不足所致的视物不清、腰酸腿软、耳鸣耳聋、发枯发落、眩晕、眼花、头发早白等症食疗效果显著。

食用建议

高脂血症、高血压、身体虚弱、贫血、老年哮喘、肺结核、荨麻疹、血小板减少性紫癜、妇女产后乳汁缺乏、慢性神经炎、习惯性便秘、糖尿病、末梢神经麻痹、痔疮以及出血体虚等患者可常食黑芝麻。

慢性肠炎、便溏腹泻等患者要慎食芝麻。

选购保存

芝麻有白色、黄色、棕红色以及黑色等多种，以黑芝麻品质最佳。在选购时，以粒大、饱满、香味正、无杂质的芝麻为上品；存放于通风、干燥处，天热时要注意保持阴凉，以防止其走油变质。

♥ 温馨提示

黑芝麻中含有丰富的维生素E，具有保护皮肤的作用，故女性常食可改善皮肤粗糙，使皮肤白皙红润、有光泽、有弹性，还能防止各种皮肤炎症。

相宜搭配

宜			
	黑芝麻 + 桑葚	补肝肾、降血脂
	黑芝麻 + 枸杞	补益肝肾、润肠通便

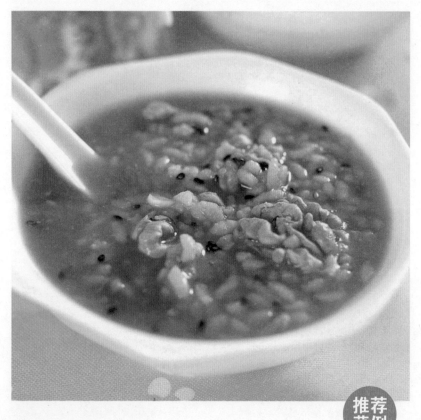

推荐
菜例

黑芝麻果仁粥

原料： 熟黑芝麻10克，核桃仁、杏仁各15克，大米1杯，清水5杯，冰糖适量

做法：

① 将杏仁洗净；核桃仁去皮；大米洗净后，用水浸泡1个小时。

② 锅置火上，放入清水与大米，大火煮开后转小火，熬煮20分钟。

③ 加入核桃仁、杏仁、冰糖，继续用小火熬煮30分钟，粥煮好后加入黑芝麻即可。

专家点评： 本品富含亚油酸等不饱和脂肪酸，有降低胆固醇的作用，并且还含有维生素E，可有效保护心血管，防止动脉硬化。

🍵 **小贴士**

芝麻仁外面有一层稍硬的膜，只有把它碾碎，其中的营养素才能被吸收。所以，整粒的芝麻炒熟后，最好用食品加工机搅碎再吃。

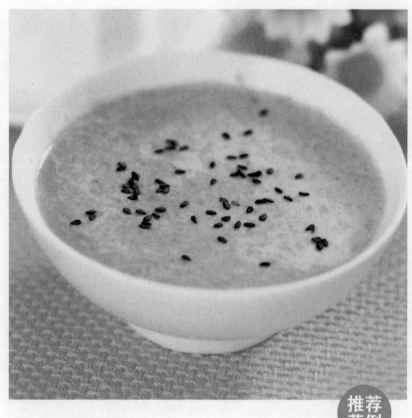

推荐菜例

芝麻豌豆羹

原料： 豌豆200克，黑芝麻30克，白糖适量

做法：

① 豌豆洗净，泡2小时，磨成浆。

② 黑芝麻炒香，稍稍研碎备用。

③ 豌豆浆入锅中熬煮，加入黑芝麻煮至浓稠，加入白糖拌匀即可。

专家点评： 芝麻中的亚油酸有调节胆固醇，促进胃肠蠕动，预防便秘，降低血脂的作用。豌豆中富含镁、钙等元素，有助于防治高血压，预防心脑血管疾病的发生。本品富含卵磷脂、不饱和脂肪酸，能降低胆固醇，保护心血管，还可养肾乌发、美颜润肤。

🍀 **小贴士**

补益药用以黑芝麻为佳，食用以白芝麻为好。芝麻既可食用又可作为油料，古代著名医学家陶弘景对它的评价是"八谷之中，唯此为良"。

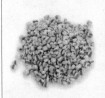

薏米
YiMi

别名：
薏苡、薏苡仁

适用量： 每日75克左右为宜　**热量：** 1512千焦/361克

性味归经： 性凉，味甘、淡；归脾、胃、肺经

降脂原理

薏米是谷物中含纤维素较多的食物，其丰富的水溶性纤维素，可以降低血液中胆固醇以及甘油三酯含量，有效预防高血压、高脂血症、脑卒中、心血管病以及心脏病的发生。

食疗功效

薏米具有利水渗湿、抗癌、解热、镇静、镇痛、健脾止泻、除痹、排脓等功效，还可美容健肤，对于扁平疣等病症有一定食疗功效，还有增强人体免疫功能、抗菌抗癌的作用。入药可治疗水肿、脚气、脾虚泄泻，也可用于肺痈、肠痈等病的辅助治疗。

食用建议

薏米有很强的抗菌抗癌作用，所以癌症患者化疗、放疗后可多食。

泄泻、湿痹、水肿、肠痈、肺痈、淋浊、慢性肠炎、阑尾炎、风湿性关节痛、尿路感染、白带过多、癌症、高血压患者可以经常食用薏米。

便秘、尿多者及怀孕早期的妇女不宜食用薏米。

选购保存

选购薏米时，以粒大、饱满、色白、完整者为佳。保存前要晒干后筛除薏米中的粉粒、碎屑，以防止生虫或生霉，置于干燥密闭的容器内保存即可。

♥ 温馨提示

薏米在煮之前，最好先洗净浸泡数小时，煮时先用大火烧开，再改用小火熬。

搭配宜忌

宜	薏米 ＋ 香菇	可防癌抗癌 可降低胆固醇
忌	薏米 ＋ 杏仁	易引起呕吐、泄泻

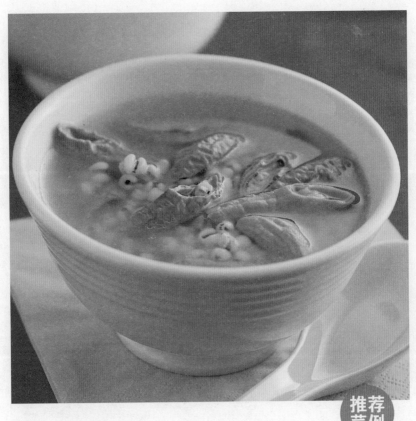

推荐菜例

薏米猪肠汤

原料： 薏米20克，猪小肠120克，米酒5毫升

做法：

① 薏米用热水泡1小时；猪小肠洗净后放入滚水汆烫至熟，切小段。

② 猪小肠、500毫升水、薏米放入锅中煮沸，转中火煮30分钟。

③ 食用时，倒入米酒即成。

专家点评： 本品中薏米含有丰富的水溶性纤维素，可以降低血液中胆固醇及甘油三酯的含量。猪小肠具有润肠通便、解毒、润燥补虚的功效，可预防便秘、痔疮、便血等症。米酒可活血化淤、益气补虚，可疏通血管，预防动脉硬化、心肌梗死、脑梗死等症的发生。

🍲 **小贴士**

薏米有清热去湿的功效，天气燥热或胸中烦闷时，煲些白果薏米粥吃，能消除燥热，使身体舒畅。

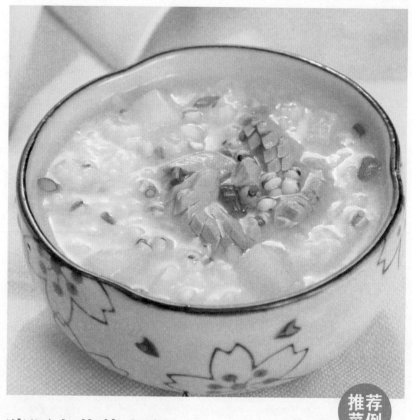

推荐
菜例

猪腰山药薏米粥

原料： 猪腰100克，山药80克，薏米50克，糯米120克，盐3克，味精2克，葱花适量

做法：

❶ 猪腰处理干净，切成花刀；山药洗净，去皮切块；薏米、糯米淘净。

❷ 锅中注水，下入薏米、糯米、山药煮沸，再用中火煮半小时。

❸ 改小火，放入猪腰，待猪腰变熟，下入盐、味精调味，撒上葱花即可。

专家点评： 本品可以有效降低血液中的胆固醇含量，并且还有利水渗湿、补肾强腰、增强机体免疫力的功效，适合肾虚、痰湿型高脂血症患者食用。

> 🍴 **小贴士**
>
> 山药既可作为主粮，又可作为蔬菜，还可以制成糖葫芦之类的小吃。且可甜可咸、可煮可炒、可荤可素，吃法多种多样。

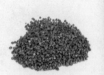

荞麦
Qiao Mai

别名：
苦荞麦、金荞麦

适用量： 每天食用60克左右为宜　**热量：** 1410千焦/100克

性味归经： 性寒，味甘、平；归脾、胃、大肠经

降脂原理

荞麦中含有的烟酸成分有降低血液胆固醇、调节血脂，扩张小血管、冠状动脉并增加其血流量的作用。

食疗功效

荞麦有健胃、消积、止汗的功效，对胃痛胃胀、消化不良、食欲不振、胃肠积滞、慢性泄泻等病症有较好的食疗作用，还能帮助人体代谢葡萄糖，可预防糖尿病。荞麦秧和叶中含大量芦丁，经常煮水服用可以预防高血压引起的脑溢血。此外，荞麦所含的纤维素可缓解便秘，并预防各种癌症。

食用建议

食欲不振、饮食不香、胃肠积滞、慢性泄泻、黄汗、高脂血症、高血压、糖尿病等病症患者可经常食用荞麦。

体虚气弱、脾胃虚寒者及体质敏感的人不宜常食荞麦。

荞麦一次不可食用过多，否则难以消化。

选购保存

选购荞麦的时候，可以观察其外表，荞麦的形状一般为三角形，而且其种皮十分坚硬，表皮的颜色多呈深褐色或者黑色，如果荞麦的颗粒表面色泽光亮、大小匀称、气味清香，则是优质的荞麦。

♥ 温馨提示

荞麦是体弱者、老人、妇女和儿童皆宜的主食。荞麦质地较硬，不容易煮熟，建议烹调前先洗净，用清水浸泡数小时后再煮。

搭配宜忌

宜	荞麦 ＋ 韭菜	可降低血糖 止咳、平喘
忌	荞麦 ＋ 黄鱼	难消化

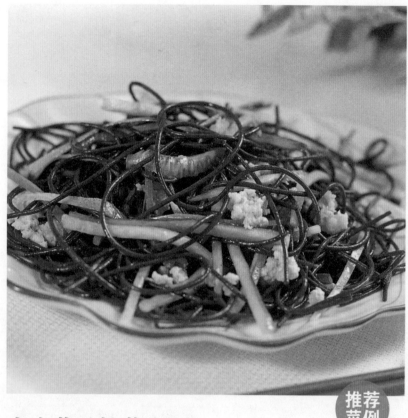

推荐
菜例

肉末黄瓜拌荞麦面

原料： 瘦肉200克，黄瓜100克，荞麦面150克，胡萝卜1根，盐3克，味精2克，麻油5毫升

做法：

❶ 黄瓜洗净切成丝；瘦肉洗净切丝，入沸水中焯熟；胡萝卜洗净切丝。

❷ 锅中加入水烧开，下入荞麦面，煮熟后捞出。

❸ 将荞麦面、瘦肉丝、黄瓜丝、胡萝卜丝和盐、味精、麻油一起拌匀即可。

专家点评： 黄瓜可以降低血液中胆固醇、甘油三酯的含量；荞麦含有的烟酸成分有调节血脂、扩张冠状动脉的功效。常吃本品可有效预防高脂血症。

🍜 小贴士

荞麦食品一次食用过多，会引起消化不良。肿瘤患者要忌食，否则会加重病情。脾胃虚寒、消化功能不佳、经常腹泻的人不宜食用。

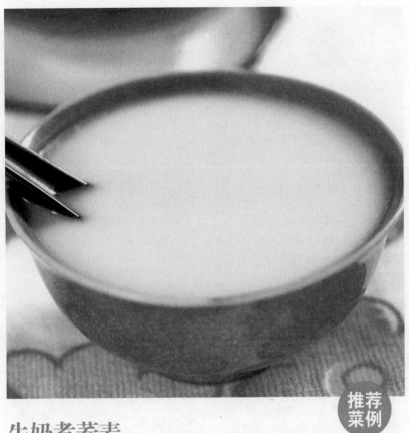

推荐菜例

牛奶煮荞麦

原料： 鸡蛋2个，荞麦200克，牛奶适量，白糖适量

做法：

❶ 将荞麦放入锅中炒香后盛出，再放入搅拌机中打成碎末。

❷ 将鸡蛋打入杯中，冲入开水。

❸ 把用开水冲好的鸡蛋倒入牛奶中，倒入荞麦粉、白糖煮至入味即可。

专家点评： 荞麦中含有的芦丁有降血脂、扩张冠状动脉、增强冠状动脉血流量等作用，与鸡蛋、牛奶同食，还可益气补虚，补脑安神，适合体质虚弱的老年性高脂血症、高血压患者食用，同时还可防治阿尔茨海默病。

🍵 **小贴士**

　　荞麦是老弱妇孺皆宜的食物，糖尿病患者更为适宜，也是减肥者的理想食物，并适宜面生暗疮、须疮、斑秃、白屑风及酒渣鼻患者食用。

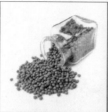

绿豆
Lv Dou

别名: 青小豆

适用量: 每天食用40克左右为宜　**热量:** 1376千焦/100克

性味归经: 性凉,味甘;归心、胃经

降脂原理

绿豆中的多糖成分能增强血清脂蛋白酶的活性,使脂蛋白中甘油三酯水解,达到降血脂的疗效,从而可以防治冠心病、心绞痛。绿豆中含有的植物甾醇结构与胆固醇相似,二者竞争酯化酶,使之不能酯化,以此减少了肠道对胆固醇的吸收,从而使人体内血清胆固醇的含量降低。

食疗功效

绿豆有滋补强壮、调和五脏、清热解毒、消暑止渴、利水消肿的功效。常服绿豆汤对接触有毒、有害化学物质而可能中毒者有一定的预防效果。绿豆还能够预防脱发,帮助血液凝固。

食用建议

有疮疖痈肿、丹毒等热毒所致的皮肤感染及高血压、水肿、红眼病等病症患者均可食用绿豆。

凡脾胃虚寒、肾气不足、易泻者、体质虚弱和正在服用中药者均不宜食用绿豆。

绿豆不宜与狗肉同食,忌与榛子同食,容易导致腹泻。

选购保存

辨别绿豆时,一观其色,如是褐色,说明其品质已经变了;二观其形,如表面白点多,说明已被虫蛀。将绿豆在阳光下暴晒5个小时,然后趁热密封保存。

♥ 温馨提示

绿豆不宜煮得过烂,否则会破坏有机酸和维生素,降低其清热解毒的功效。

搭配宜忌

宜		
绿豆 ✚ 粳米		有利于消化吸收 可解渴润燥
忌		
绿豆 ✚ 羊肉		会引起胃肠不适

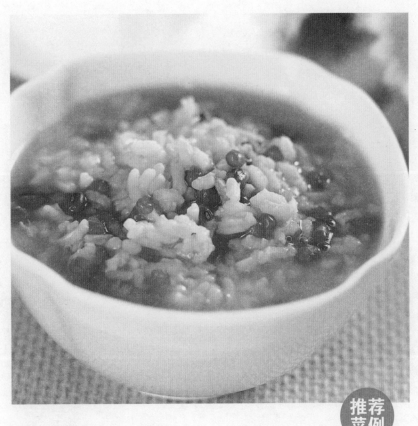

绿豆粥

原料： 绿豆50克，粳米100克，清水1000毫升，白糖适量

做法：

❶ 将绿豆洗净，温水浸泡2小时左右。

❷ 然后与洗净的粳米同入砂锅内，加水1000毫升。

❸ 煮至豆烂米开时，加入白糖即可。

专家点评： 绿豆富含蛋白质和多种维生素以及钙、铁等元素，有抑制血脂上升，降低血压、血脂的功效，有助于防止动脉粥样硬化；而粳米可益气补虚、健脾和胃，改善胃肠道功能，所以本品适合脾胃气虚、湿热内盛的高脂血症患者食用。

🌸 小贴士

　　绿豆可烧饭，可熬粥。但未煮烂的绿豆腥味强烈，食后易引起恶心、呕吐。绿豆性凉，中毒性肝炎患者忌用，脾胃虚弱的人不宜多吃，脾胃虚寒腹泻者不宜食用。

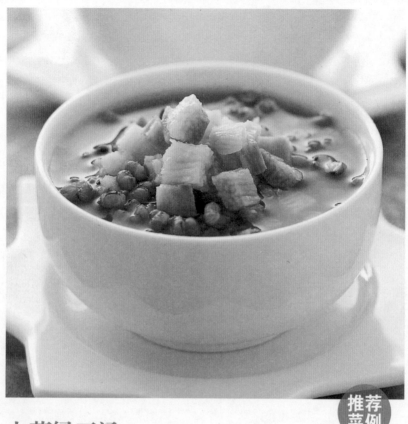

推荐
菜例

山药绿豆汤

原料： 新鲜紫山药140克，绿豆100克，砂糖10克

做法：

❶ 绿豆泡水至膨胀，沥干水分后放入锅中，加入清水，以大火煮沸，再转小火续煮40分钟至绿豆完全软烂，加入砂糖搅拌至溶化后熄火。

❷ 山药去皮洗净切小丁。

❸ 另外准备一锅滚水，放入山药丁煮熟后捞起，与绿豆汤混合即可食用。

专家点评： 本品中的山药能有效阻止血脂在血管壁的沉淀，绿豆有清热解暑，利尿消肿，降低血脂、血压的作用，所以本品为高血压、高脂血症、高胆固醇血症、糖尿病、动脉硬化及冠心病患者的药膳佳肴。

> 🦴 **小贴士**
> 绿豆煮前可用水浸泡数小时，可以缩短烹煮时间。

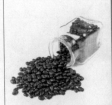

黑豆
Hei Dou

适用量：每天食用40克左右为宜　**热量：**1678千焦/100克

性味归经：性平，味甘；归心、肝、肾经

降脂原理

黑豆中所含有的不饱和脂肪酸可以有效降低胆固醇，大量的镁元素也能够降低血清中的胆固醇。

食疗功效

黑豆具有祛风除湿、调中下气、活血、解毒、利尿、明目等功效。黑豆含有丰富的维生素 E，能清除体内的自由基，减少皮肤皱纹，达到养颜美容的目的。此外，黑豆中粗纤维含量高达 4%，因此常吃黑豆，能摄取食物中的粗纤维，有促进消化、防止便秘的功效。

食用建议

体虚、脾虚水肿、脚气水肿、小儿盗汗、自汗、热病后出汗、小儿夜间遗尿、妊娠腰痛、腰膝酸软、老人肾虚耳聋、白带频多、产后中风、四肢麻痹者适合经常食用黑豆。

黑豆宜与牛奶同食，有利吸收维生素 B_{12}，不宜与蓖麻子同食，会对身体不利。

选购保存

以豆粒完整、大小均匀、颜色乌黑、没有被虫蛀过者为好，褪色的黑豆要小心选购。黑豆宜存放在密封罐中，置于阴凉处保存，不要让阳光直射。还需注意的是，因豆类食品容易生虫，购回后最好尽早食用。

♥ 温馨提示

食用黑豆时不应去皮，因为黑豆皮含有花青素，是很好的抗氧化剂，能帮助清除人体内的自由基。

搭配宜忌

宜	黑豆 ＋ 牛奶	有利于维生素B_{12}的吸收营养丰富
忌	黑豆 ＋ 柿子	易产生结石

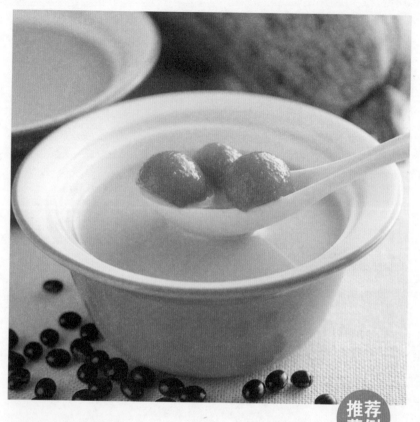

推荐菜例

豆浆南瓜球

原料： 南瓜50克，黑豆200克，糖10克

做法：

① 黑豆洗净、泡水8小时，放入果汁机搅打，倒入锅内，煮沸，滤取汤汁，即成黑豆浆。

② 南瓜削皮洗净，用挖球器挖成圆球，放入滚水煮熟，捞起沥干。

③ 南瓜球、黑豆浆、糖装杯即可。

专家点评： 本品中南瓜含有多糖、类胡萝卜素、矿物质、氨基酸和活性蛋白等多种对人体有益的成分，还有清热利尿、润肠通便、降血压、降血糖、美容养颜等功效，并且黑豆不仅可以降低胆固醇和血压，还能益智补脑、补肾润肠，所以本品非常适合高血压、糖尿病、便秘等患者以及老年人食用。

🍚 **小贴士**

黑豆用水浸泡，捣碎成糊状，冲汤调服可解毒，外敷可散痈肿。

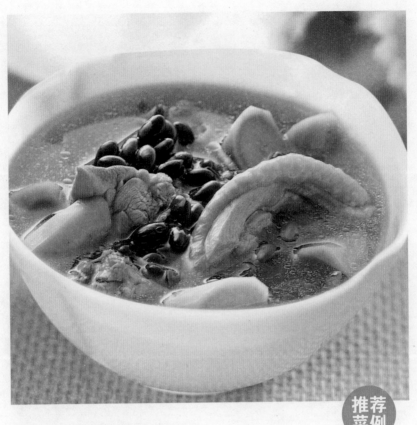

推荐
菜例

黑豆牛蒡炖鸡汤

原料：黑豆、牛蒡各300克，鸡腿400克，盐4克

做法：

① 黑豆淘净，以清水浸泡30分钟。

② 牛蒡削皮，洗净切块；鸡腿剁块，氽水后捞出。

③ 黑豆、牛蒡先下锅，加6碗水煮沸，转小火炖15分钟，再下鸡块续炖20分钟，待肉熟烂，加盐调味即成。

专家点评：此汤中的黑豆含有大量可以降低胆固醇的成分，能有效地降低血脂，其还具有补肾养虚、生津止渴的功效，牛蒡可清热利尿、降低血脂，可用于肝肾亏虚型高脂血症、糖尿病以及腰膝酸软、神疲乏力等症。

🍄 小贴士

烹煮黑豆以及其他豆类前，建议先将豆子浸泡2~4小时，这样豆子比较容易熟。

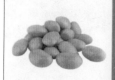

毛豆
Mao Dou

别名：
菜用大豆（晒干后称大豆）

适用量：每天食用30克左右为宜	热量：1631千焦/100克

性味归经：性平，味甘；归脾、大肠经

降脂原理

毛豆中含有能清除血管壁上脂肪的化合物以及丰富的食物纤维，能起到降血脂和降低血液中胆固醇的作用，还可以改善便秘。

食疗功效

毛豆具有降脂、抗癌、润肺、强筋健骨等功效。所含植物性蛋白质有降低胆固醇的功能；所含丰富的油脂多为不饱和脂肪酸，能清除积存在血管壁上的胆固醇，可预防多种老年性疾病。

选购保存购买时应注意，新鲜毛豆的豆荚嫩绿色，茎粗硬而有细毛，它的荚扁平形，荚上也有细毛。保存于通风、干燥、阴凉处。

食用建议

毛豆适合更年期妇女，脾胃虚弱的老人，高胆固醇血症、高脂血症、动脉硬化等症患者食用。

幼儿、尿毒症患者、对黄豆过敏者忌食。

毛豆一定要熟透后才能食用，否则所含的植物化学物质会影响人体健康。

选购保存

带荚毛豆不耐储存，最好放入冰箱冷藏，但存放时间不宜超过一周。将毛豆剥壳，在5℃以下的储存环境中能储存较长的时间。

♥ 温馨提示

毛豆含有丰富的钾，在夏季食用能缓解炎热天气造成的疲乏无力和食欲下降。毛豆含有丰富的植物蛋白、多种有益的矿物质、维生素及膳食纤维。其中蛋白质不但含量高，且品质优，可以与肉、蛋中的蛋白质相媲美，易被人体吸收利用。

相宜搭配

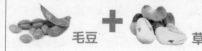

宜　毛豆 ＋ 草菇

增强机体抵抗力
预防感冒
益气补虚、健脾和胃
降血脂、降血糖

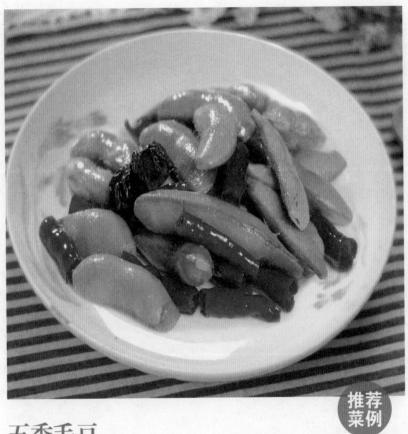

推荐菜例

五香毛豆

原料： 毛豆350克，干辣椒适量，八角5克，盐3克，鸡精2克，油适量

做法：

① 将毛豆洗净，放入开水锅中煮熟，捞出沥干待用；干辣椒洗净，切段；八角洗净，沥干。

② 锅置火上，注油烧热，下入干辣椒和八角爆香，再加入毛豆翻炒均匀。

③ 调入盐和鸡精调味，装盘。

专家点评： 毛豆富含膳食纤维和植物蛋白，有降低胆固醇、促进胃肠蠕动、预防便秘的功能，还含丰富的不饱和脂肪酸，能清除积存在血管壁上的胆固醇，有效降低血压，可预防高脂血症、高胆固醇血症、高血压、动脉硬化等多种心脑血管疾病。

> 🍃 **小贴士**
>
> 毛豆是嫩黄豆，成熟之后就是黄豆，两者的营养价值不相上下。

61

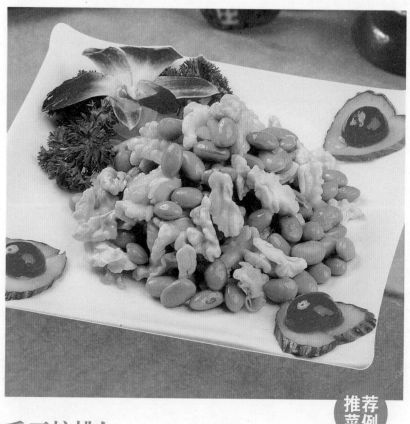

推荐菜例

毛豆核桃仁

原料： 毛豆350克，核桃仁200克，盐3克，鸡精2克，麻油、蒜蓉、油各适量

做法

❶ 将毛豆去壳洗净，沥干待用；核桃仁洗净，焯水待用。

❷ 锅置火上，注油烧热，下入蒜蓉炒香，倒入毛豆滑炒，再加入核桃仁翻炒至熟。

❸ 最后加入盐和鸡精调味，起锅装盘，淋上适量麻油即可。

专家点评： 毛豆可有效降低血脂，预防动脉硬化，核桃仁也含有丰富的不饱和脂肪酸，可清除血管壁上的胆固醇和脂肪，有效降低血脂。本菜还富含卵磷脂，常食还能预防阿尔茨海默病。

🌸 **小贴士**

　　毛豆披着一层毛茸茸的"盔甲"，能有效抵御病虫害，因此在生长过程中一般不用农药。

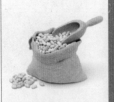

芸豆
Yun Dou

别名： 菜豆、四季豆、刀豆

适用量： 每天食用20克左右　**热量：** 1320千焦/100克

性味归经： 性平，味甘；归脾、胃经

降脂原理

芸豆是一种高钾、高镁、低钠食品，能降低血脂并提高人体免疫力，尤其适合高脂血症、心脏病、动脉硬化、低钾血症和忌盐患者食用。芸豆中的皂苷类物质能降低脂肪的吸收，促进脂肪代谢。

食疗功效

芸豆具有温中下气、利胃肠、益肾、补元气等功效。芸豆含有皂苷和多种球蛋白等独特成分，能提高人体自身的免疫能力，增强抗病能力；芸豆还能激活淋巴 T 细胞，对肿瘤细胞的发展有抑制作用。

食用建议

心脏病、动脉硬化、高脂血症、低钾血症和忌盐患者可常食芸豆。

有消化功能不良、慢性消化道疾病者忌食。

选购保存

一要看颜色。优质芸豆色泽鲜艳，若色泽暗淡，无光泽为劣质豆；二要质地饱满，成熟的芸豆饱满，且比较均匀，表面光滑，没有虫蛀、霉变；三要闻气味，优质的芸豆种子含有豆类的清香味，有酸味或其他异味的芸豆不宜购买。可储存于阴凉干燥处。

♥ 温馨提示

食用芸豆必须煮至熟透，消除其毒性。不宜生食或食用半生不熟的芸豆，这主要是由于鲜芸豆中含皂苷和细胞凝集素，皂苷存于豆荚表皮，细胞凝集素存于豆粒中，食后容易中毒，导致头昏、呕吐，甚至死亡。

搭配宜忌

宜	芸豆 ＋ 冰糖	治百日咳和咳喘
忌	芸豆 ＋ 蜂蜜	润肺止咳

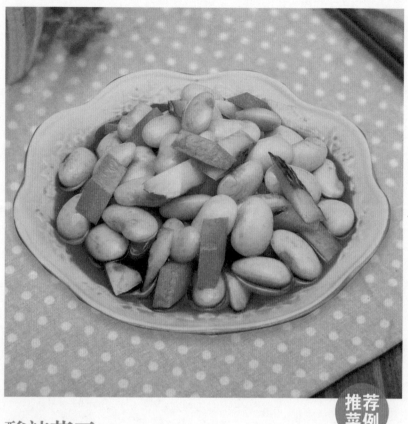

推荐
菜例

酸辣芸豆

原料: 芸豆150克,黄瓜100克,胡萝卜50克,红油10毫升,生抽8毫升,醋5毫升,盐3克,味精2克

做法:

❶ 将芸豆泡发,入锅中煮熟,装碗。

❷ 将黄瓜、胡萝卜均洗净,切成滚刀块;将胡萝卜块焯熟后,与黄瓜一起装入芸豆碗中。

❸ 所有调料拌匀,淋在芸豆上即可。

专家点评: 芸豆含高钾、高镁,而钠含量低,可有效降低血脂和血压,软化血管;黄瓜是典型的低热量、低脂肪、高钾低钠食物,非常适合高脂血症的患者食用。而胡萝卜富含槲皮素、山柰酚,能有效降低血脂,改善微血管循环。

🌸 **小贴士**

吃芸豆对皮肤、头发大有好处,可以促进肌肤的新陈代谢,促使机体排毒,令肌肤常葆青春。

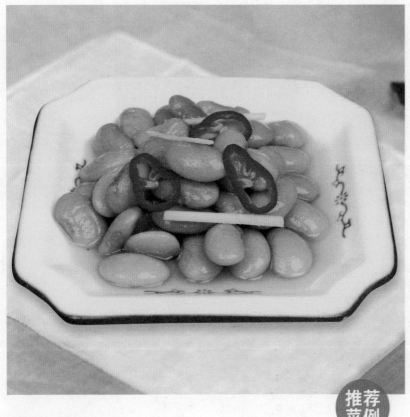

推荐菜例

蜜汁芸豆

原料： 芸豆300克，盐3克，生姜5克，蜂蜜适量，红椒少许

做法：

① 芸豆洗净备用；红椒去蒂、洗净，切圈；生姜去皮洗净，切条。

② 锅入水烧开，加入盐，放入芸豆煮至熟透，将红椒、生姜过一下水，一起捞出沥干，装盘，淋入蜂蜜，搅拌一下即可食用。

专家点评： 本品在降低血脂、血压的同时，还具有温中下气、降逆止呃、补肾强腰、强身健体等功效，适合脾胃虚寒、肾虚腰痛、胃寒呕吐、打嗝以及高血压、高脂血症患者食用。

🐾 **小贴士**

芸豆在消化吸收过程中会产生过多的气体，容易造成胀肚，故消化功能不良、有慢性消化系统疾病的人应尽量少食。

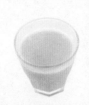

豆浆
Dou Jiang

别名：
豆腐浆

适用量： 每日300毫升左右为宜　**热量：** 66千焦/100克

性味归经： 性平，味甘；归心、脾、肾经

降脂原理

豆浆含有可有效降低人体胆固醇及抑制体内脂肪发生过氧化现象的大豆皂苷等物质，不含胆固醇，还含有人体所需的8种氨基酸、多种维生素和微量元素，可以降低血中胆固醇的水平。

食疗功效

豆浆具有清火润肠、降脂降糖、化痰补虚、防病抗癌、增强免疫力等功效，常饮鲜豆浆对高血压、糖尿病、冠心病、慢性支气管炎、便秘、动脉硬化及骨质疏松等患者大有益处。中老年女性饮用豆浆，能调节内分泌系统，减轻并改善更年期症状，促进体态健美和防止衰老。青年女性常喝豆浆，则能减少面部青春痘、暗疮的发生，使皮肤白皙润泽，容光焕发。

食用建议

一般人均可食用豆浆，尤其适合中老年体质虚弱者、高血压、高脂血症、糖尿病、骨质疏松等患者食用。

胃寒、腹泻、腹胀、慢性肠炎等患者要慎食。

选购保存

好豆浆应有股浓浓的豆香味，浓度高，略凉时表面有一层油皮，口感爽滑。豆浆不能放在保温瓶里存放，否则会滋生细菌，使豆浆里的蛋白质变质，影响人体健康。

♥ 温馨提示

豆浆煮沸后要再煮几分钟，当豆浆加热到80℃时，皂毒素受热膨胀会形成假沸，产生泡沫，须加热到90℃以上才能饮用。

搭配宜忌

宜	豆浆 ＋ 花生	润肤补虚、降压降脂养颜润肤、滋肾乌发
忌	黄豆 ＋ 鸡蛋	易受到细菌侵害

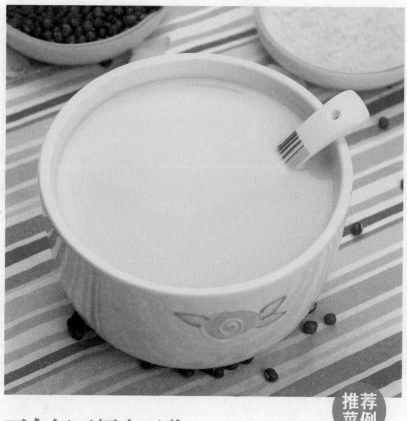

推荐
菜例

百合红豆粳米豆浆

原料：红豆、粳米各30克，百合25克，冰糖5克

做法：

1 红豆用清水泡软，捞出洗净；粳米淘洗干净浸泡1小时；百合洗净。

2 将红豆、粳米和百合放入豆浆机中，添水搅打成豆浆并煮沸。

3 滤出豆浆，加入冰糖拌匀即可。

专家点评：本品具有滋阴润肺、养心安神、清热利尿、降脂瘦身等功效，适合肺虚咳嗽、失眠多梦、小便涩痛、高脂血症、肥胖症等患者食用。

> **小贴士**
>
> 红豆一定要熟吃，因为在生豆类中有一种叫抗胰蛋白酶的成分，可影响蛋白质的消化吸收，引起腹泻，所以做成豆浆要煮沸后再煮几分钟才能食用，豆浆中所含的皂毒素只有加热到90℃以上才能破坏。

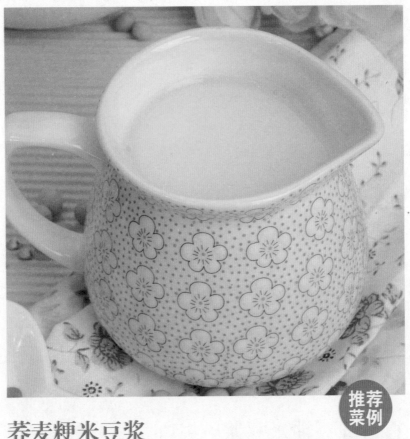

推荐菜例

荞麦粳米豆浆

原料： 黄豆250克，粳米、荞麦各25克

做法：

❶ 黄豆泡软，捞出洗净，用清水浸泡4小时；粳米、荞麦淘洗干净，用清水浸2小时。

❷ 将泡好的黄豆、粳米和荞麦放入豆浆机中，加水至上下水位线之间，开始打豆浆。

❸ 待豆浆打好后，滤出豆渣即可。

专家点评： 本品具有益胃健脾、降低血脂的功效，适合脾胃虚弱、食少腹胀者以及高脂血症患者饮用。

🌰 小贴士

　　黄豆浆中富含大豆皂苷，不含胆固醇，可有效降低人体胆固醇及抑制体内脂肪发生过氧化现象，可有效抑制血栓形成。

高脂血症患者宜吃的蔬菜

　　蔬菜中含有丰富的维生素和微量元素，不仅能够满足人体的需要，还具有很好的降脂作用。高脂血症患者应多食蔬菜。

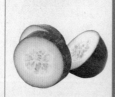

冬瓜
Dong Gua

别名：
白瓜、白冬瓜、枕瓜

适用量： 每次50克为宜　**热量：** 52千焦/100克

性味归经： 性凉，味甘；归肺、大肠、小肠、膀胱经

降脂原理

　　冬瓜中含有的丙醇二酸，能抑制糖类转化为脂肪，具有减肥、降脂的功效，且冬瓜所含的热量极低，尤其适合高脂血症、肥胖症等患者。

食疗功效

　　心烦气躁、热病口干烦渴、小便不利者以及糖尿病、高血压、高脂血症患者宜经常食用冬瓜。

　　脾胃虚弱、肾脏虚寒、久病滑泄、阳虚肢冷者不宜常食冬瓜。

食用建议

　　冬瓜具有清热解毒、利水消肿、减肥美容的功效，能减少体内脂肪，有利于减肥，常吃冬瓜，还可以使皮肤光洁，另外，对慢性支气管炎、肺炎等感染性疾病也有一定的辅助治疗作用。

选购保存

　　挑选时用手指掐一下，皮较硬，肉质密，种子成熟变成黄褐色的冬瓜口感较好。

♥ 温馨提示

　　冬瓜是一种解热利尿比较理想的食物，连皮一起煮汤，效果更明显。

搭配宜忌

宜	冬瓜 ＋ 海带	可降低血压 可润肤、明目
忌	冬瓜 ＋ 醋	会降低营养价值

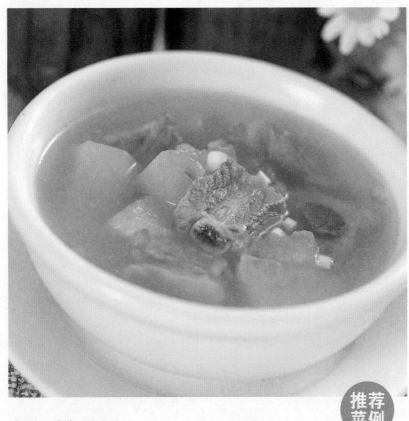

推荐菜例

冬瓜排骨汤

原料: 排骨300克,冬瓜500克,盐适量,生姜5克,葱花少许

做法:

❶ 冬瓜去皮去子,切块状;生姜洗净切片。

❷ 排骨洗净斩件,氽水去浮沫,洗净备用。

❸ 排骨、冬瓜、生姜同时下锅,加清水煮30分钟,加盐,再焖数分钟,撒入葱花即可。

专家点评: 本品具有益气补虚、利尿通淋、降脂减肥的功效,一般人皆可食用,尤其适合体虚的高脂血症、肥胖症患者以及水肿尿少的患者食用。

🍄 小贴士

《本草纲目》中讲,用冬瓜瓤煎汤洗脸、洗澡,可使人皮肤白皙有光泽。民间常把冬瓜仁捣烂,掺着蜂蜜调匀,涂擦面部,用以滋润皮肤。

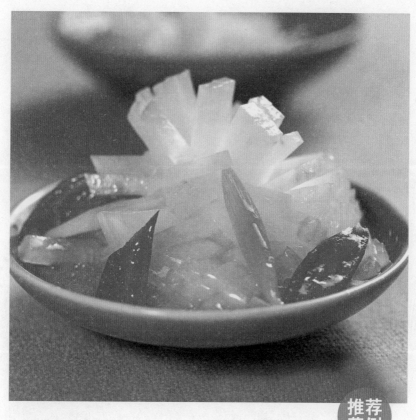

推荐菜例

油焖冬瓜

原料: 冬瓜300克,青辣椒、红辣椒各20克,葱、生姜各10克,盐5克,酱油3毫升,味精、鸡精各2克,油适量

做法:

① 冬瓜去皮、去子,洗净,切厚块,面上划十字花刀;青辣椒、红辣椒均洗净切块;生姜洗净切丝;葱洗净切圈。

② 将切好的冬瓜入沸水中稍烫,捞出,沥干水分。

③ 起锅上油,下入冬瓜块焖10分钟,加入辣椒块及姜丝、葱圈、盐、酱油、味精、鸡精,炒匀即可。

专家点评: 本品具有开胃消食、降脂减肥、利尿祛湿的功效,尤其适合肥胖症、高脂血症以及食欲不佳者食用。

🍄 **小贴士**

冬瓜是一种解热利尿、降脂减肥的食物,连皮一起煮汤,降压、利尿效果更好。

71

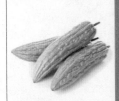

苦瓜
Ku Gua

别名：
凉瓜、癞瓜

适用量： 每次80克左右　**热量：** 91千焦/100克
性味归经： 性寒，味苦；归心、肝、脾、胃经

降脂原理

苦瓜中维生素 C 的含量在瓜类中首屈一指，可减少低密度脂蛋白及甘油三酯含量，增加高密度脂蛋白含量，提高机体的免疫功能。

食疗功效

苦瓜具有清暑除烦、解毒、明目、降低血糖、补肾健脾、益气壮阳、提高机体免疫能力的功效，对治疗痢疾、疮肿、热病烦渴、痱子过多、眼结膜炎、小便短赤等症有一定的疗效。

食用建议

苦瓜营养丰富，一般人均可食用，特别适合糖尿病、高血压、癌症及得痱子的患者食用。

脾胃虚寒者不宜生食，食之容易引起吐泻腹痛，孕妇不宜多食苦瓜。

选购保存

挑选苦瓜时，要观察苦瓜上一粒一粒的果瘤，颗粒越大越饱满，表示瓜肉越厚；颗粒越小，瓜肉则越薄。另外，好的苦瓜一般洁白漂亮，如果苦瓜发黄，就代表已经过熟，果肉柔软不够脆，已失去应有的口感。苦瓜不耐保存，即使在冰箱中存放也不宜超过 2 天。

♥ 温馨提示

苦瓜的苦味较重，在烹调前可将切好的苦瓜放入开水中焯一下，或者放在没有油的热锅中干炒一会儿，或者用盐腌一下，都可以减轻它的苦味；焯水还可以去除苦瓜中所含的草酸，有利于钙的吸收。

搭配宜忌

宜	苦瓜 ＋ 洋葱	可清热解毒、补肝明目可降低血压、增强免疫力
忌	苦瓜 ＋ 豆腐	会阻碍钙的吸收，容易引起结石

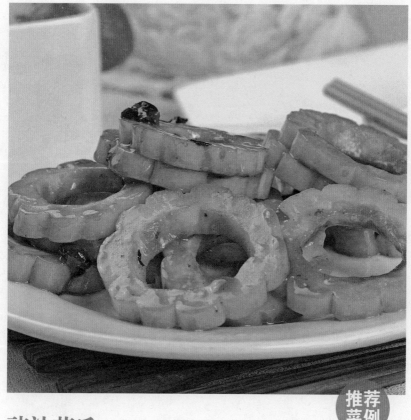

推荐
菜例

豉汁苦瓜

原料： 苦瓜500克，豆豉20克，蒜泥、白糖、酱油、盐、油、水淀粉各适量

做法：

❶ 苦瓜洗净，切去两头，再切成圆片，挖去瓤；豆豉剁碎。

❷ 锅中加油烧热，放入苦瓜片，煎至两面呈金黄色时放入大半杯水，加酱油、豆豉碎、盐、白糖、蒜泥。

❸ 用大火烧至汤汁浓稠，勾芡即可。

专家点评： 本品有保持血管弹性、降低血液中胆固醇浓度的作用，对于高血压、动脉硬化、脑血管病、冠心病等具有食疗作用。此外，还能清热泻火、增强体质、预防感冒，适合肝火旺盛的高血压患者食用，还能有效预防便秘。

🍄 **小贴士**

在炎热的夏季，儿童常会生出痱子，用苦瓜煮水擦洗，有清热、止痒、祛痱的功效。

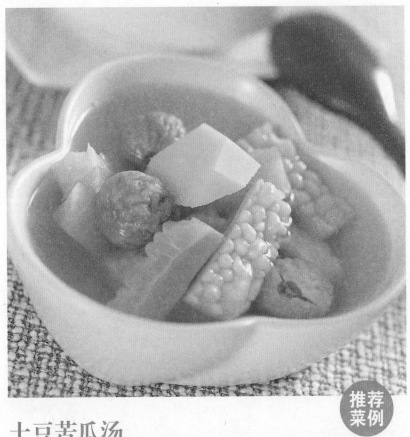

推荐菜例

土豆苦瓜汤

原料：土豆150克，苦瓜100克，无花果100克，盐4克，味精2克

做法：

❶ 将土豆、苦瓜、无花果洗净；苦瓜去子，切条状；土豆去皮，切块。

❷ 锅中加入1500毫升水煮沸，将无花果、苦瓜、土豆一同放入锅内，用中火煮45分钟。

❸ 待熟后，调入盐、味精即可食用。

专家点评：土豆富含粗纤维，可促进胃肠蠕动和加速胆固醇在肠道内代谢。苦瓜富含维生素C，可减少血中低密度脂蛋白和甘油三酯的含量，预防高脂血症。无花果可润肺止咳、防癌抗癌。

🌸 小贴士

　　苦瓜含有奎宁，会刺激子宫收缩，导致流产，孕妇忌食。同时，苦瓜性寒，脾胃虚寒者不宜食用。

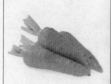

胡萝卜
Hu Luo Bo

别名：
红萝卜、金笋、丁
香萝卜

适用量： 每日50克左右为宜　**热量：** 162千焦/100克

性味归经： 性平，味甘、涩；归心、肺、脾、胃经

降脂原理

胡萝卜中的胡萝卜素与维生素A是脂溶性物质，在脂肪帮助下才能被人体吸收。胡萝卜还含有槲皮素、山柰酚等，能增加冠状动脉血流量，从而降低血脂。

食疗功效

胡萝卜有健脾和胃、补肝明目、清热解毒、降低血压、降气止咳等功效，对于胃肠不适、便秘、夜盲症、性功能低下、麻疹、百日咳、小儿营养不良、高血压等症状有食疗作用。胡萝卜还含有降糖物质，也是糖尿病患者的良好食物。胡萝卜对促进儿童生长发育、增强机体抗病能力有显著作用。女性常食胡萝卜可以降低卵巢癌的发病率。

食用建议

癌症、高血压、夜盲症、干眼症、营养不良、食欲不振、皮肤粗糙者可经常食用胡萝卜。胡萝卜不要过量食用，过量摄入胡萝卜素会令皮肤的色素产生变化，变成橙黄色。烹调胡萝卜时，不要加醋，以免胡萝卜素被破坏。

选购保存

要选根粗大、心细小，质地脆嫩、外形完整的胡萝卜，另外，表面光泽、感觉沉重的为佳。将胡萝卜加热至熟透，放凉后用容器保存，冷藏可保鲜5天，冷冻可保鲜2个月左右。

♥ 温馨提示

由于胡萝卜素和维生素A是脂溶性物质，所以应当用油炒熟或和肉类一起炖煮后再食用，以利于吸收。

搭配宜忌

宜	胡萝卜 ＋	香菜	可开胃消食 可排毒瘦身
忌	胡萝卜 ＋	山楂	会损害肝脏 会破坏营养成分

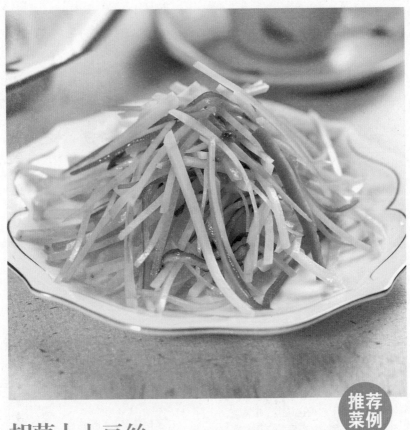

推荐
菜例

胡萝卜土豆丝

原料： 土豆250克，水发香菇25克，青椒20克，胡萝卜100克，盐4克，料酒3毫升，白糖2克，食用油、水淀粉、鲜汤各适量

做法：

❶ 将水发香菇、青椒、胡萝卜均洗净，切丝；土豆削皮切丝，洗净捞起沥水，放入油锅中炒至断生，捞起沥油。

❷ 原锅留油，倒入青椒、香菇、胡萝卜，加入料酒稍炒，再加入盐、白糖和土豆丝，拌炒后加入鲜汤少许，待沸后用水淀粉勾芡即可。

专家点评： 本品具有益气健脾、增进食欲、降脂减肥的功效，尤其适合食欲不佳、高脂血症、高血压等患者食用。

🍲 **小贴士**

烹饪胡萝卜时不要去皮，胡萝卜的营养精华就在胡萝卜表皮，只要清洗干净即可。

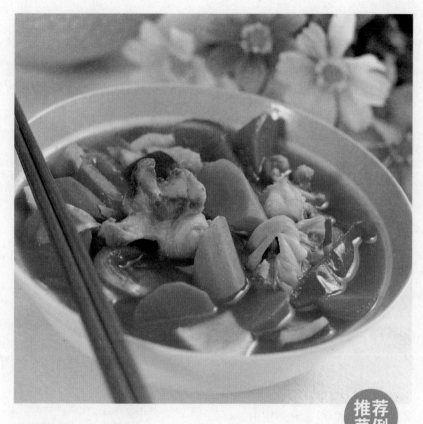

推荐菜例

胡萝卜牛骨汤

原料： 牛骨500克，胡萝卜1根，番茄2个，花菜100克，洋葱半个，盐、胡椒粉各适量

做法：

❶ 牛骨洗净斩块备用；胡萝卜去皮，洗净切大块；番茄洗净切块；洋葱洗净切片。

❷ 将牛骨、胡萝卜块、番茄块、花菜块、洋葱片放于瓦煲中，加适量清水煲2个小时，加胡椒粉、盐调味即成。

专家点评： 本品具有益气补虚、防癌抗癌、降脂降压等功效，特别适合体虚营养不良、高脂血症、高血压、癌症等患者食用。

🍲 小贴士

胡萝卜素是一种脂溶性物质，为有利于吸收，烹调含有胡萝卜素的食物时应配合食用油。

77

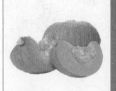

南瓜
Nan Gua

别名: 麦瓜、番瓜、倭瓜、金冬瓜

适用量: 每日100克左右为宜　**热量:** 97千焦/100克

性味归经: 性温,味甘;归脾、胃经

降脂原理

南瓜中的果胶能和体内多余的胆固醇结合,从而使血清胆固醇浓度下降,因而南瓜有"降脂佳品"之誉。

食疗功效

南瓜具有润肺益气、化痰、消炎止痛、驱虫解毒、止喘、美容等功效,可减少粪便中毒素对人体的危害,防止结肠癌的发生,对高血压及肝脏的一些病变也有预防作用。南瓜中胡萝卜素含量较高,可保护眼睛。南瓜中含有一种叫作"钴"的元素,食用后有补血作用。南瓜可以调整糖代谢、增强肌体免疫力,还能防止血管动脉硬化。

食用建议

糖尿病、高脂血症、前列腺肥大、动脉硬化、胃溃疡、肋间神经痛、痢疾、蛔虫病、下肢溃疡、烫灼伤等症患者以及脾胃虚弱、营养不良、肥胖、便秘者及中老年人可常食南瓜。

水肿、黄疸、下痢胀满、产后痧痘、气滞湿阻患者不宜食用。

选购保存

挑选外形完整,最好是瓜梗蒂连着瓜身的,这样的南瓜新鲜。南瓜切开后,可将南瓜子去掉,用保鲜袋装好后,放入冰箱冷藏保存。

♥ 温馨提示

糖尿病患者可以将南瓜制成南瓜粉,以便长期少量食用。腌鱼、腌肉吃太多时,可以吃南瓜来中和。用南瓜和粳米熬粥,对体弱气虚的中老年人大有好处。

相宜搭配

宜	南瓜 ＋ 牛肉	补脾健胃、解毒止痛
	南瓜 ＋ 绿豆	清热解毒、生津止渴

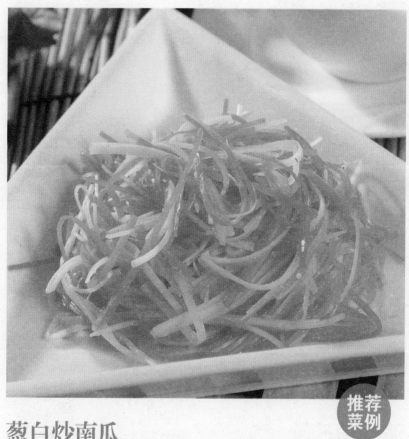

推荐
菜例

葱白炒南瓜

原料： 南瓜250克，葱白150克，盐2克，味精1克，白糖3克，油适量

做法：

❶ 南瓜洗净切丝；葱白洗净切丝；两者都用开水焯一下。

❷ 炒锅加油烧热，放入南瓜丝、葱白丝一起翻炒，然后加入盐、味精、白糖调味，炒熟即可装盘。

专家点评： 南瓜含有多糖类、类胡萝卜素、矿物质、氨基酸和活性蛋白等多种对人体有益的成分，还有清热利尿、润肠通便、降血脂、降血糖、美容养颜等功效。葱中含有能舒张小血管、促进血液循环的物质，有助于防治血脂升高引起的头痛、头晕。

🍄 **小贴士**

南瓜要妥善保存，且存放时间不宜过长，否则瓜瓤就会进行无氧酵解，食后易引起中毒。

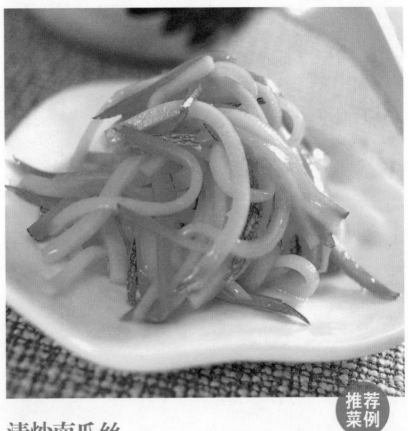

推荐菜例

清炒南瓜丝

原料：嫩南瓜350克，蒜10克，盐3克，味精3克，油适量

做法：

① 将嫩南瓜洗净，切成细丝；蒜去皮剁成蓉。

② 锅中加水烧开，下入南瓜丝焯熟后，捞出沥干。

③ 锅中加油烧热，下入蒜蓉炒香后，再加入南瓜丝炒熟，调入盐、味精炒匀即可。

专家点评：本菜具有降血糖、降压降脂的功效，高脂血症、糖尿病、高血压等患者都可经常食用，还能有效预防心脑血管疾病的发生。南瓜还具有润肺益气、化痰止喘、消炎止痛的作用，常食还能预防肺病的发生。

🍀 **小贴士**

　　南瓜中所含的胡萝卜素耐高温，加油脂烹炒，更易被人体摄取吸收。

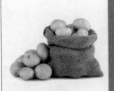

土豆
Tu Dou

别名：
山药蛋、洋番薯、
洋芋、马铃薯

适用量： 每餐可吃200克　**热量：** 323千焦/100克

性味归经： 性平，味甘；归胃、大肠经

降脂原理

土豆富含粗纤维，可促进胃肠蠕动和加速胆固醇在肠道内代谢的功效，具有通便和降低胆固醇的作用，可以治疗习惯性便秘和预防血胆固醇增高。

食疗功效

土豆性平味甘，具有和胃调中、益气健脾、强身益肾、消炎、活血消肿等功效，可辅助治疗消化不良、习惯性便秘、神疲乏力、慢性胃痛、关节疼痛、皮肤湿疹等症。土豆对消化不良的治疗有特效，是胃病和心脏病患者的"良药"。

食用建议

土豆含丰富的粗纤维，所以白带多的女性、皮肤瘙痒、急性肠炎、习惯性便秘、皮肤湿疹、心脑血管疾病患者可以常食，但糖尿病患者、腹胀者不宜食用土豆。

选购保存

挑选土豆的时候，要挑选表皮光滑圆润、颜色均匀的，不要挑选畸形的。而起皮的土豆又面又甜，适合炖着、蒸着吃。表皮光滑圆润的土豆比较紧实、脆，适合炒着吃；土豆可以与苹果放在一起，因为苹果产生的乙烯会抑制土豆芽眼处的细胞产生生长素，延长土豆的存放时间。

♥ 温馨提示

土豆必须去皮挖眼才能吃，发青发芽的土豆都不能吃，以防龙葵素中毒；白水煮土豆时，加点牛奶，不但味道好，还可以防止土豆肉质发黄。

搭配宜忌

宜	土豆	＋ 豆角	除烦润燥 有利于酸碱平衡
忌	土豆	＋ 番茄	导致消化不良 引起不适

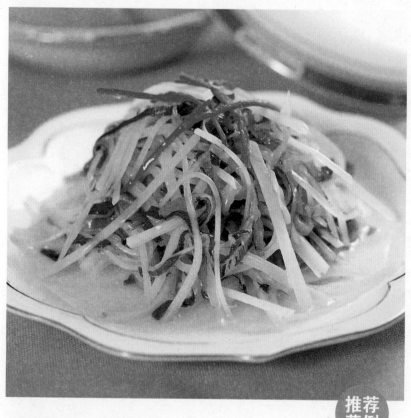

推荐
菜例

海蜇拌土豆丝

原料：海蜇100克，土豆200克，盐3克，醋4毫升，味精3克，酱油5毫升，辣椒油3毫升，生姜10克，红椒10克

做法：

1 海蜇洗净切细丝；土豆去皮洗净切丝；生姜洗净切丝；红椒洗净切细丝。

2 海蜇、土豆入沸水中烫熟，捞出。

3 将所有原料一起拌匀即可装盘。

专家点评：海蜇中富含的多种矿物质，可有效降低血脂，常食能预防高脂血症的发生；土豆富含膳食纤维，具有降低胆固醇和脂肪的作用。此外，本品还有滋阴生津、补虚益气、美容养颜等功效，适合高脂血症、肥胖症、甲状腺肿大等患者以及爱美人士食用。

🍲 **小贴士**

　　有两种土豆绝对不能吃：一是出芽的，二是皮变绿的。

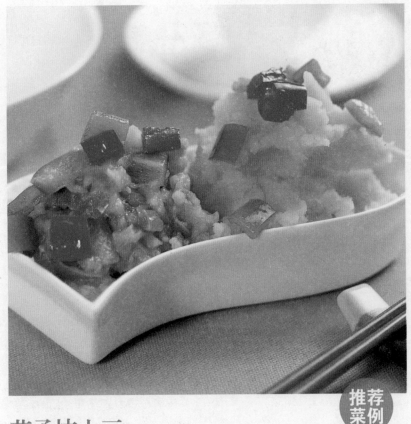

推荐菜例

茄子炖土豆

原料： 茄子150克，土豆200克，青辣椒、红辣椒各20克，葱5克，盐2克，鸡精2克，高汤、油各适量

做法：

❶ 土豆去皮，洗净切块；茄子洗净，切滚刀块；青辣椒、红辣椒洗净切丁；葱洗净切成葱花。

❷ 净锅上火，倒入油，油热后入葱花炒出香味，放入土豆、茄子翻炒，加盐，入高汤用大火煮30分钟。

❸ 土豆、茄子煮软后用勺压成泥，加入鸡精，撒入青辣椒丁、红辣椒丁即可。

专家点评： 茄子具有吸收油脂的作用，可预防高脂血症，而土豆可预防心血管系统的脂肪沉积，食用此菜对高脂血症和动脉粥样硬化等都有防治作用。

🍴 **小贴士**

人们经常把切好的土豆片、土豆丝放入水中，以去掉过多的淀粉。

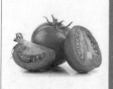

番茄
Fan Qie

别名：
西红柿、番李子、洋柿子

适用量： 每日100克左右为宜　　**热量：** 85千焦/100克

性味归经： 性凉，味甘、酸；归肺、肝、胃经

降脂原理

番茄中的番茄红素是一种脂溶性生物类黄酮，具有类似胡萝卜素的强力抗氧化作用，可清除自由基，防止低密度脂蛋白受到氧化，还能降低血浆胆固醇浓度。

食疗功效

番茄具有止血、降压、利尿、健胃消食、生津止渴、清热解毒、凉血平肝的功效，可以预防宫颈癌、膀胱癌、胰腺癌等。番茄所含的柠檬酸及苹果酸，能促进唾液和胃液分泌，助消化。另外，番茄还能美容养颜和治愈口疮。

食用建议

热性病发热、口渴、食欲不振、习惯性牙龈出血、贫血、头晕、心悸、高血压、急慢性肝炎、急慢性肾炎、夜盲症和近视眼者可经常食用番茄；但急性肠炎、细菌性痢疾患者及溃疡活动期患者不宜食用。

选购保存

选购番茄时，中大型番茄以形状丰圆、果肩青色、果顶已变红者为佳，若完全红，反而口感不好；中小型番茄以形状丰圆或长圆、颜色鲜红者为佳。常温下置通风处能保存3天左右，放入冰箱冷藏可保存5~7天。

♥ 温馨提示

不能吃未成熟的番茄，因为青色的番茄含有大量的有毒番茄碱，食用后会出现恶心、呕吐、全身乏力等中毒症状，对身体有害。

搭配宜忌

宜	番茄 ＋ 芹菜	可降压、健胃消食 可补血养颜
忌	番茄 ＋ 红薯	会引起呕吐、腹痛腹泻

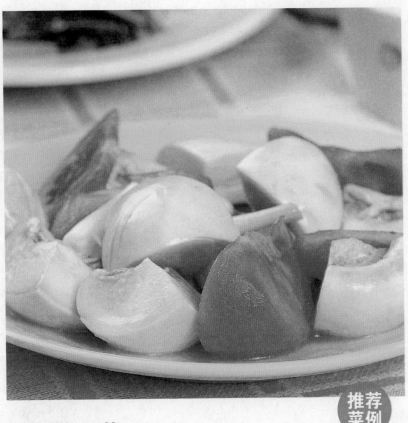

推荐菜例

番茄炒口蘑

原料: 口蘑300克,番茄2个,料酒、水淀粉各5毫升,盐3克,葱段、高汤、麻油、油各适量

做法:

❶ 番茄清洗干净后,表面划十字花刀,放入沸水中略焯,捞出撕去外皮,切块;口蘑清洗干净,切好,放入沸水中焯水,沥干水。

❷ 炒锅置火上,加油烧热,放入口蘑炒匀,加盐、料酒、高汤翻炒片刻,放入番茄块,炒至番茄汁浓时,用水淀粉勾薄芡,撒入葱段,淋上麻油即可。

专家点评: 本品中番茄和口蘑均有降低血液中胆固醇、软化血管的功效,可以有效地预防高胆固醇血症或高脂血症,减缓心血管疾病的发展。

🍳 小贴士

番茄含有一种名叫果胶的膳食纤维,有预防便秘的作用。

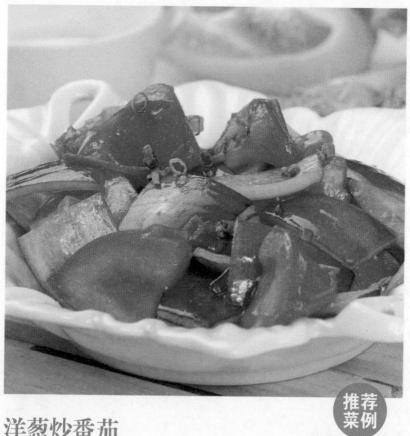

推荐菜例

洋葱炒番茄

原料：洋葱100克，番茄200克，番茄酱、盐、醋、白糖、水淀粉、油各适量

做法：

① 洋葱、番茄分别洗净，切块。

② 锅加油烧热，放入洋葱、番茄炸一下，捞出控油。留底油，放入番茄酱，翻炒变色后加水、盐、白糖、醋调成汤汁，待汤开后放入炸好的洋葱、番茄，翻炒片刻，用水淀粉勾芡即可。

专家点评：本品中洋葱具有降低血脂和血压的作用，番茄具有降低血液中胆固醇，保护心脑血管的作用，故本品十分适合高血压、高脂血症等疾病患者食用。此外，本菜还具有发汗、杀菌、润肠的作用，常食可增强患者的免疫力。

🍄 小贴士

番茄烹调时不要久煮，否则会破坏其中的有益物质。

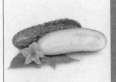

黄瓜
Huang Gua

别名：
胡瓜、青瓜

适用量：每次100克左右　热量：65千焦/100克

性味归经：性凉，味甘；归肺、胃、大肠经

降脂原理

黄瓜中含有的维生素P有保护心血管的作用，而且黄瓜的热量很低，对于高血压、高脂血症，以及合并肥胖症的糖尿病患者，是一种理想的食疗蔬菜。

食疗功效

黄瓜具有除湿、利尿、降脂、镇痛、促消化、降血糖的功效。尤其是黄瓜中所含的纤维素能促进肠蠕动和排泄，而所含的丙醇、乙醇和丙醇二酸还能抑制糖类物质转化为脂肪，对肥胖症患者有利。黄瓜所含的维生素 B_1 有增强大脑和神经系统功能、辅助治疗失眠等作用。此外黄瓜中还含有丰富的维生素 E，可以起到延年益寿、抗衰老的作用。

食用建议

热病患者，肥胖、高血压、高脂血症、水肿、癌症、嗜酒者及糖尿病患者可经常食用黄瓜。

脾胃虚弱、胃寒、腹痛腹泻、肺寒咳嗽者不宜常食黄瓜。

选购保存

选购黄瓜，色泽应亮丽，若外表有刺状凸起，而且黄瓜头上顶着新鲜黄花的为最好。保存黄瓜要先将它表面的水分擦干，再放入密封保鲜袋中，封好袋口后冷藏即可。

♥ 温馨提示

黄瓜尾部含有较多的苦味素，苦味素有抗癌作用，所以不宜把黄瓜尾部全部丢掉。

相宜搭配

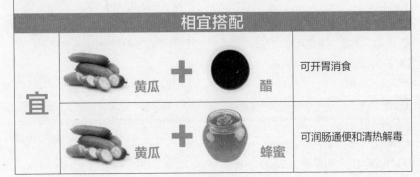

宜			
	黄瓜 ＋ 醋		可开胃消食
	黄瓜 ＋ 蜂蜜		可润肠通便和清热解毒

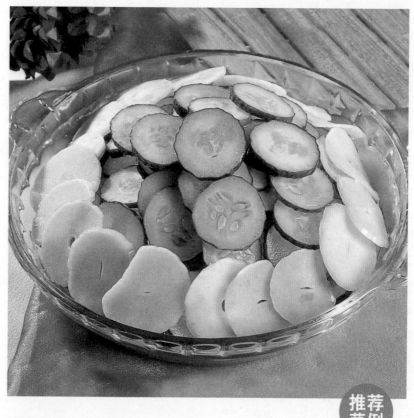

推荐
菜例

麻油蒜片黄瓜

原料： 大蒜80克，黄瓜150克，盐、麻油各适量

做法：

① 大蒜、黄瓜洗净切片。

② 将大蒜片和黄瓜片放入沸水中焯一下，捞出待用。

③ 将大蒜片、黄瓜片装入盘中，将盐和麻油搅拌均匀，淋在大蒜片、黄瓜片上即可。

专家点评： 黄瓜可保护心血管、降低血脂；大蒜能调节血脂，可清除血管内的沉积物。麻油富含不饱和脂肪酸，软化血管。所以本品非常适合高脂血症、高血压等心脑血管疾病的患者食用。

🍲 **小贴士**

黄瓜当水果生吃，不宜过多，还要特别注意清洗干净。有肝病、心血管病、胃肠病以及高血压的人都不要吃腌黄瓜。

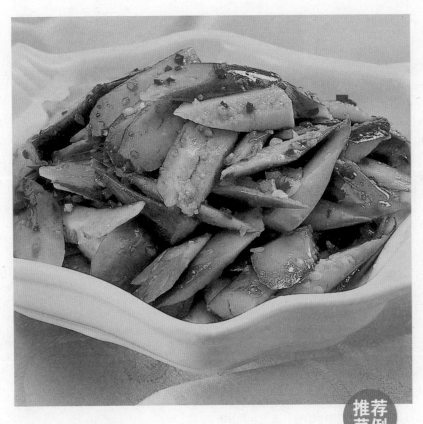

推荐
菜例

沪式小黄瓜

原料： 小黄瓜500克，红辣椒1个，糖、盐、味精各3克，麻油20毫升，蒜头1个

做法：

1. 小黄瓜洗净，切块，装盘待用。
2. 蒜头剁成蒜蓉；红辣椒切末。
3. 将蒜蓉与辣椒末、糖、盐、味精、麻油一起拌匀，浇在黄瓜上即可。

专家点评： 黄瓜能保护心血管、降低血中胆固醇，而且黄瓜含脂肪和热量极低，含水量高，对高脂血症、糖尿病以及肥胖症等患者都有很好的食疗效果。大蒜具有降血脂及预防冠心病和动脉硬化的作用，并可防止血栓的形成。二者同炒，是一道很棒的降脂菜。

> 🌸 **小贴士**
>
> 　　把切好的黄瓜浸泡在盐水里静置3分钟，不但能保存黄瓜的营养，还能使菜肴更加入味。

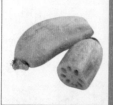

莲藕
Lian Ou

别名：
水芙蓉、藕丝菜

适用量：每日60~100克为宜	热量：304千焦/100克

性味归经：性凉，味辛、甘；归肺、胃经

降脂原理

莲藕中含有黏液蛋白和膳食纤维，能与人体内的胆酸盐和食物中的胆固醇及甘油三酯结合，使其从粪便中排出，从而减少脂类的吸收。

食疗功效

莲藕具有滋阴养血的功效，可以补五脏之虚、强壮筋骨、补血养血。生食能清热润肺、凉血行淤，熟食可健脾开胃、止泄固精，对肺热咳嗽、烦躁口渴、脾虚泄泻、食欲不振及各种血证有较好的食疗作用。莲藕还含有黏液蛋白的一种糖类蛋白质，能促进蛋白质或脂肪的消化，因此可以减轻胃肠负担。

食用建议

一般人皆可食用莲藕，尤其适合体弱多病、营养不良、高热患者，吐血者以及高血压、肝病、食欲不振、缺铁性贫血患者食用。但脾胃消化功能低下、大便溏薄的患者要少食、慎食莲藕。另外，藕性偏凉，产妇不宜过多食用。

选购保存

选购莲藕时，应选择节短并且粗壮的莲藕。这样的莲藕一般果肉多并且软糯。应尽量避免选择伤烂、变色，上面有锈斑的莲藕，这样的莲藕一般不太新鲜，口感也会较差。保存以放入冰箱内冷藏为佳。

♥ 温馨提示

莲藕切片后可放入沸水中焯烫片刻，捞出后再放清水中清洗，可使莲藕不变色，还可保持莲藕本身的爽脆。

搭配宜忌

宜	莲藕 + 黑木耳		补肾固精、利尿祛湿降压降脂、清热润肺
忌	莲藕 + 菊花		易导致腹泻

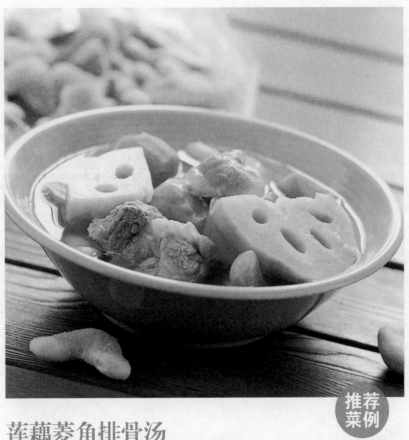

莲藕菱角排骨汤

原料： 莲藕、菱角各300克，胡萝卜80克，排骨500克，盐4克，白醋10毫升

做法：

① 排骨斩件，余水，捞出洗净。

② 莲藕削去皮，洗净切块；胡萝卜洗净、切块；菱角入开水中烫熟，捞起，剥净外面皮膜。

③ 将排骨、莲藕、胡萝卜、菱角放入锅内，加适量清水，加入白醋，以大火煮开，转小火炖40分钟，加盐调味即可。

专家点评： 莲藕能有效降低血压、血脂和血糖，加入适量白醋可软化血管、促进血液循环，预防高血压及动脉硬化，并能增强食欲，促进消化。

🍲 **小贴士**

　　将鲜藕捣汁用开水冲服，能防治急性胃肠炎。若鼻出血，直接饮用鲜藕汁可止血。

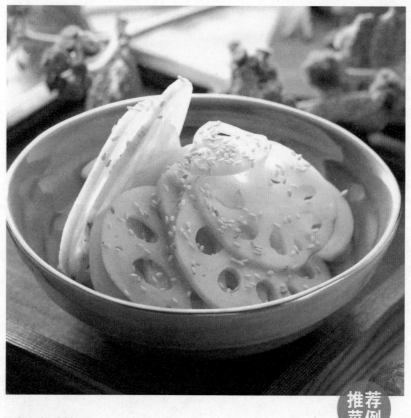

推荐菜例

糖醋藕片

原料： 莲藕2节，白芝麻8克，白糖6克，白醋20毫升，盐适量

做法：

❶ 将莲藕削皮洗净，切成薄片，浸入淡盐水中。

❷ 锅内水烧开，放入藕片焯烫，并滴进几滴醋同煮，煮熟后捞起，沥干。

❸ 将藕片加白醋、盐、白糖拌匀，撒上白芝麻即可。

专家点评： 莲藕中含有丰富的黏液蛋白和膳食纤维，能降低胆固醇及甘油三酯，并能润肠通便，从而减少脂类的吸收，适合高血压和高脂血症以及肥胖症的患者食用。

🌸 **小贴士**

藕可生食，烹食，捣汁饮，或晒干磨粉煮粥。煮藕时忌用铁器，以免引致食物发黑。

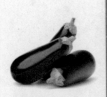

茄子
Qie Zi

别名：
茄瓜、白茄、紫茄

适用量： 每次60~100克为宜　**热量：** 97千焦/100克

性味归经： 性凉，味甘；归脾、胃、大肠经

降脂原理

茄子富含维生素 P，同时也能降低血液中胆固醇含量，软化微细血管，预防动脉硬化、保护心脏，对高血压、动脉硬化和维生素 C 缺乏症有一定的防治作用。

食疗功效

茄子具有活血化淤、清热消肿、宽肠之效，适用于肠风下血、皮肤溃疡等，茄子还具有抗氧化功能，可防止细胞癌变，同时也能降低血液中胆固醇含量，预防动脉硬化、保护心脏。

食用建议

发热、咯血、便秘、高血压、动脉硬化、维生素 C 缺乏症、眼底出血、皮肤紫斑症等容易内出血的人可经常食用茄子。虚寒腹泻、目疾患者以及孕妇不宜食用茄子。

此外，茄子秋后其味偏苦，性寒更甚，体质虚冷之人不宜多食。

选购保存

茄子以个形均匀周正，老嫩适度，无裂口、腐烂、锈皮、斑点，皮薄、子少、肉厚、细嫩的为佳。茄子的表皮覆盖着一层蜡质，具有保护茄子的作用，一旦蜡质层被冲刷掉，就容易受微生物侵害而腐烂变质。

♥ 温馨提示

秋后的老茄子含有较多茄碱，不宜多吃。油炸的茄子会大量流失其含有的维生素 P，可挂糊上浆后再炸，能减少营养素损失。手术前不宜吃茄子，因为会延缓麻醉药的作用。

搭配宜忌

宜	茄子 + 猪肉	可维持血压 可通气、顺肠、润燥消肿
忌	茄子 + 蟹	会郁积腹中、伤及胃肠

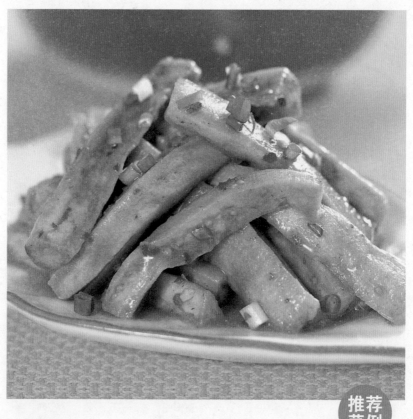

推荐菜例

麻辣茄子

原料： 茄子400克，盐、葱各3克，辣椒酱5克，鸡精2克，红油、油各适量

做法：

1 茄子去蒂洗净，切条状；葱洗净，切成葱花。

2 锅入水烧开，放入茄子汆水，捞出沥干备用。

3 锅下油烧热，放入茄子炒至八成熟，加盐、辣椒酱、鸡精、红油调味，炒熟装盘，撒上葱花即可。

专家点评： 本品中茄子富含维生素P，具有防止微血管破裂出血，使心血管保持正常的功能；茄子还富含黄酮类化合物，具有抗氧化功能，防止细胞癌变，同时也能降低血液中胆固醇含量，降低血脂，预防动脉硬化、保护心脏。

🍴 **小贴士**

　　茄子切开后应尽快烹制，久放切面会发黑。

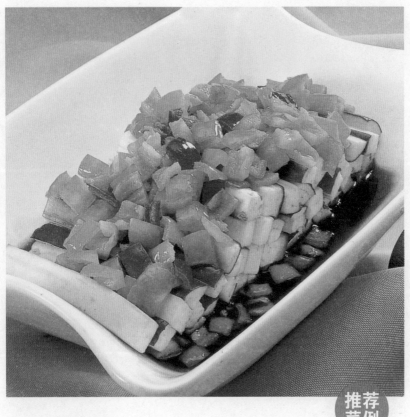

青椒蒸茄子

原料： 青椒100克，茄子300克，盐、味精各3克，酱油10毫升，红椒10克

做法：

❶ 茄子洗净，切条，摆盘；青椒、红椒洗净，切块。

❷ 盐、味精、酱油调成味汁，淋在茄子上，撒上青椒块、红椒块。

❸ 将盘子放入锅中，隔水蒸熟即可。

专家点评： 本品有保护心血管，使心血管保持正常功能的作用，同时还可以降脂减肥，增加食欲，预防癌症。

🍴 **小贴士**

　　茄子切成块或条后，由于氧化作用会很快由白变褐。如果将切成的茄子立即放入水中浸泡起来，待做菜时再捞起滤干，就可避免茄子变色。由于茄子吸油脂能力很强，建议高脂血症患者食用茄子最好蒸食、凉拌。

95

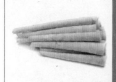

竹笋
Zhu Sun

别名：
笋、闽笋

适用量： 每次40~60克为宜　　**热量：** 96千焦/100克

性味归经： 性微寒，味甘；归胃、大肠经

降脂原理

竹笋具有低脂肪、低糖、多纤维的特点，肥胖的人经常吃竹笋，每餐进食的油脂就会被其吸附，降低胃肠黏膜对于脂肪的吸收与积蓄，并能减少与高脂有关疾病的发生，同时能够预防消化道肿瘤。

食疗功效

竹笋具有滋阴凉血、清热化痰、益气和胃、治消渴、利水道、利膈爽胃、帮助消化、去食积、防便秘等功效。另外，竹笋含脂肪、淀粉很少，属天然低脂、低热量食品，是肥胖者减肥的佳品。

食用建议

竹笋营养丰富，一般人均可食用，尤其适合肥胖、高血压、习惯性便秘、糖尿病、心血管疾病患者食用。但是严重肾炎、尿道结石、胃痛出血、慢性肠炎、久泻滑脱者不宜常食。由于竹笋中的草酸盐能与其他食物中的钙质结合成难以溶解的草酸钙，所以患有泌尿系统结石的患者不宜多吃，会加重病情。

选购保存

选购竹笋时可以看竹笋节之间的距离，距离越近的竹笋越嫩；外壳色泽鲜黄或淡黄略带粉红，笋壳完整且饱满光洁为佳。宜在低温条件下保存，但不能保存过久，否则质地变老会影响口感。建议保存一周左右。

♥ 温馨提示

竹笋在食用前应该先用开水焯一下，祛除笋中的草酸。靠近笋尖的部位应该顺着切，下部应该横切，烹制易熟烂入味。

相宜搭配

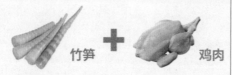

宜　　竹笋　**+**　鸡肉　　可暖胃益气、补精填髓可治疗肺热痰火

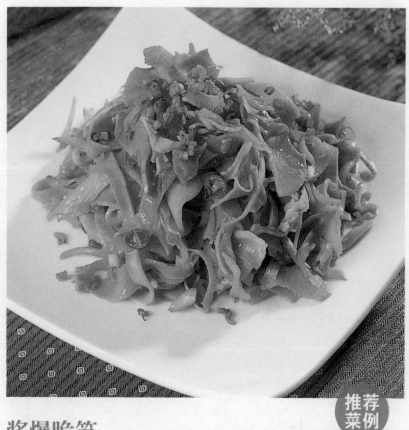

推荐
菜例

酱爆脆笋

原料： 竹笋300克，盐3克，葱3克，红椒10克，酱油、醋、油各适量

做法：

❶ 竹笋洗净，切片；葱洗净，切葱花；红椒洗净，切圈。

❷ 锅下油烧热，放入竹笋翻炒一会，放入红椒，加盐、酱油、醋炒至入味。

❸ 装盘，撒上葱花即可。

专家点评： 竹笋含钾量较高，有利于促进排尿，减少对心房的压力，对高血压和心脏病患者极为有益，莴笋也有利尿、降低血压和血脂、预防心律失常的作用，还能改善消化系统和肝脏的功能。本品还有通乳、宽肠通便、增强免疫力、防治痛风等作用。

🍴 **小贴士**

竹笋不可多食，食用过多易诱发哮喘、过敏性鼻炎、皮炎等。小儿应少量吃点儿春笋。

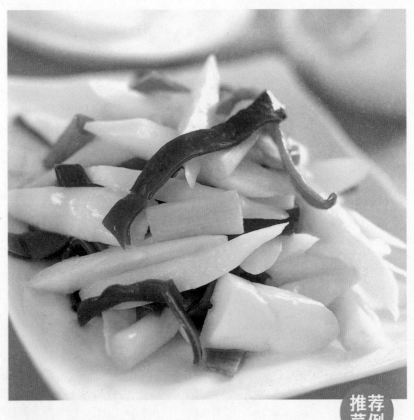

推荐
菜例

鲜竹笋炒木耳

原料： 竹笋200克，黑木耳150克，盐3克，味精3克，葱段少许，油适量

做法：

❶ 竹笋洗净，切滚刀块；黑木耳泡发洗净，切粗丝。

❷ 竹笋入沸水中焯水，捞出备用。

❸ 锅中放油，爆香葱段，下入竹笋、黑木耳炒熟，调入盐、味精，炒至入味即可。

专家点评： 竹笋属于低脂肪、低热量食物，对高脂血症、糖尿病患者都大有益处，黑木耳也是优质的高钾食物，可有效降低血压，防止血液凝固。所以本品具有滋阴润肺、益气生津、润肠通便、降脂减肥等功效，适合高脂血症、高血压患者食用。

🍴 小贴士

竹笋宜用温水煮好后熄火，自然冷却，再用水冲洗，可去除涩味。

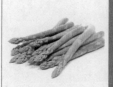

芦笋
Lu Sun

别名：
青芦笋

适用量： 每次50克左右 **热量：** 93千焦/100克

性味归经： 性凉，味苦、甘；归肺经

降脂原理

芦笋中的铬元素参与调节血液中脂肪与糖分的浓度，从而促进脂肪与糖分在体内的代谢。芦笋中含有的丰富胡萝卜素、维生素、膳食纤维，都能够调节血脂，预防高脂血症。

食疗功效

经常食用芦笋，对心脏病、高血压、心律不齐、疲劳症、水肿、膀胱炎、排尿困难、胆结石、肝功能障碍和肥胖等病症有一定的疗效。芦笋可以使细胞生长正常化，具有防止癌细胞扩散的功能，对淋巴癌、膀胱癌、肺癌、肾结石、皮肤癌、白血病有极好的食疗功效。

食用建议

高血压、高脂血症、癌症、动脉硬化患者，体质虚弱、气血不足、营养不良、贫血、肥胖、习惯性便秘者及肝功能不全、肾炎水肿、尿路结石者可经常食用。

芦笋中含嘌呤较多，所以痛风患者不宜食用。

选购保存

选购芦笋，以全株形状正直、笋尖花苞（鳞片）紧密、不开芒，未长腋芽，没有腐臭味，表皮鲜亮不萎缩，细嫩者为佳。宜用报纸卷包，置于冰箱冷藏。

♥ 温馨提示

不同国家的人食用芦笋的方法不尽相同。比利时最有代表性的芦笋烹饪方法是用白芦笋搭配三文鱼或者灰虾；西班牙人喜欢吃白芦笋，他们喜欢用蛋黄酱加很多的柠檬汁来配白芦笋；德国人喜欢用火腿卷白芦笋，煎后配煮土豆吃；美国人喜欢吃绿芦笋，而白芦笋多为欧洲人所钟爱。

相宜搭配

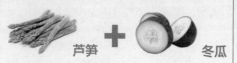

宜	芦笋 ＋ 冬瓜	可降压降脂 可养血、止血、除烦

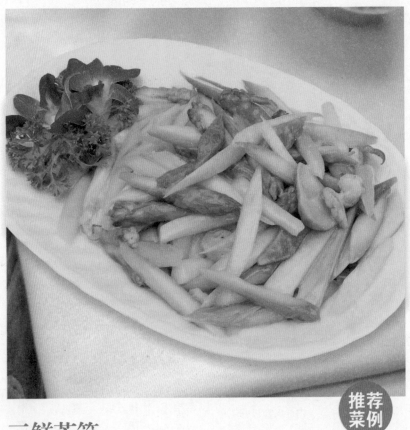

推荐
菜例

三鲜芦笋

原料：芦笋200克，草菇、火腿、虾仁各适量，盐、味精各3克，麻油10毫升

做法：

❶ 芦笋洗净，切片；草菇洗净，对切成两半，与芦笋同入开水锅中焯水后取出；火腿切片，虾仁洗净，煮熟。

❷ 将备好的材料同拌，调入盐、味精拌匀。

❸ 再淋入麻油即可。

专家点评：芦笋富含多种氨基酸、蛋白质和维生素，具有调节机体代谢、提高身体免疫力的功效，对高脂血症、高血压、心脏病等疾病均有一定的疗效。

🍄 **小贴士**

芦笋中的叶酸很容易被破坏，所以若用来补充叶酸，应避免高温烹煮，宜用微波炉小功率热熟。

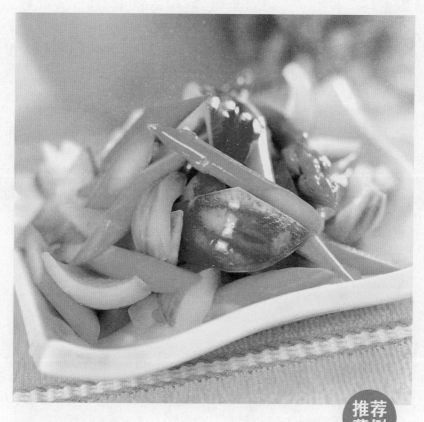

推荐菜例

洋葱炒芦笋

原料：洋葱150克，芦笋200克，盐3克，食用油、味精各少许

做法：

❶ 芦笋洗净，切成斜段；洋葱洗净切成片。

❷ 锅中加水烧开，下入芦笋段稍焯后捞出沥水。

❸ 锅中加油烧热，放洋葱爆香，再下入芦笋炒熟，调入盐和味精炒匀即可。

专家点评：本品具有开胃消食、降脂减肥、滋阴润燥、防癌抗癌的功效，可辅助治疗食欲不振、肥胖、水肿、高脂血症等症。

🍀 **小贴士**

芦笋营养丰富，尤其是嫩茎的顶尖部分。但芦笋不宜生吃，也不宜长时间存放，存放一周以上最好就不要食用了。芦笋罐头能较好地将营养保存下来，适合长期食用。

白萝卜
Bai Luo Bo

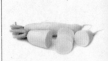

别名：
莱菔、罗菔

适用量： 每日60克左右为宜　　**热量：** 94千焦/100克

性味归经： 性凉，味辛、甘；归肺、胃经

降脂原理

白萝卜富含香豆酸等活性成分，能够降低血糖、胆固醇，促进脂肪代谢，适合高血压性糖尿病、高脂血症、肥胖症等患者食用。

食疗功效

中医认为，萝卜性凉、味辛甘，可消积滞、化痰清热、下气宽中、解毒。现代医学认为，萝卜生吃能健胃、助消化，有助于促进新陈代谢、增强食欲、化痰清热，对咯痰失音、吐血、消渴、痢疾、头痛、排尿不利等症有食疗作用。常吃白萝卜还可降低血脂、软化血管、稳定血压，还可预防冠心病、动脉硬化、胆石症等疾病。另外，萝卜含有B族维生素和钾、镁等矿物质，可促进胃肠蠕动，有助于体内废物的排出，利于清除宿便，经常便秘的人，常食用白萝卜可以缓解症状。

食用建议

高血压、糖尿病、心血管疾病、头屑多、头皮痒者，咳嗽痰多、鼻出血、腹胀、腹痛等患者可经常食用。但阴盛偏寒体质者、脾胃虚寒者、胃及十二指肠溃疡者、慢性胃炎患者、子宫脱垂者不宜多食白萝卜。

选购保存

挑选白萝卜时，以个体大小均匀、表面光滑的白萝卜为优。保存白萝卜最好能带泥存放，如果室内温度不太高，可放在阴凉通风处，也可洗净放入冰箱保鲜。

♥ 温馨提示

白萝卜的食用方法多样，可生食、炒食，可做药膳，煮食，或者煎汤、捣汁饮，或外敷患处均可。在烹调中可用作配料或点缀。

相宜搭配

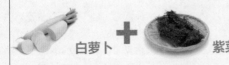

宜　白萝卜 ＋ 紫菜

可清肺热、治咳嗽
可治消化不良

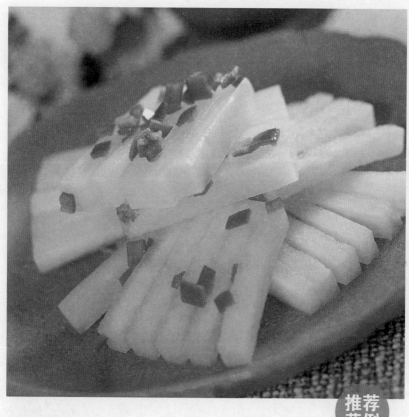

推荐
菜例

醋泡白萝卜

原料：白萝卜1000克，红辣椒少许，醋150毫升，盐、白糖各适量

做法：

❶ 白萝卜洗净切片，切成6等份，但底部连接不切断；红辣椒切粒状，醋、盐和白糖同放一碗内兑成味汁。

❷ 将白萝卜入盐水里泡40分钟取出，用手压出水分。

❸ 将白萝卜投入调味汁内浸泡2小时，待味汁充分渗透到萝卜里，再将红辣椒粒撒入刀口等处，就可食用了。

专家点评：白萝卜能够降低胆固醇和血脂，促进脂肪代谢；醋能软化血管，预防动脉硬化。所以本品适合高血压、高脂血症以及动脉硬化的患者食用。

🍴 小贴士

　　白萝卜宜生食，但吃后半小时内不能进食，以防其有效成分被稀释。

103

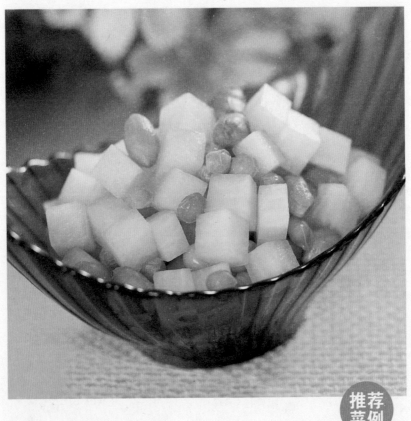

推荐
菜例

花生仁拌白萝卜

原料： 白萝卜200克，花生仁50克，黄豆30克，盐3克，麻油、油各适量

做法：

❶ 白萝卜去皮洗净，切丁，用盐腌渍备用；花生仁、黄豆洗净备用。

❷ 锅下油烧热，放入花生仁、黄豆炸香，待熟捞出控油，盛入装萝卜丁的碗中，加麻油拌匀即可。

专家点评： 白萝卜可降低血脂、软化血管、稳定血压，并预防冠心病、动脉硬化等病，花生和黄豆中都富含不饱和脂肪酸，有降低胆固醇的作用，有助于防治高脂血症、动脉硬化、高血压。

🍀 小贴士

白萝卜主泻、胡萝卜为补，所以二者最好不要同食。若要一起吃时应加些醋来调和，以利于营养吸收。白萝卜宜生食，如凉拌。

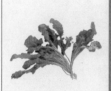

荠菜
Ji Cai

别名：
水菜、护生草、清明草、银丝芥

适用量： 每次60克为宜　**热量：** 128千焦/100克

性味归经： 性凉，味甘、淡；归肝、胃经

降脂原理

荠菜含有乙酰胆碱、谷甾醇等，不仅可降低血液及肝脏内胆固醇和甘油三酯的含量，还有降血压的作用。荠菜中胡萝卜素含量高，所含的维生素 C 也能阻断亚硝胺在肠道内形成，可减少癌症和心血管疾病的患病概率。

食疗功效

荠菜有健脾利水、止血解毒、降压明目、预防冻伤的功效，并对糖尿病性白内障有食疗作用，还可增强大肠蠕动，促进排便。

食用建议

一般人皆可食用荠菜，尤其适合痢疾、水肿、淋病、乳糜尿、吐血、便血、血崩、月经过多、目赤肿痛患者以及高脂血症、高血压、冠心病、肥胖症、糖尿病、肠癌及痔疮等病症患者食用。但便清泄泻及素日体弱者不宜常食荠菜。

选购保存

市场选购以单棵生长的为好。轧棵的质量差，红叶的不要嫌弃，红叶的香味更浓，风味更好。荠菜去掉黄叶老根，洗干净后，用开水焯一下，待颜色变得碧绿后捞出，沥干水分，按每顿的食量分成小包，放入冷冻室保存。

♥ 温馨提示

荠菜的吃法丰富多样，可用于清炒、煮汤、凉拌、包饺子、做春饼、做豆腐丸子等，但是在烹调荠菜时，最好不要加蒜、生姜、料酒调味，以免破坏荠菜本身的清香味。

相宜搭配

宜			
	荠菜 ＋ 豆腐	可降压止血
	荠菜 ＋ 粳米	可健脾养胃

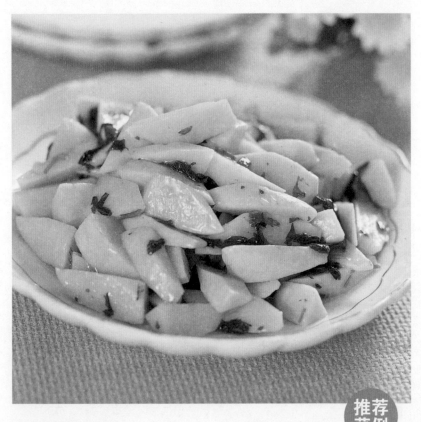

推荐菜例

荠菜炒冬笋

原料：冬笋450克，荠菜末30克，酱油6毫升，白糖3克，味精4克，花椒12克，料酒5毫升，麻油、油各适量

做法：

❶ 冬笋切小块；锅中入油少许，将花椒炸出香味，捞出。

❷ 倒入冬笋翻炒，加酱油、白糖、料酒，加盖焖烧至入味。

❸ 加入荠菜末、味精炒匀，淋上少量麻油出锅即可。

专家点评：荠菜含有大量的粗纤维，食用后可增强大肠蠕动，促进排泄，从而增进新陈代谢，有助于防治高血压、冠心病、糖尿病、肠癌及痔疮等。冬笋可清热泻火、利尿降脂，增强胃肠功能。

🍃 小贴士

高血压患者还可以用鲜荠菜120~150克，夏枯草30克，水煎服，常饮可控制血压。

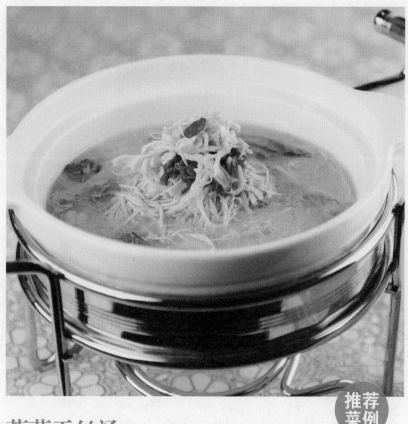

荠菜干丝汤

原料： 荠菜100克，豆腐干30克，小白菜80克，枸杞10克，盐、味精、麻油各适量

做法：

① 荠菜洗净切丁，焯水；豆腐干切丝；小白菜洗净掰开。

② 将荠菜、豆腐干入水煮沸。

③ 放入白菜、盐、味精、枸杞再煮一小会，淋上麻油即可。

专家点评： 本品具有健脾利水、止血解毒、降压明目的功效，可辅助治疗热性病症、水肿、高脂血症、肥胖症。

🍲 **小贴士**

　　荠菜不宜久烧久煮，时间过长会破坏其营养成分，也会使颜色变黄，不宜加蒜、生姜、料酒来调味，以免破坏荠菜本身的清香味。

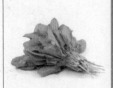

菠菜
Bo Cai

别名：
赤根菜、鹦鹉菜、波斯菜

适用量： 每次80克为宜	**热量：** 116千焦/100克
性味归经： 性凉，味甘、辛；归大肠、胃经	

降脂原理

菠菜能够清理人体胃肠热毒，能够养血止血，润燥，防治便秘，有助于降低血脂。菠菜中大量的粗纤维可延缓血糖上升，刺激胃肠蠕动，帮助排便和排毒，加快胆固醇的排出，有利于脂肪和糖分代谢，是控制高脂症与高血糖的必需物质。

食疗功效

菠菜具有养血、止血、敛阴、润燥，促进肠道蠕动，利于排便等功效，对于痔疮、慢性胰腺炎、便秘、肛裂等病症有食疗作用，还能促进生长发育、增强抗病能力，促进人体新陈代谢，延缓衰老。

食用建议

高血压、便秘、贫血、维生素C

缺乏症患者，以及电脑工作者、爱美人士、皮肤粗糙者、过敏者都可经常食用菠菜。但肾炎患者、肾结石患者、脾虚便溏者不宜食用菠菜。

选购保存

挑选叶色较青、新鲜、无虫害的菠菜为宜。冬天可用无毒塑料袋保存，如果温度在0℃以上，可在菜叶上套上塑料袋，口不用扎，根朝下戳在地上即可。

♥ 温馨提示

菠菜中含有草酸，食用后会影响人体对钙的吸收，所以烹炒菠菜前，宜焯水，减少草酸含量。

搭配宜忌

宜	菠菜 + 鸡蛋	可预防贫血、营养不良
忌	菠菜 + 胡萝卜	降低血压、保护血管壁

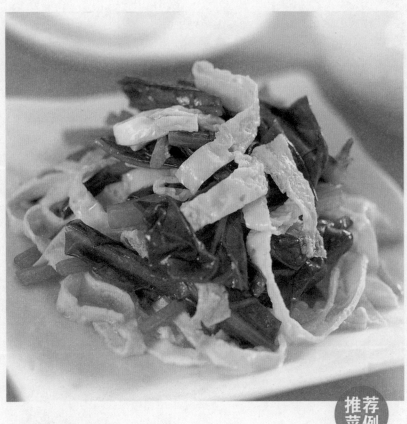

推荐
菜例

菠菜拌蛋皮

原料：鲜菠菜750克，鸡蛋3个，盐、味精、水淀粉、葱丝、姜丝、花椒、麻油、油各适量

做法：

❶ 菠菜择去老根，劈开，洗去泥沙，捞出控水；鸡蛋磕入碗中，加盐、水淀粉搅匀，放入油锅中摊成蛋皮，切丝。

❷ 锅内注入清水，烧沸，放入菠菜焯熟，捞出放冷水中过凉，挤干水分，加盐、味精、葱丝、蛋皮丝、姜丝拌匀。

❸ 锅洗净，放入少许麻油，用小火烧至五六成熟时，放入花椒炒出香味，捞出花椒，将花椒油淋在菠菜上即可。

专家点评：本品具有补血益气、敛阴润燥、通便润肠、降低血脂的功效，可辅助治疗血虚便秘、贫血、高脂血症。

🍴 **小贴士**

　　菠菜是保护眼睛、平衡血压的高手，也是防治贫血的专家。

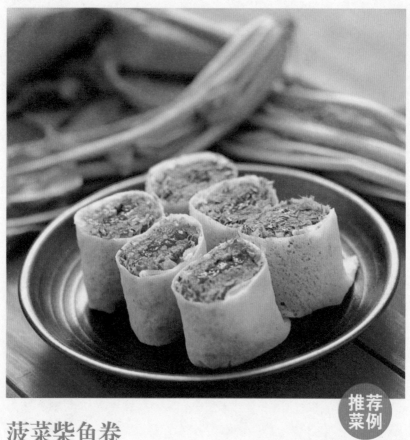

推荐菜例

菠菜柴鱼卷

原料: 菠菜6株,柴鱼卷6片,春卷皮6张,番茄酱、盐各适量

做法:

① 将菠菜洗净,入加盐的沸水中烫熟,捞起,沥干水分,待凉。

② 春卷皮排平,铺上柴鱼片、菠菜。

③ 最后淋上少许番茄酱,卷紧即成。

专家点评: 本品可促进体内胆固醇和脂肪代谢,能有效控制高脂血症,还能增强人体的免疫力。菠菜含钾量很高,每100克菠菜含钾500毫克,可有效降低血压,而柴鱼卷有降低血中胆固醇的作用,因此本品十分适合高血压、高脂血症患者食用。

> **🍵 小贴士**
>
> 春季吃菠菜的时候最好保留根部,不仅仅是因为色泽搭配好看,而是菠菜根属于红色食品一类,营养丰富,具有很好的食疗作用。

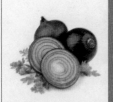

洋葱
Yang Cong

适用量： 每日50克左右为宜　**热量：** 169千焦/100克

性味归经： 性温，味甘、微辛；归肝、脾、胃经

降脂原理

洋葱是极少数含有前列腺素 A 的蔬菜，能够扩张血管，降低血液黏稠度和血脂，减少外周血管和心脏冠状动脉的阻力，预防血栓。还能起到对抗人体内儿茶酚胺等升压物质的作用，又能促进钠盐的排泄，从而使血压下降，是高脂血症、高血压患者的佳蔬。

食疗功效

洋葱具有散寒、健胃、发汗、祛痰、杀菌、降血脂、降血压、降血糖、抗癌之功效，常食洋葱还可以降低血管脆性、保护人体动脉血管，并能帮助防治流行性感冒。洋葱辛辣的气味还能刺激胃肠消化腺的分泌，增进食欲，促进消化，而且洋葱不含脂肪，还可降低胆固醇，是一种良好的治疗消化不良、食欲不振的蔬菜。

食用建议

高血压、高脂血症、动脉硬化、糖尿病、癌症、急慢性肠炎、痢疾等病症患者以及消化不良、饮食减少和胃酸不足者可经常食用洋葱。皮肤瘙痒性疾病、眼疾以及胃病、肺炎、热病患者不宜食用洋葱。

选购保存

要挑选球体完整、没有裂开或损伤、表皮完整光滑的。保存应将洋葱放入网袋中，然后悬挂在室内阴凉通风处，或者放在有透气孔的专用陶瓷罐中。

♥ 温馨提示

洋葱营养丰富，可以做汤、做配料、调料和冷菜。洋葱切去根部，剥去老皮，洗净泥沙，生、熟食均可。

相宜搭配

宜	洋葱 ＋ 红酒	可降压降糖
	洋葱 ＋ 鸡肉	可延缓衰老

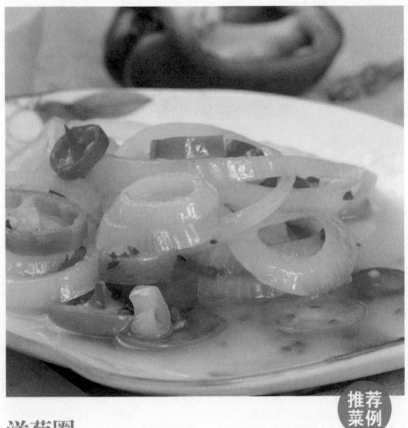

推荐
菜例

洋葱圈

原料: 洋葱、青辣椒、红辣椒各适量，醋10毫升，盐3克，胡椒粉、味精、白糖、水淀粉、油各适量

做法:

❶ 洋葱剥去老皮，洗净后切圈；青辣椒、红辣椒洗净，切成圈。

❷ 锅中放油烧热，放入青辣椒圈、红辣椒圈翻炒，再放入洋葱圈翻炒。

❸ 炒至五成熟时加入调料调味，用水淀粉勾一层薄芡即可出锅。

专家点评: 洋葱能减少外周血管和心脏冠状动脉的阻力；辣椒具有开胃消食、温胃散寒的功效，适合脾胃虚寒的高脂血症患者食用。

🐟 小贴士

　　正常人也不可过量食用洋葱，因其易产生挥发性气体，过量食用会产生胀气和排气过多，给人造成不快。

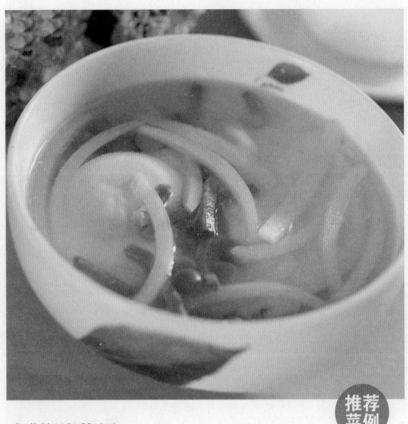

推荐菜例

火腿洋葱汤

原料： 洋葱50克，火腿15克，青豆15克，鸡蛋1个，盐、味精、胡椒粉各2克，麻油少许，油适量

做法：

❶ 将洋葱洗净，切丁；火腿切丁；青豆洗净备用；将鸡蛋磕入碗中，加少量盐搅成蛋液备用。

❷ 锅内放油烧热，放入洋葱丁、青豆略炒，加水煮沸。

❸ 加入火腿、胡椒粉、味精，倒入蛋液，加盐调味，淋入麻油即可。

专家点评： 本品有益气补虚、温胃散寒、杀菌益肠、降脂降压的功效，能辅助治疗高脂血症、高血压、癌症、体虚易感冒等症。

🍄 **小贴士**

　　切洋葱前把菜刀放盐水里浸泡一会儿，再切洋葱就不会刺眼睛了。

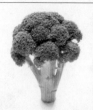

西蓝花
Xi Lan Hua

别名：
花椰菜、青花菜

适用量： 每日100~150克为宜　　**热量：** 150千焦/100克

性味归经： 性凉，味甘；归肾、脾、胃经

降脂原理

西蓝花中所含的植物固醇，其结构与胆固醇相似，能够在肠道中与胆固醇竞争吸收途径，可有效降低血液中的胆固醇水平。西蓝花还含有大量的膳食纤维，有利于脂肪代谢，可预防高脂血症。

食疗功效

西蓝花有爽喉、开音、润肺、止咳的功效，长期食用可以减少乳腺癌、直肠癌及胃癌等癌症的发病概率。西蓝花能够阻止胆固醇氧化，防止血小板凝结成块，从而减少心脏病与脑卒中的发病危险。

食用建议

高脂血症、口干口渴、消化不良、食欲不振、大便干结、癌症、肥胖、体内缺乏维生素K者宜常吃西蓝花。尿路结石者不宜食用西蓝花。烹煮西蓝花时应当高温快煮，以防止维生素C流失，起锅前再放盐，以减少水溶性营养物质随着汤汁流出。

选购保存

选购西蓝花以菜株亮丽、花蕾紧密结实的为佳；花球表面无凹凸，整体有隆起感，拿起来没有沉重感的为良品。用纸张或透气膜包住西蓝花（纸张上可喷少量的水），然后直立放入冰箱的冷藏室内，可保鲜1周左右。

♥ 温馨提示

食用西蓝花前应当将其放在盐水里浸泡几分钟，可去除残留农药并诱菜虫出来，然后再烹饪。

搭配宜忌

宜			
西蓝花	+	番茄	可防癌抗癌 有利于营养吸收
忌			
西蓝花	+	牛奶	影响微量元素的吸收 会影响钙质吸收

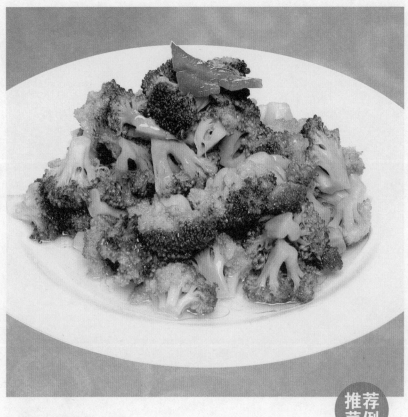

推荐菜例

素炒西蓝花

原料： 西蓝花400克，盐3克，鸡精2克，油适量

做法：

❶ 将西蓝花撕成小朵，放入清水中，加少量盐浸泡15分钟，然后洗净，捞起沥干水分。

❷ 炒锅置于火上，注入适量油烧热，放入西蓝花滑炒至七成熟时调入盐和鸡精调味，炒熟后即可起锅装盘。

专家点评： 本菜具有利尿降压、补血养颜、降脂润肠的功效，高脂血症、高血压、糖尿病患者皆可经常食用。西蓝花还有很强的抗癌防癌作用，能抑制癌细胞转移。

🦷 小贴士

西蓝花在炒制之前可以入沸水中氽烫片刻，这样炒制时更容易熟而且颜色更鲜艳，口感也脆，但要注意的是，氽烫时间不宜太长，否则失去脆感，营养也会流失。

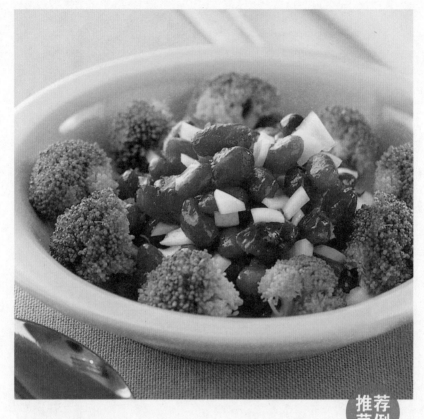

推荐菜例

西蓝花拌红豆

原料： 西蓝花250克，红豆、洋葱各100克，橄榄油3毫升，柠檬汁少许

做法：

① 洋葱剥皮，洗净，切丁；西蓝花洗净切小朵，放入沸水中焯烫至熟，捞起；红豆泡水后入沸水中烫熟备用。

② 将橄榄油、柠檬汁调成酱汁。

③ 将洋葱、西蓝花、红豆、酱汁混合拌匀即可。

专家点评： 本品具有清热解毒、利尿通淋、防癌抗癌、降脂降压等功效，可辅助治疗高脂血症、尿路感染等病。

🍂 小贴士

烹炒西蓝花前，先用淡盐水浸泡10分钟，有助于去除残留农药。西蓝花焯水后，应放入凉开水内过凉，捞出沥干再用。

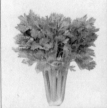

芹菜
Qin Cai

别名：
蒲芹、香芹

适用量： 每日100克左右为宜　**热量：** 71千焦/100克

性味归经： 性凉，味甘、辛；归大肠、胃经

降脂原理

芹菜中含有丰富的挥发油、甘露醇等，能促进肠道胆固醇的排泄，减少人体对脂肪的吸收，从而有效降低血脂。

食疗功效

芹菜具有清热除烦、平肝、利水消肿、凉血止血的作用，对头痛、头晕、烦渴、黄疸、水肿、小便热涩不利、妇女月经不调、赤白带下、痄腮等病症有食疗作用。而且芹菜含铁量较高，也是缺铁性贫血患者的佳蔬。芹菜是高纤维食物，具有抗癌防癌的功效，经常食用还可以预防结肠癌。

食用建议

高血压、便秘、贫血、维生素C缺乏症、动脉硬化、缺铁性贫血及经期女性可经常食用芹菜。但芹菜性凉质滑，脾胃虚寒、大便溏薄者不宜多食。此外，血压偏低者也要慎食。

选购保存

选购芹菜时，应选择叶子较嫩、茎干清脆的芹菜，避免选择颜色发黄、纤维很粗的芹菜，这样的芹菜，一般吃起来不爽口，咀嚼也很费力。冬天可用无毒塑料袋保存，如果温度在0℃以上，可在菜叶上套上塑料袋，口不用扎，根朝下截在地上，可以保存较长的时间。

♥ 温馨提示

烹饪芹菜时不要丢弃芹菜叶。芹菜叶的营养价值也非常高，每100克芹菜茎含钙152毫克，而每100克芹菜叶的含钙量却高达366毫克，芹菜叶的含钙量相当于芹菜茎的2.36倍。

相宜搭配

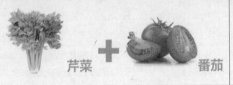

宜	芹菜 ＋ 番茄	可降低血压 可增强免疫力

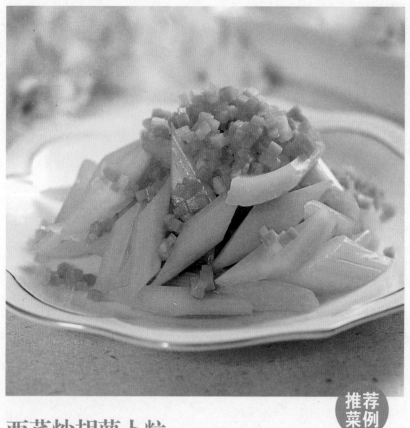

推荐
菜例

西芹炒胡萝卜粒

原料： 西芹250克，胡萝卜150克，麻油10毫升，盐3克，鸡精1克，油适量

做法：

① 将西芹洗净，切菱形块，入沸水锅中焯水；胡萝卜洗净，切成粒。

② 锅注油烧热，放入芹菜爆炒，再加入胡萝卜粒一起炒匀，至熟。

③ 调入麻油、盐和鸡精即可出锅。

专家点评： 芹菜含有丰富的维生素P，可以增强血管壁的弹性、韧度和致密性，降低血压、血脂，可有效预防冠心病、动脉硬化等病的发生。胡萝卜具有降脂降压、养肝明目的功效。

🍲 **小贴士**

烹饪芹菜时先将芹菜放入沸水中焯烫，焯水后马上过凉，除了可以使成菜的颜色翠绿，还可减少芹菜中的油脂含量。

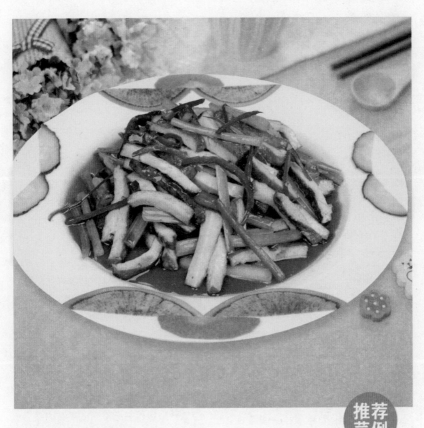

推荐
菜例

红油芹菜香干

原料：芹菜200克，香干150克，红椒30克，红油15毫升，盐3克，鸡精1克，油适量

做法：

❶ 将芹菜洗净，切段；香干洗净，切条；红椒洗净，切丝。

❷ 炒锅加油烧热，放入芹菜快炒，再倒入香干和红椒一起翻炒。

❸ 加入红油、盐和鸡精调味，炒熟后即可装盘。

专家点评：本品含有多种有益于心血管的营养素，对高脂血症、高血压、冠心病等疾病有一定的食疗作用。

🍲 小贴士

芹菜分为水芹和旱芹两种，药用以旱芹为佳。芹菜中含有多种营养素，不仅有胡萝卜素、维生素C和粗纤维，还含有大量的钙、磷、铁等矿物质，具有"厨房里的药物"之称。

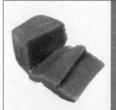

魔芋
Mo Yu

别名：
雷公枪、蒟蒻

适用量： 每次80克左右　　**热量：** 778千焦/100克（魔芋精粉）

性味归经： 性温，味辛；归心、脾经

降脂原理

魔芋的主要成分是一种名叫葡甘露聚糖的可溶性膳食纤维，葡甘露聚糖吸水后能膨胀至原体积的30~100倍，食后有饱足感，有利于减少脂肪和热量的摄入，是良好的减肥食物。

食疗功效

魔芋具有止咳化痰、化淤消肿、健脾消积、利尿、护发养发等功效。魔芋还具有补钙、平衡盐分、洁胃、整肠、排毒的作用。

食用建议

魔芋非常适宜糖尿病、高脂血症、冠心病、肥胖症、便秘等患者食用。年纪大、病程较久的糖尿病患者，若有腹胀、反酸、烧心、食欲差等症状，则不宜多食魔芋。

生魔芋有毒，必须煎煮3小时以上才能食用，且每次不宜过量，否则会引起腹胀。

选购保存

购买魔芋时以弹性大、水分多而不会很软的魔芋为佳。袋装魔芋可直接保存，一次未吃完可以放入冰箱冷藏，但是要每天都换水。

♥ 温馨提示

魔芋凝胶很有嚼头，但本身却没有浓厚的味道，很多人会吃不习惯，而用很重的调味料来增加它的风味。这么一来很可能把本来低热量的魔芋做成了热量不低、含钠却很高的菜肴，宜清淡饮食的高脂血症患者千万不可效仿。

搭配宜忌

宜	魔芋 ＋ 芹菜	可降低血糖 均衡营养
忌	魔芋 ＋ 香蕉	会引起腹泻 会引起胃肠胀气

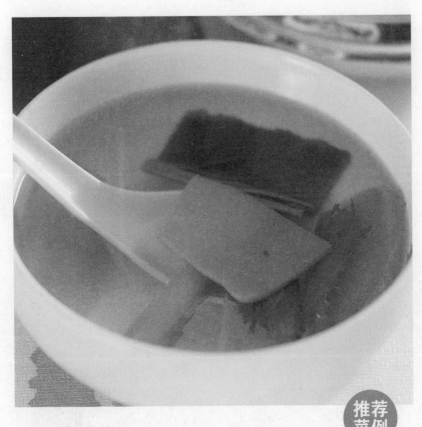

推荐菜例

芥菜魔芋汤

原料：芥菜300克，魔芋200克，姜丝、盐各适量

做法：

❶ 芥菜去叶，择洗干净，切成段；魔芋洗净，切片。

❷ 锅中加入适量清水，加入芥菜、魔芋及姜丝，用大火煮沸。

❸ 转中火煮至芥菜熟软，加盐调味即可食用。

专家点评：芥菜可降低血液及肝脏内胆固醇和甘油三酯的含量，对高脂血症和肥胖症患者大有益处。而食少量魔芋就易有饱腹感，是良好的降脂减肥的食品。本品尤其适合食积腹胀、高脂血症、肥胖症、高血压等患者食用。

🐾 **小贴士**

　　魔芋性寒，有伤寒感冒者应忌食。皮肤病患者也不宜食用魔芋。

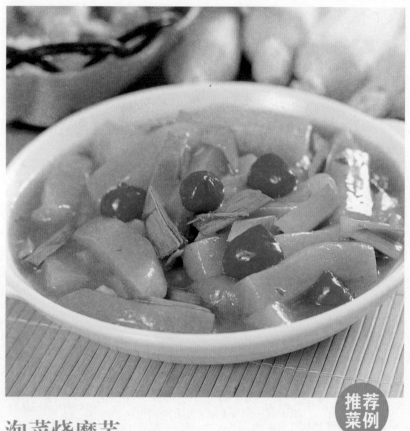

推荐菜例

泡菜烧魔芋

原料: 魔芋豆腐400克,泡萝卜100克,泡红椒50克,青蒜叶20克,姜米、味精、料酒、盐、蒜末、豆瓣酱、食用油各适量

做法:

❶ 先将魔芋豆腐切成块条;泡萝卜切成条形厚片;泡红椒切成小段。

❷ 再将魔芋豆腐入沸水中焯掉碱味。

❸ 净锅置火上,油烧至五成热,下豆瓣酱炒红,下泡红椒、姜米、蒜末炒出香味,下泡萝卜片,烧沸出味后下魔芋、料酒,烧至魔芋入味,汁快干时,调入盐和味精,下青蒜叶炒均即可。

专家点评: 经常食用本品可减肥通便,预防高脂血症及心脑血管疾病。

🍴 **小贴士**

魔芋所含的优良膳食纤维能刺激机体产生一种杀灭癌细胞的物质,能够防治癌症。

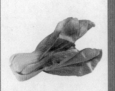

油菜
You Cai

别名：
上海青、油白菜

适用量：每次80克为宜　热量：103千焦/100克

性味归经：性温，味辛；归肝、肺、脾经

降脂原理

油菜为低脂肪蔬菜，而且其含有膳食纤维，能与胆酸盐和食物中的胆固醇及甘油三酯结合，并从粪便中排出，从而减少脂类的吸收。

食疗功效

油菜具有活血化淤、消肿解毒、促进血液循环、美容养颜、强身健体的功效，对丹毒、手足疖肿、乳痈、老年人缺钙等病症有食疗作用。油菜含大量的植物纤维素，有促进肠道的蠕动、缩短粪便在肠腔内停留的时间等作用，另外，油菜有增强肝脏的排毒机制、缓解便秘及预防肠道肿瘤的功效。

食用建议

口腔溃疡者，口角湿白者，牙龈出血、牙齿松动者，淤血腹痛者，癌症患者宜常食油菜。

孕早期妇女，小儿麻疹后期、患有疥疮和狐臭的人不宜食用油菜。

选购保存

要挑选新鲜、油亮、无虫、无黄叶的嫩油菜，如果用两指轻轻一掐即断的油菜就比较嫩。此外，还要仔细观察菜叶的背面有无虫迹和药痕，应选择无虫迹、无药痕的油菜。冬天可用无毒塑料袋保存，如果温度在0℃以上，可在菜叶上套上塑料袋，口不用扎，根朝下戳在地上即可。

♥ 温馨提示

烹调油菜时最好现做现切，炒的时候用旺火，这样可保持油菜的鲜脆，而且可使其营养成分不被破坏。忌吃隔夜的熟油菜，因为其含有亚硝酸盐，易引发癌症。

相宜搭配

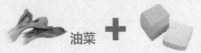

宜	油菜 ＋ 豆腐	清肺止咳 平衡营养

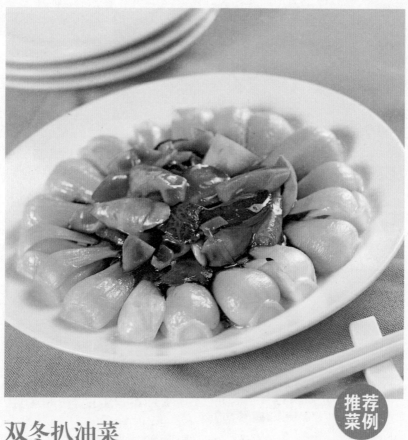

推荐菜例

双冬扒油菜

原料：油菜500克，香菇、冬笋肉各50克，盐3克，蚝油10毫升，老抽5毫升，糖20克，淀粉、麻油各少许，油适量

做法：

❶ 油菜洗净，入沸水中焯烫；锅中加少许油烧热，放入油菜翻炒，调入盐，炒熟盛出，摆盘成圆形。

❷ 香菇、冬笋洗净，放入油锅中稍炒，加蚝油、水，调入老抽、盐、糖，焖约5分钟。

❸ 用淀粉勾芡，调入麻油，盛出放在摆有油菜的碟中间即可。

专家点评：油菜富含膳食纤维，能减少胃肠道对脂类的吸收。香菇中含有天门冬素和天门冬氨酸，可防止脂质在动脉壁沉积，有效降低胆固醇和甘油三酯。

🍄 **小贴士**

油菜含有能促进眼睛视紫质合成的物质，能起到明目的作用。

124

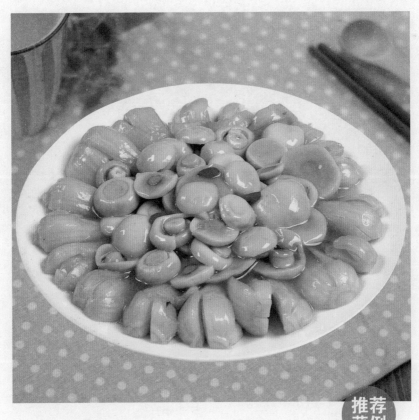

推荐菜例

口蘑扒油菜

原料：油菜400克，口蘑150克，枸杞30克，盐3克，鸡精1克，蚝油15毫升，高汤、油各适量

做法：

❶ 将油菜洗净，对半剖开，入沸水中焯水，沥干，摆盘中；口蘑洗净，沥干备用；枸杞洗净。

❷ 锅注油烧热，下入口蘑翻炒，注入适量高汤煮开，加入枸杞、蚝油、盐和鸡精调味，起锅倒在油菜上。

专家点评：口蘑调节血脂，还可抑制血清和肝脏中胆固醇的增多，对肝脏起到良好的保护作用；油菜能减少机体对脂肪的吸收，可有效降低血脂。

🍄 **小贴士**

　　油菜营养价值及食疗价值可称得上是蔬菜中的佼佼者，是我国主要的油料作物和蜜源作物。

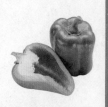

青椒
Qing Jiao

适用量： 每次60克（约2个）为宜　**热量：** 103千焦/100克（甜椒）

性味归经： 性热，味辛；归心、脾经

降脂原理

青椒中所含的辣椒素能促进脂肪的新陈代谢，防止体内脂肪积存，有利于降低血脂及减肥。青椒的绿色部分来自于叶绿素，叶绿素能防止肠内吸收多余的胆固醇，能将胆固醇排出体外，从而达到净化血液的作用。

食疗功效

青椒具有解热镇痛、温中下气、散寒除湿的功效，能增强人的体力，缓解因工作、生活压力造成的疲劳。其特有的味道和所含的辣椒素有刺激唾液和胃液分泌的作用，能增强食欲，帮助消化，促进肠蠕动，预防便秘。青椒还含有丰富的维生素 K，可以防治维生素 C 缺乏症，对牙龈出血、贫血、血管脆弱有积极的治疗意义。

食用建议

食欲不佳、伤风感冒、风湿性疾病患者可经常食用青椒。眼疾、食管炎、胃肠炎、胃及十二指肠溃疡、痔疮、火热病症、阴虚火旺、肺结核等病症患者不宜食用青椒。

选购保存

选购青椒的时候，要选择外形饱满、色泽浅绿、有光泽、肉质细腻、气味微辣略甜、用手掂感觉有分量的。熔化一些蜡烛油，把每只青椒的蒂都在蜡烛油中蘸一下，然后装进保鲜袋中，封严袋口，放在10℃的环境中，可贮存 2~3 个月。

♥ 温馨提示

烹调青椒时最好不要放酱油，因为这样会使菜色变暗，味道也会变得不清香。

相宜搭配

宜	青椒 ＋ 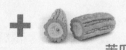 苦瓜	可开胃爽口 可美容养颜

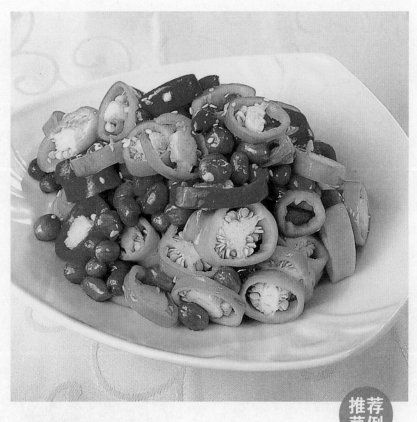

推荐
菜例

辣椒圈拌花生米

原料： 花生米100克，青椒、红椒各少许，芥末油、麻油各5毫升，盐3克，味精2克，白醋2毫升，熟芝麻5克

做法：

❶ 青椒、红椒均洗净，切圈，放入沸水锅中焯熟，沥水备用。

❷ 花生米洗净，入沸水锅内焯水。

❸ 将芥末油、麻油、盐、味精、白醋、熟芝麻放入青、红椒圈和花生米中拌匀，装盘即成。

专家点评： 本品能润肠通便、益智补脑、增强食欲、降脂减肥等，可辅助治疗便秘、食欲不振、高脂血症、阿尔茨海默病等症。

🍵 **小贴士**

烹调青椒时应采用猛火快炒的方法，加热时间不宜过长，以免造成维生素C损失过多。

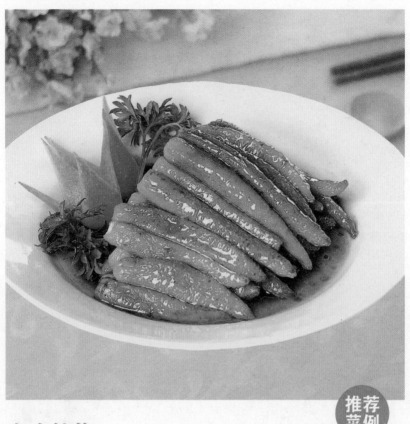

推荐
菜例

虎皮杭椒

原料： 杭椒500克，酱油20毫升，醋10毫升，盐、糖各5克，味精2克，油适量

做法：

❶ 杭椒洗净去蒂，沥干水待用。

❷ 油锅烧热，放入杭椒翻炒至表面稍微发白，加入酱油和盐翻炒。

❸ 炒至将熟时加入醋、糖和味精炒匀，转小火焖2分钟，收干汁水即可。

专家点评： 青椒中富含硒，能有效清除沉积在血管壁上的脂肪，降低血脂和胆固醇，防治动脉硬化。本品能温中下气、散寒除湿、开胃消食、降脂减肥，尤其适合食欲不振者、畏寒怕冷易感冒者以及高脂血症、肥胖症患者食用。

> 🍵 **小贴士**
>
> 　　青椒去籽窍门很简单，一只手握着辣椒，另一只手用手指（拇指和食指）捏住辣椒柄用力向里面推一下然后马上拉出来，就可以把辣椒柄和辣椒籽一起拉出来。

空心菜
Kong Xin Cai

别名： 通心菜、无心菜、竹叶菜

适用量： 每次50克为宜　　**热量：** 97千焦/100克

性味归经： 性寒，味甘、平；归肝、心、大肠、小肠经

降脂原理

空心菜中的粗纤维含量比较多，这种食用纤维是由纤维素、半纤维素、木质素、胶浆及果胶等组成的，具有促进肠蠕动、通便解毒的功效。实验证明，空心菜的水浸出液，能够降低胆固醇、甘油三酯，是减肥降脂的佳品。

食疗功效

空心菜具有促进肠道蠕动、通便解毒、清热凉血、利尿降压的功效，可用于防热解暑，对食物中毒、吐血鼻衄、尿血、痈疮、疔肿、痢疾、丹毒等症状也有一定的食疗作用。

食用建议

高血压、头痛、糖尿病、鼻血、便秘、淋浊、痔疮、痈肿等患者可经常食用空心菜。

空心菜性寒滑利，体质虚弱、脾胃虚寒、大便溏泄者要慎食，女性月经期间应少食或不食。另外，血压低者要禁食。

选购保存

选购空心菜以茎粗、叶绿、质脆的为佳，冬天可用无毒塑料袋保存，如果温度在0℃以上，可在空心菜叶上套上塑料袋，口不用扎，根朝下戳在地上即可。

♥ 温馨提示

空心菜买回后，容易因为失水而发软，枯萎，烹调前宜放入清水中浸泡半小时，可恢复鲜嫩的质感。

搭配宜忌

宜	空心菜 ＋ 尖椒	可解毒降压 可防止老化
忌	空心菜 ＋ 牛奶	会影响钙质吸收

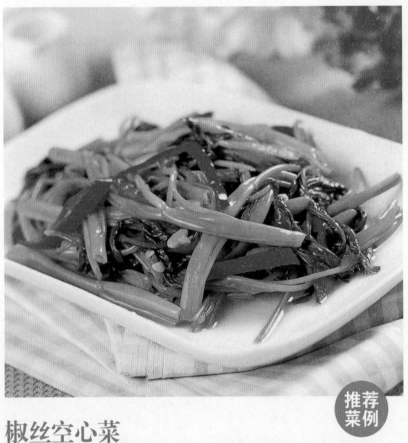

推荐菜例

椒丝空心菜

原料： 空心菜400克，红椒20克，盐、鸡精、蒜蓉、油各适量

做法：

❶ 将空心菜择洗干净，切成长段；红椒洗净，切成丝。

❷ 大火将油烧热，放入蒜蓉爆香。

❸ 再将空心菜、红椒倒入锅中略炒，加入盐、鸡精炒匀即可。

专家点评： 空心菜所含的烟酸、维生素C等能降低胆固醇、甘油三酯，具有降脂减肥的功效，它的粗纤维素含量较丰富，具有促进肠蠕动、通便解毒作用，非常适合高血压、高脂血症、便秘、癌症等患者食用。

🌸 **小贴士**

空心菜中的叶绿素有"绿色精灵"之称，可解除口臭、健美皮肤。

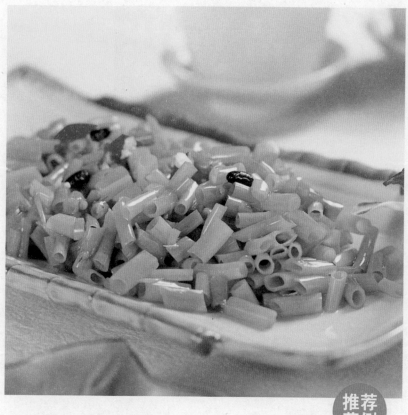

推荐菜例

豆豉炒空心菜梗

原料： 空心菜梗300克，豆豉30克，红甜椒20克，麻油、盐、鸡精、油各适量

做法：

① 将空心菜梗洗净，切小段；红甜椒洗净，切片。

② 锅加油烧至七成热，倒入豆豉炒香，再倒入空心菜梗滑炒，加入红甜椒一起翻炒至熟。

③ 加盐、鸡精和麻油调味，炒匀即可装盘。

专家点评： 本菜具有降低血脂、防癌抗癌、预防感冒的功效，适合抵抗力差者以及糖尿病、高脂血症等患者食用。

🍴 **小贴士**

空心菜营养丰富，100克空心菜含钙147毫克，居叶菜首位，所含维生素A比番茄高出4倍，维生素C比番茄高出17.5%。空心菜宜大火快炒，不宜焖煮，以免营养流失过多。

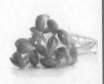

黄豆芽
Huang Dou Ya

别名：
如意菜

适用量： 每日50克为宜　**热量：** 198千焦/100克

性味归经： 性凉、味甘；归脾、大肠经

降脂原理

黄豆芽中含有的膳食纤维有润肠通便的作用，从而减缓葡萄糖与胆固醇的吸收，黄豆芽中还含有维生素E，有促进胆固醇代谢、稳定血脂的作用。

食疗功效

黄豆芽具有清热明目、补气养血、消肿除痹、祛黑痣、治疣赘、润肌肤、防止牙龈出血及心血管硬化以及降低胆固醇等功效。对脾胃湿热、大便秘结、寻常疣、高脂血症等症有食疗作用。黄豆芽还是美容食品，常吃黄豆芽能营养毛发，使头发保持乌黑光亮，对面部雀斑有淡化效果。

食用建议

一般人群皆可食用黄豆芽，尤其适合胃中积热、妇女妊娠高血压、癌症、癫痫、肥胖、便秘、痔疮患者食用。慢性腹泻、脾胃虚寒者不宜食用黄豆芽。

选购保存

消费者最好选购顶芽大、茎长、有须根的豆芽，特别雪白和有刺激味道的豆芽建议不要购买。豆芽质地娇嫩，含水量大，有两种保存方法，一种是用水浸泡保存，另一种是放入冰箱冷藏。

♥ 温馨提示

炒黄豆芽时，先在锅中放少量黄酒，然后放盐，可以去除黄豆芽的豆腥味；也可放少量醋，能防止营养成分的流失。

搭配宜忌

宜	黄豆芽 ＋ 牛肉		可预防感冒，防止中暑可增进食欲
忌	黄豆芽 ＋ 皮蛋		会导致腹泻

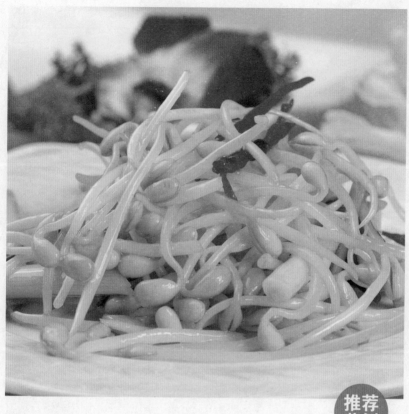

推荐菜例

炒豆芽

原料： 黄豆芽400克，青蒜3根，麻油10毫升，盐3克，白糖5克，干红辣椒少许，味精1克，食用油适量

做法：

❶ 将黄豆芽掐去根须，拣出豆皮，洗净后控干水分；干红辣椒、青蒜洗净，切成小段。

❷ 将锅置火上，倒油烧热，下入黄豆芽炒至水分不多时捞出备用。

❸ 将干辣椒段下入锅内，炒香，加入黄豆芽、盐、白糖、味精炒匀，再放入青蒜段，淋入麻油，翻炒几下即成。

专家点评： 豆芽具有清热利湿、降脂减肥的功效，适合高血压合并高脂血症以及肥胖症的患者食用。

🍵 小贴士

勿食无根豆芽，因无根豆芽在生长过程中喷洒了除草剂，有致癌、致畸的作用。

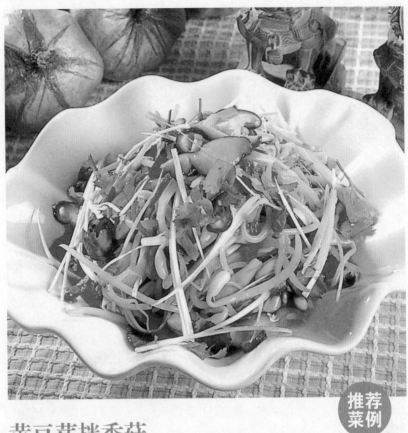

推荐
菜例

黄豆芽拌香菇

原料：黄豆芽100克，鲜香菇80克，盐3克，味精少许，葱白丝、红椒各30克，香菜末15克，红油适量

做法：

❶ 黄豆芽择洗干净，备用；鲜香菇洗净，去蒂，焯水后切片；红椒洗净，焯水后切丝。

❷ 将黄豆芽、香菇、红椒、葱白丝、香菜末同拌，调入盐、味精拌匀。

❸ 淋入红油即可。

专家点评：本品具有清热化痰、利尿消肿、降低血脂的功效，适合痰湿中阻的高脂血症患者食用。

🍄 **小贴士**

烹饪豆芽时要掌握好时间，八成熟即可，没熟透的豆芽往往带点涩味，可加醋去除涩味，还能保持豆芽爽脆鲜嫩的口感。

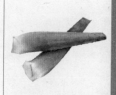

芦荟
Lu Hui

别名：
卢会、奴会、劳伟

适用量： 每次15克为宜　**热量：** 197千焦/100克

性味归经： 性寒，味苦；归肝、大肠经

降脂原理

芦荟中含有的异柠檬酸钙具有强心、促进血液循环、降低胆固醇含量、软化硬化的动脉的作用。

食疗功效

芦荟所含的芦荟酊能杀菌消毒，促进伤口愈合，所含芦荟大黄素有杀菌、抑菌作用。芦荟素 A 能促进白细胞增殖，可增强机体的免疫功能。芦荟乌辛能治疗胃及十二指肠溃疡。芦荟叶肉中的黏液成分中含有甘露聚糖，是天然的保湿功能因子，用于制造护肤化妆品。芦荟对脂肪代谢、排泄系统都有很好的调整作用。芦荟多糖的免疫复活作用可提高机体的抗病能力，适用于各种慢性病如高血压、癌症等。

食用建议

月经来潮、妊娠、腹痛、痔疮、便血和脾胃虚弱者忌用。使用芦荟治病，首先鉴别是否是药用芦荟品种，切忌把龙舌兰、雷神或仅有观赏价值的芦荟品种用来防病、治病。应该选择药用芦荟品种，切忌过量服用或急于求成。

选购保存

选购芦荟以叶肉厚实、刺锋利、茎粗的为佳，叶尖发黑发枯、软绵无力的不要购买。刚买回来的芦荟，用保鲜袋装好，再放入冰箱冷藏室保存即可。

♥ 温馨提示

首次食用芦荟时应当先做皮试，如果没有异常现象，方能使用。因为有些人的体质对芦荟过敏，出现相应症状如出现红肿、刺痛、起疙瘩、腹痛等，严重的腹部还会有灼热感。

相宜搭配

宜				
	芦荟 ＋	百合	可润肺止咳 可化痰、解酒毒	
	芦荟 ＋	柿子	可健胃、助消化 可补虚、滋阴	

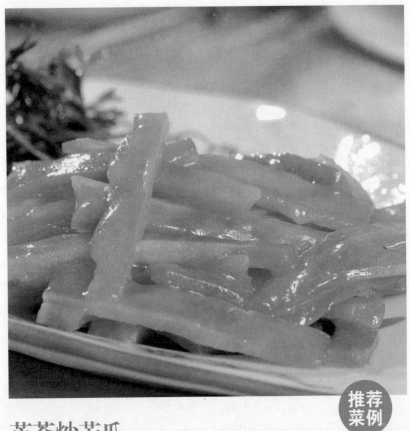

推荐
菜例

芦荟炒苦瓜

原料：芦荟350克，苦瓜200克，盐、味精、麻油、油各适量

做法：

1 芦荟去皮，洗净切成条；苦瓜去瓤，洗净，切成条，做焯水处理。

2 炒锅加油烧热，放苦瓜条翻炒，再加入芦荟条、盐、味精一起翻炒，炒至断生，淋上麻油即可。

专家点评：芦荟具有降低血脂、血糖和血压，改善循环系统及睡眠质量，防治消化系统疾病和增进食欲等多种辅助食疗作用，苦瓜中维生素C的含量在瓜类中首屈一指，可减少低密度脂蛋白及甘油三酯含量，增加高密度脂蛋白含量，有效降低血脂，软化血管。

🍎 **小贴士**

　芦荟是苦寒类药物，体质虚弱者和少儿要慎用。芦荟含有的芦荟大黄素，易导致腹泻。

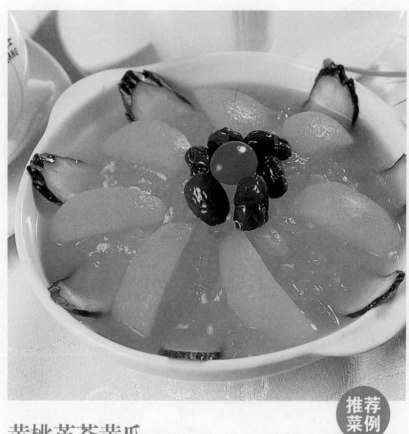

黄桃芦荟黄瓜

原料：罐头黄桃80克，芦荟200克，黄瓜20克，红枣10克，圣女果1个，白糖15克

做法：

❶ 芦荟洗净，去皮，切成小块；红枣、圣女果洗净；黄瓜洗净，切片。

❷ 锅中加水烧开，放入芦荟、白糖煮15分钟，装入碗中。

❸ 把黄桃片、红枣、圣女果、黄瓜摆放在芦荟上即可。

专家点评：本品具有强心、促进血液循环、缓解动脉硬化、降低胆固醇含量、扩张毛细血管的作用，对于高血压、动脉硬化具有食疗作用。

🍂 **小贴士**

建议勿长期服用芦荟，服用时绝不可过量，同时，幼童和孕妇应禁止服用芦荟，以避免引发不良后果。

137

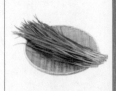

韭菜
Jiu Cai

别名：
韭、扁菜、起阳草

适用量： 每日60克左右为宜　**热量：** 120千焦/100克

性味归经： 性温，味甘、辛；归肝、肾经

降脂原理

韭菜中含有挥发性精油，可促进食欲，降低血脂，对于高脂血症、高血压与冠心病有一定的食疗功效。韭菜中含有大量的膳食纤维与硫化物，能够降低胆固醇，可以有效预防高脂血症。

食疗功效

韭菜能温肾助阳、益脾健胃、行气理血，多吃韭菜，可养肝，增强脾胃之气，对心脑血管疾病也有一定的食疗作用。此外，常食韭菜还能使黑色素细胞内酪氨酸酶系统功能增强，有效改变皮肤毛囊的黑色素，对皮肤白斑有改善作用，并使头发乌黑发亮。韭菜可以治病，用韭菜捣汁滴鼻，可以治疗中暑昏迷。将韭菜放在火上烤热，涂擦患处，可治疗荨麻疹。

食用建议

韭菜一般人群皆可食用，尤其是高脂血症、高血压、夜盲症、干眼病患者，体质虚寒、肾阳虚、皮肤粗糙、便秘、痔疮患者可常食韭菜。消化不良、胃肠功能较弱、胃病患者不宜常食韭菜。

选购保存

冬季到春季出产的韭菜，叶肉薄且柔软，夏季出产的韭菜则叶肉厚且坚实。选购的时候选择韭菜上带有光泽的用手抓时叶片不会下垂，结实而新鲜水嫩的。保存宜放冰箱冷藏。

♥ 温馨提示

韭菜切开放于空气中，其味道会散发，所以，建议在烹调前才切。

搭配宜忌

宜	韭菜	＋	黄豆芽	润肠通便，降低血压 排毒瘦身，降压降脂
忌	韭菜	＋	牛奶	会引起腹泻 会影响钙的吸收

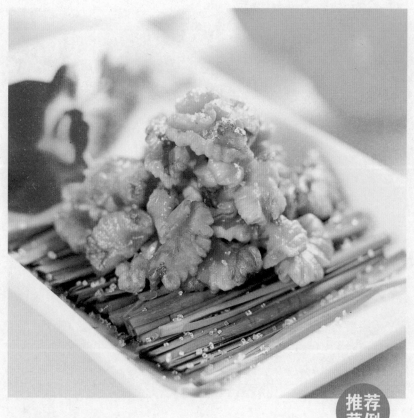

推荐菜例

核桃仁拌韭菜

原料： 核桃仁300克，韭菜150克，白糖10克，白醋3毫升，盐2克，麻油8毫升，味精1克，油适量

做法：

① 韭菜洗净，切段，入沸水焯熟。

② 锅内放油，待油烧至五成热下入核桃仁炸成浅黄色捞出。

③ 在另一只碗中放入韭菜、白糖、白醋、盐、味精、麻油拌匀，和核桃仁一起装盘即成。

专家点评： 本品能补肾助阳、益智补脑、健脾益胃、润肠通便、降低血脂，可辅助治疗肾阳虚、腰膝酸软、阳痿精冷等症状以及高脂血症、阿尔茨海默病、便秘等病。

🍀 **小贴士**

　　韭菜根部切割处有很多泥沙，最难洗，宜先剪掉一段根，并用盐水浸泡一会儿再洗。

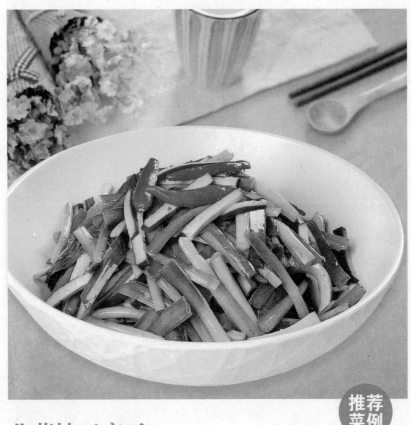

推荐菜例

韭菜炒豆腐干

原料：韭菜400克，豆腐干100克，红椒20克，盐3克，鸡精1克，油适量

做法：

❶ 将韭菜洗净，切段；豆腐干洗净，切细条；红椒洗净，切段。

❷ 锅加油烧至七成热，倒入韭菜翻炒，再加入豆腐干和红椒一起炒至熟。

❸ 最后加入盐和鸡精调味，起锅装盘即可。

专家点评：韭菜除含有较多的纤维素，能增加胃肠蠕动外，还含有挥发油及含硫化合物，具有促进食欲、杀菌和降低血脂的作用。因此常食本菜对高脂血症、冠心病都大有好处。

🌸 小贴士

初春时节的韭菜品质最佳，晚秋的次之，夏季的最差，有"春食则香，夏食则臭"之说。

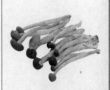

茶树菇
Cha Shu Gu

别名:
茶薪菇

适用量: 每次20克左右为宜　**热量:** 1167千焦/100克（干品）

性味归经: 性平，味甘，无毒；归脾、胃经

降脂原理

茶树菇低脂低糖，且含有多种矿物质，能有效降低血糖和血脂。

食疗功效

茶树菇富含18种氨基酸（特别是人体不能合成的8种氨基酸）和十多种矿物质与抗癌多糖成分，其药用保健疗效高于其他食用菌，有滋阴壮阳、强身保健之功效，对肾虚、尿频、水肿、风湿有独特疗效，对抗癌、降压、防衰有较理想的辅助治疗功能，民间称之为"神菇"。而且，茶树菇中的核酸能明显控制细胞突变成癌细胞或其他病变细胞，从而避免肿瘤的发生。

食用建议

一般人均可食用茶树菇，尤其适合高血压、高脂血症、肾虚、尿频、水肿、风湿患者食用。

对菌类食品易过敏者不宜食用茶树菇。

选购保存

好的茶树菇粗细大小应该是一致的，如果不一致，则说明不是一个生长期的，掺杂着陈年茶树菇。另外，茶树菇闻起来应该没有霉味。茶树菇在储存时先包一层纸，再放入塑料袋，置于阴凉通风干燥处保存即可。冰箱冷藏的话，要注意经常拿出来通通风，否则容易霉变。如果是茶树菇干，则可以保存数月。

♥ 温馨提示

茶树菇素以鲜美爽口而著称，与鸡、鸭等肉类同烹则味道更佳。

相宜搭配

宜			
	茶树菇 **+** 排骨		增强免疫力
	茶树菇 **+** 鸡肉		降低胆固醇

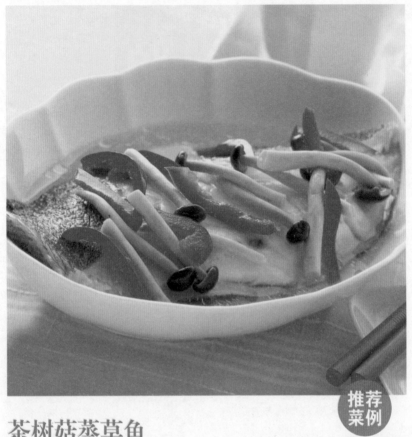

推荐
菜例

茶树菇蒸草鱼

原料： 草鱼300克，茶树菇、红甜椒各75克，盐4克，黑胡椒粉1克，麻油6毫升，高汤50毫升

做法：

1 草鱼两面均抹上盐、黑胡椒粉腌5分钟，置入盘中备用。

2 茶树菇洗净切段，红甜椒洗净切细条，都铺在草鱼上面。

3 将高汤淋在草鱼上，放入蒸锅中，以大火蒸20分钟，取出淋上麻油即可。

专家点评： 茶树菇富含多种矿物质和维生素，能有效降低血脂和血糖；草鱼含有丰富的不饱和脂肪酸。此外，本品还有健脾祛湿、利水消肿的功效，适合肥胖、水肿的患者食用。

🍄 小贴士

食用茶树菇之前先用温水把茶树菇泡上10分钟，这样能把伞茎里面的杂质去除得更干净。

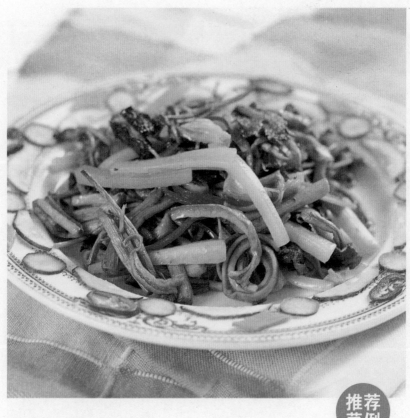

推荐菜例

西芹茶树菇

原料： 茶树菇300克，西芹丝100克，蚝油15毫升，淀粉15克，葱白20克，盐、白糖、姜丝、蒜蓉、红椒丝、油各适量

做法：

❶ 将茶树菇洗净，下油锅稍炸，捞出沥油；将西芹丝入沸水中氽熟。

❷ 油锅烧热，爆香葱白、姜丝、红椒丝、蒜蓉，再放入茶树菇、西芹丝，加入调味料炒匀入味，用淀粉勾芡即可。

专家点评： 芹菜含有丰富的维生素P，可以降低血压、血脂，有效预防冠心病、动脉硬化等病的发生。而茶树菇不仅能降低血脂和血糖，还能辅助防癌抗癌，预防肿瘤发生。

💮 **小贴士**

　　购买茶树菇时，要挑选粗细均匀、大小一致的，否则里面可能掺有陈年的茶树菇。

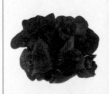

黑木耳
Hei Mu Er

别名:
树耳、木蛾、黑菜

适用量: 每日15克(干木耳)左右为宜　　**热量:** 111千焦/100克(水发黑木耳)

性味归经: 性平,味甘;归肺、胃、肝经

降脂原理

黑木耳富含的卵磷脂可使体内脂肪呈液质状态,有利于脂肪在体内的分解,可降低血脂和防止胆固醇在体内沉积。黑木耳可以减少血液凝块,预防血栓的发生。

食疗功效

黑木耳具有补气血、滋阴、补肾、活血、通便等功效,对便秘、痔疮、胆结石、肾结石、膀胱结石及心脑血管疾病等有食疗作用。黑木耳中铁的含量极为丰富,因此常吃黑木耳能生血养颜,令人肌肤红润,并可防治缺铁性贫血。

食用建议

高脂血症、高血压、脑血栓、冠心病、癌症患者可经常食用黑木耳。

黑木耳较难消化,并有一定的滑肠作用,故脾虚消化不良或大便稀溏者要慎食。

选购保存

优质黑木耳乌黑光润,其背面略呈灰白色,体质轻松,身干肉厚,朵形整齐,表面有光泽,耳瓣舒展,朵片有弹性,嗅之有清香之气。保存用食品专用塑料袋装好,封严,常温或冷藏保存均可。

♥ 温馨提示

黑木耳中所含的多糖成分有调节和降低血糖的功效,对高脂血症合并糖尿病患者有很好的食疗作用。

搭配宜忌

宜	黑木耳 ✚ 绿豆	可降压消暑
忌	黑木耳 ✚ 田螺	不利于消化

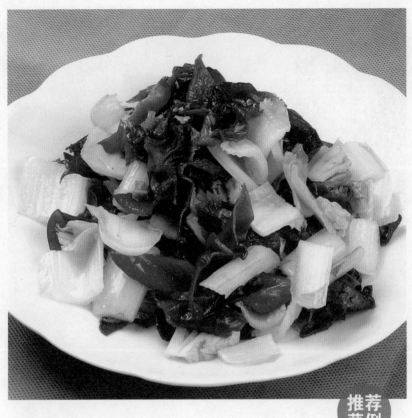

推荐
菜例

奶白菜炒黑木耳

原料： 奶白菜250克，黑木耳40克，红椒100克，盐4克，味精2克，油适量

做法：

❶ 奶白菜洗净切段；黑木耳泡发，洗净切小块；红椒去子，洗净切片。

❷ 锅中倒油烧热，下黑木耳和红椒翻炒，加入奶白菜，快速翻炒。

❸ 最后加入盐和味精，炒匀即可。

专家点评： 本品具有降低血压、血脂，清热泻火，保护血管等功效，适合高血压、高脂血症、冠心病等患者食用，常食还能预防便秘。

🌸 **小贴士**

越是优质的黑木耳吸水膨胀性越好。如果木耳的颜色呈菱黑或褐色，体质沉重，身湿肉薄，朵形碎小，蒂端带有木质，表面色暗，耳瓣多蜷曲或粗硬，嗅之有霉味或其他异味，吸水膨胀性小，说明是劣质黑木耳。

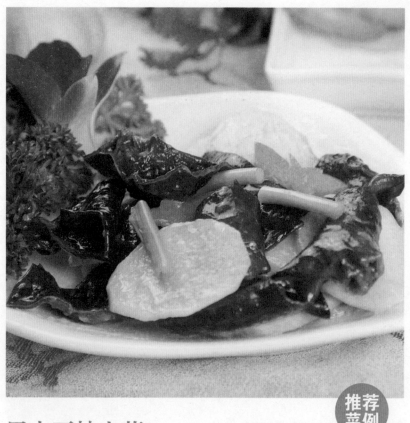

推荐
菜例

黑木耳炒山药

原料：山药350克，水发黑木耳50克，盐、花生油、醋、酱油、葱段各适量

做法：

❶ 山药去皮洗净，切成片状待用；水发黑木耳择洗干净，切成小片。

❷ 山药放清水锅中，加适量醋焯水，捞出沥干水分备用。

❸ 锅中加花生油烧热，下葱段爆香，放入山药片和黑木耳翻炒，加入盐、醋和酱油，炒匀装盘即成。

专家点评：本品具有健脾益气、滋阴益肾、降脂减肥等功效。

🍄 小贴士

优质黑木耳应是清淡无味的，如果取一片黑木耳放在嘴里品尝，品出咸味、甜味、涩味，说明黑木耳中掺了红糖、食盐、明矾、硫酸镁等，以便增加黑木耳的重量。

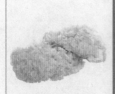

银耳
Yin Er

别名：
白木耳、雪耳

适用量：每次20克为宜　**热量：**1092千焦/100克（干品）

性味归经：性平，味甘；归肺、胃、肾经

降脂原理

银耳内含有大量的膳食纤维，可以刺激胃肠蠕动，帮助胆固醇排出体外。银耳中的多糖体可抑制血小板聚集，预防血栓，保护血管环境，避免胆固醇附着，同时还能抗肿瘤。

食疗功效

银耳是一味滋补良药，特点是滋润而不腻滞，具有滋补生津的功效，主要用于治疗虚劳、咳嗽、痰中带血、津少口渴、病后体虚、气短乏力等病症。银耳所含的多种多糖，对老年慢性支气管炎、肺源性心脏病有显著疗效，而且还能保护肝脏，促进蛋白质与核酸的合成以及抗癌、抗衰老。

食用建议

一般人群皆可食用银耳，尤其适合虚劳咳嗽、肺痈、肺结核、痰中带血、虚热口渴、便秘下血、妇女崩漏、心悸失眠、神经衰弱、盗汗遗精、白细胞减少症、高血压、动脉粥样硬化、肿瘤、肝炎、阴虚火旺、老年慢性支气管炎、肺源性心脏病患者食用。

选购保存

宜选购嫩白晶莹、略带乳黄色的。干品要注意防潮，保存用塑料袋装好，封严，常温或冷藏保存均可。

♥ 温馨提示

银耳营养丰富，是一种珍贵的食用和药用真菌，具有滋阴润肺、养胃强身的功效。银耳常用于食疗补益的妙方之中，与莲子搭配，强心补心；与雪梨搭配，润燥止咳。

搭配宜忌

宜	银耳 ＋ 莲子	可滋阴润肺、降低血压可健脑强身
忌	银耳 ＋ 鸡蛋黄	不利于消化

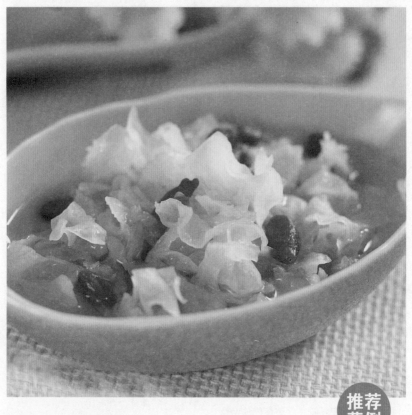

推荐
菜例

银耳枸杞汤

原料: 银耳300克,枸杞20克,白糖5克

做法:

❶ 将银耳泡发后洗净;枸杞洗净。

❷ 再将泡软的银耳切成小朵。

❸ 锅中加水烧开,下入银耳、枸杞煮开,调入白糖即可。

专家点评: 银耳蛋白质中含有17种氨基酸,还富含矿物质及肝糖,不但能降低血压和血脂还能加强营养,改善患者体质。本品具有滋阴润肺、养肝明目、降脂降压、润肠通便等功效,适合肺虚咳嗽、两目干涩、肥胖症、便秘、高脂血症等患者食用。

🌸 小贴士

银耳宜用温水泡发,泡发后应去掉未发开的部分,特别是那层淡黄色的东西。银耳主要用来做甜汤。

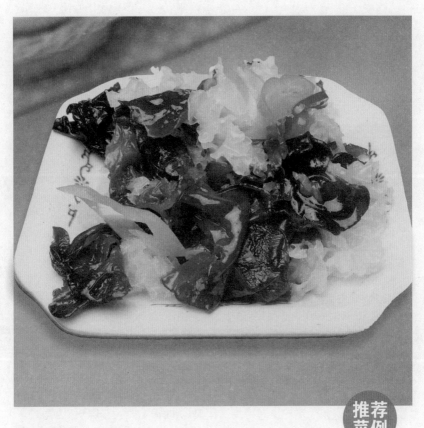

推荐菜例

拌双耳

原料： 黑木耳、银耳各100克，醋8毫升，青椒、红椒、盐、味精各适量

做法：

① 黑木耳、银耳洗净，泡发；青椒、红椒洗净，切成斜段，用沸水焯一下。

② 锅内注水烧沸，放入黑木耳、银耳焯熟后，捞起晾干并装入盘中。

③ 加入盐、味精、醋拌匀，撒上青椒、红椒即可。

专家点评： 银耳可滋阴润燥、清热泻火，还能降压降脂，黑木耳可益气补虚、降低血脂，两者搭配同食，对高脂血症患者有很好的食疗效果。

🍲 小贴士

银耳既是名贵的营养滋补佳品，又是扶正强壮的补药。历代皇家贵族都将银耳看作是"延年益寿之品"。食用变质银耳会发生中毒反应，严重者会有生命危险。

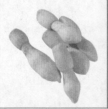

鸡腿菇
Ji Tui Gu

别名：
刺蘑菇、毛头鬼伞

适用量：每次20克左右为宜　**热量：**1075千焦/100克（干品）

性味归经：性平，味甘；归脾、胃、肝经

降脂原理

鸡腿菇中含有大量的不饱和脂肪酸，可以减少血液中的胆固醇，预防动脉硬化和冠心病、肥胖症等。

食疗功效

鸡腿菇含有多种维生素和矿物质，它们参与体内糖代谢，能降低血糖、调节血脂，对糖尿病患者和高脂血症患者有保健作用，是糖尿病患者的理想食品。鸡腿菇有增进食欲、促进消化、增强人体免疫力的功效，此外，它还是一种药用蕈菌，有补脾益胃、清心安神的功效，经常食用还可治疗痔疮。

食用建议

一般人群均可食用，尤其是食欲不振患者、糖尿病患者、高脂血症患者、痔疮患者等特别适宜。

因鸡腿菇富含嘌呤成分，所以痛风患者不宜食用。

选购保存

选购鸡腿菇时应选择菇体粗壮肥大的，色白细嫩、肉质密实、不易开伞的。可将鸡腿菇除净杂物，然后放入淡盐水中浸泡10~15分钟，捞出后沥干水分，再装入塑料袋中保存。

♥ 温馨提示

把新鲜的鸡腿菇晾晒一下，然后放入非铁质容器中，一层一层地叠放，每一层都洒一层盐，如此贮存可保持一年以上。

相宜搭配

宜			
	鸡腿菇 ＋ 牛肉		可健脾养胃
	鸡腿菇 ＋ 猪肉		可增强营养
	鸡腿菇 ＋ 鱿鱼		可增进食欲

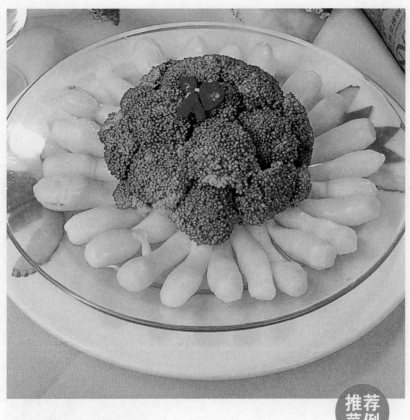

西蓝花鸡腿菇

原料： 红椒5克，西蓝花100克，鸡腿菇80克，盐3克，味精3克，麻油、生抽各10毫升

做法：

1 红椒洗净，切圈。

2 鸡腿菇、西蓝花洗净，入沸水中焯熟，沥干后与红椒一起装盘。

3 将调料调成味汁，淋在西蓝花、鸡腿菇、红椒上即可。

专家点评： 西蓝花富含植物固醇，可有效降低血液中的胆固醇水平，还含有大量的膳食纤维，有利于脂肪代谢，有效降低血脂；鸡腿菇富含不饱和脂肪酸，可以降低血液中的胆固醇含量，有效预防动脉硬化和冠心病、肥胖症等。

🌑 **小贴士**

鸡腿菇的蛋白质含量是粳米的3倍，小麦的2倍，猪肉的2.5倍，牛肉的1.2倍，鱼肉的0.5倍。

推荐菜例

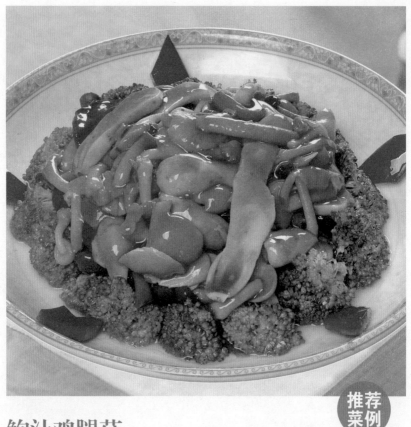

推荐菜例

鲍汁鸡腿菇

原料：鲍汁、鸡腿菇、滑子菇、香菇、西蓝花各适量，盐、蚝油、水淀粉、麻油、油各适量

做法：

❶ 鸡腿菇、滑子菇、香菇洗净，切小块；西蓝花洗净。

❷ 所有原料分别烫熟，捞出沥干水分，三菇摆盘待用。

❸ 另起油锅烧热，入鲍汁、盐、蚝油、麻油烧开。

❹ 用水淀粉勾芡浇在三菇上，摆上焯烫过的西蓝花。

专家点评：鸡腿菇、滑子菇、香菇都有降低血脂和血压，保护血管的作用，西蓝花能促进脂肪代谢，有效降低血脂。

🍄 小贴士

　　鸡腿菇适宜与肉搭配食用，尤其适合糖尿病患者食用。

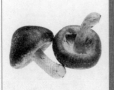

香菇
Xiang Gu

别名：
菊花菇、合蕈

适用量： 每次4~8朵　**热量：** 108千焦/100克（鲜品）

性味归经： 性平，味甘；归脾、胃经

降脂原理

香菇中含有的香菇嘌呤可防止脂质在动脉壁沉积，能够有效降低胆固醇、甘油三酯。香菇中的天门冬素和天门冬氨酸，具有降低血脂、维护血管的功能。香菇中的菌柄纤维素含量极高，可以抑制胆固醇的增加。

食疗功效

香菇具有化痰理气、益胃和中、透疹解毒之功效，对食欲不振、身体虚弱、小便失禁、大便秘结、形体肥胖等病症有食疗功效。香菇含有丰富的维生素D，能促进钙、磷的消化吸收，有助于骨骼和牙齿的发育。多吃香菇，对于预防感冒等疾病有一定的帮助。常吃香菇，还能防止佝偻病的发生。

食用建议

肝硬化、高血压、糖尿病、癌症、肾炎、气虚、贫血、痘疹透发不畅、佝偻病患者宜经常食用香菇。但慢性虚寒性胃炎患者、痘疹已透发之人不宜食用香菇。

选购保存

选购以菇香浓，菇肉厚实，菇面平滑，大小均匀，色泽黄褐或黑褐，菇面稍带白霜，菇褶紧实细白，菇柄短而粗壮，干燥，不霉，不碎的为佳。干香菇应放在干燥、低温、避光、密封的环境中储存，新鲜的香菇要放在冰箱里冷藏。

♥ 温馨提示

发好的香菇要放在冰箱里冷藏才不会损失营养；泡发香菇的水不要倒掉，很多营养物质都溶在水中。

相宜搭配

宜			
香菇 ＋ 牛肉			可补气养血
香菇 ＋ 鱿鱼			可降低血压、血脂

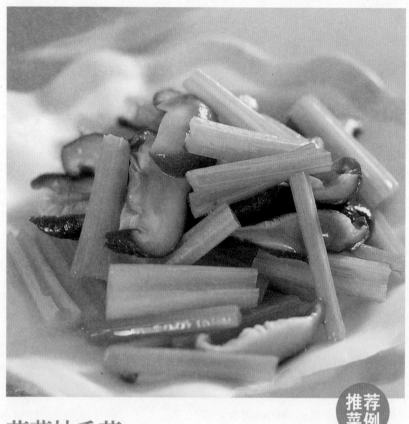

推荐菜例

芹菜炒香菇

原料: 芹菜400克,水发香菇50克,醋、干淀粉、酱油、味精、油各适量

做法:

① 芹菜择去叶、根,洗净切段。

② 香菇用清水泡发,洗净切片;醋、味精、淀粉混合后装入碗内,加水约50毫升兑成汁待用。

③ 炒锅置大火上烧热,倒入食用油适量,待油炼至无泡沫冒青烟时,即下入芹菜爆炒3分钟,投入香菇片迅速炒匀,再加入酱油约炒1分钟,最后淋入芡汁,速炒起锅即可。

专家点评: 本品能健脾润肠、利尿减肥、降脂降压,非常适合高脂血症、高血压及心脑血管疾病的患者食用。

🍄 小贴士

香菇含有丰富的维生素D,能促进钙、磷的消化吸收,有助于骨骼和牙齿的发育。

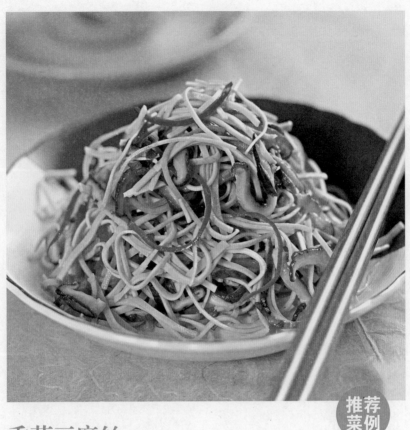

推荐菜例

香菇豆腐丝

原料： 豆腐丝200克，香菇6个，红辣椒少许，白糖5克，盐、油各适量，味精少许

做法：

❶ 豆腐丝洗净稍烫，捞出晾凉切段，放盘内，加盐、白糖、味精拌匀。

❷ 香菇泡发洗净切丝；将红辣椒去蒂和籽，洗净，切成细丝。

❸ 将油锅烧热，放入香菇丝和辣椒丝，炒香。将香菇、辣椒丝倒在腌过的豆腐丝上，拌匀即可。

专家点评： 本品可预防血管硬化，降低血脂和血压，常吃对于高血压、高脂血症、动脉硬化有一定的防治作用。

🍄 **小贴士**

香菇是世界第二大食用菌，也是我国特产之一，在民间素有"山珍"之称。其味道鲜美，香气沁人，营养丰富，素有"植物皇后"美誉。

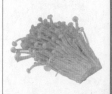

金针菇
Jin Zhen Gu

别名：
金钱菌、冻菌、金菇

适用量： 一次50克为宜　　**热量：** 133千焦/100克

性味归经： 性凉，味甘；归脾、大肠经

降脂原理

金针菇含有丰富的锌元素，可帮助降低胆固醇，还可促进骨骼成长，预防骨质疏松症，稳定血糖，适合高脂血症患者食用。

食疗功效

金针菇具有补肝、益胃肠、抗癌之功效，对肝病、胃肠道炎症、溃疡、肿瘤等病症有食疗作用。金针菇中锌含量较高，对预防男性前列腺疾病的治疗较有助益。金针菇还是高钾低钠食品，可防治高血压，对老年人也有益。金针菇中含有的朴菇素，具有显著的抗癌功能，经常食用可防治高血压肝病、胃肠道溃疡。

食用建议

一般人群及气血不足、营养不良的老人、儿童，产妇及癌症、肝脏病、胃肠道溃疡、心脑血管疾病患者宜经常食用金针菇。但脾胃虚寒者应少吃金针菇。

选购保存

新鲜的金针菇以未开伞、菇体洁白如玉、菌柄挺直、均匀整齐、无褐根、基部少粘连为佳。手感黏湿，菇体虫蛀，带泥沙杂质为次。晒干、用塑料袋包好，可以保存一段时间。

♥ 温馨提示

金针菇菌盖黏滑，菌柄脆嫩，味鲜美爽口。食用方式多样，可清炒、煮汤，亦可凉拌，是火锅的原料之一。不仅味道鲜美，而且营养丰富，常食不厌，老幼皆宜。金针菇一定要煮熟再吃，否则容易引起中毒。

相宜搭配

宜			
	金针菇 ＋ 豆腐		可降脂降压
	金针菇 ＋ 豆芽		可清热解毒

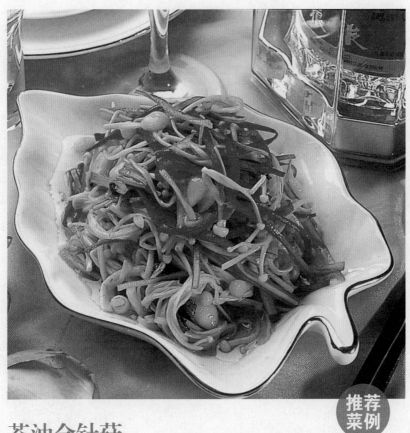

芥油金针菇

原料：红椒35克，芥末粉15克，金针菇200克，盐3克，味精3克，花椒油、麻油、老抽各8毫升，芹菜少许

做法：

❶ 金针菇用清水泡半个小时，洗净，放入开水中焯熟。

❷ 红椒、芹菜洗净，切丝，放入开水中焯一下。

❸ 金针菇、红椒、芹菜装入盘中。

❹ 将芥末粉加盐、味精、花椒油、麻油、老抽和温开水，搅匀成糊状，待飘出香味时，淋在盘中即可。

专家点评：金针菇含有大量锌元素，可有效降低血脂。此外，常食金针菇还能预防男性前列腺炎、胃肠道溃疡、肿瘤、癌症等。

🍄 **小贴士**

　　金针菇宜熟食，不宜生吃，变质的金针菇不要吃。

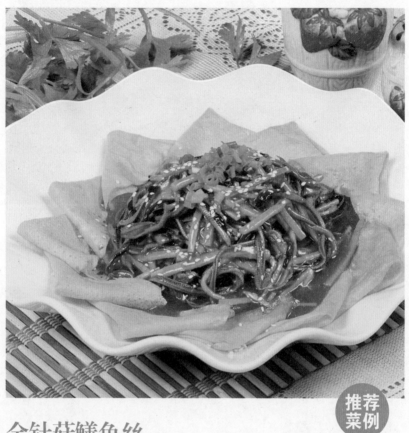

推荐菜例

金针菇鳝鱼丝

原料： 鳝鱼150克，金针菇100克，鸡蛋2个，湿面粉、红油、盐、油各适量

做法：

❶ 金针菇洗净，焯水后捞出；鳝鱼洗净，切丝，入水氽一下。

❷ 将鸡蛋打入碗中，加入湿面粉、盐调匀，煎成饼切块，装盘。

❸ 油锅烧热，下鳝鱼、金针菇炒匀，再加入红油、盐调味，盛出即可。

专家点评： 鳝鱼具有平肝降压、祛风除湿、健脾利水的功效，可有效降低血脂和血压；金针菇也可调节血压和血脂，有效预防心脑血管疾病的发生；鸡蛋益气补虚，可补充维生素D和卵磷脂，能预防骨质松散和阿尔茨海默病。

🦐 小贴士

金针菇含锌量非常高，有促进儿童智力发育和健脑的作用，被誉为"益智菇""增智菇"。

草菇
Cao Gu

别名：
稻草菇、脚苞菇

适用量：每次30~50克为宜	热量：111千焦/100克

性味归经： 性平，味甘；归胃、脾经

降脂原理

草菇富含维生素 C，可增加高密度脂蛋白的含量，增加胆固醇的排泄和降低胆固醇合成的速率，从而降低总胆固醇。

食疗功效

传统医学认为，草菇性凉、味甘、无毒，能益脾补气，清热解暑，对夏季暑热烦躁、体虚气弱及高血压患者均比较适合。草菇还能消食祛热，滋阴壮阳，增加乳汁，促进创伤愈合，护肝健胃。因为草菇含有大量维生素 C，能促进人体新陈代谢，提高机体免疫力，有效对抗维生素 C 缺乏症。另外，多吃草菇还有改善脑功能、提高智力的作用。

食用建议

一般人皆可食用草菇，尤其适合

高血压、高脂血症、动脉硬化、冠心病、癌症、糖尿病患者以及体质虚弱、气血不足、营养不良、食欲不振者食用。草菇性寒，平素脾胃虚寒之人应少食。

选购保存

选择新鲜清香无异味，大小适中，无霉点的草菇。干草菇应放在干燥、低温、避光、密封的环境中储存，新鲜的草菇要放在冰箱里冷藏。

♥ 温馨提示

草菇含有丰富的硒元素，可减慢人体对碳水化合物的吸收，从而减缓餐后血糖的上升。常食草菇可预防动脉血管粥样硬化，也适合糖尿病以及心脑血管疾病患者食用。

相宜搭配

宜	草菇 ＋ 豆腐	可降压降脂
	草菇 ＋ 虾仁	可补肾壮阳

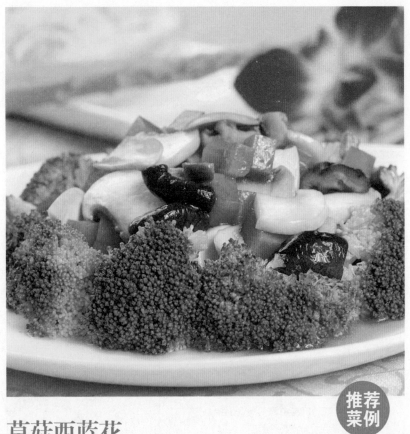

推荐菜例

草菇西蓝花

原料：草菇100克，水发香菇10朵，西蓝花1棵，胡萝卜1根，盐、鸡精各3克，蚝油、水淀粉各10毫升，白糖、水淀粉各10克

做法：

❶ 所有原材料处理干净，切好，西蓝花撕成小朵。

❷ 锅加适量水烧开，将胡萝卜、草菇、西蓝花分别放入汆水。

❸ 将蚝油放入锅中烧热，放香菇、胡萝卜片、草菇、西蓝花炒匀，加少许清水，加盖焖煮至所有材料熟，加盐、鸡精、白糖调味，以水淀粉勾薄芡，炒匀。

专家点评：常食本菜能预防冠心病、动脉硬化等病的发生。

🍄 小贴士

　　草菇的蛋白质含量比一般蔬菜高，是国际公认的"十分好的蛋白质来源"，有"素中之荤"的美名。

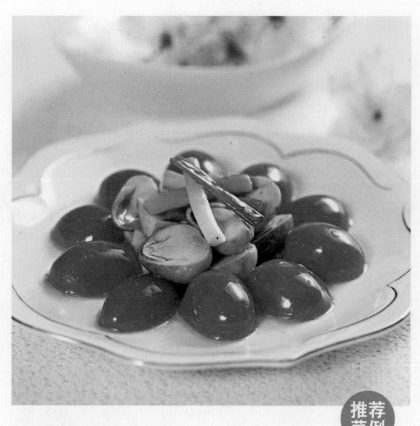

推荐菜例

草菇圣女果

原料： 草菇100克，圣女果50克，盐3克，水淀粉3毫升，香葱段8克，鸡汤50毫升，味精、油各适量

做法：

① 将草菇、圣女果洗净，切成两半。

② 草菇用沸水焯至变色后捞出。

③ 锅置火上，加油，待油烧至七八成热，倒入香葱煸炒出香味，放入草菇、圣女果，加入鸡汤，待熟后放入少许盐、味精，用水淀粉勾芡，拌匀即可。

专家点评： 草菇和圣女果都具有降低血压、血脂的作用，草菇可益气补虚、通利肠道，适合高脂血症、高血压患者经常食用。

🌸 小贴士

　　草菇可炒、熘、烩、烧、蒸等，也可做汤，或作荤菜的配料，但烹饪时不宜浸泡太久。

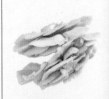

平菇
Ping Gu

别名：
糙皮侧耳、冻菌

适用量： 每日100克为宜　　**热量：** 101千焦/100克

性味归经： 性温，味甘；归脾、胃经

降脂原理

平菇中含有一种特殊成分——酪氨酸酶，它具有降低血压和胆固醇的作用，且平菇是低脂肪、低糖、低盐的食物，非常适合高脂血症患者食用。

食疗功效

平菇含有多种养分及菌糖、甘露醇糖、激素等，可以改善人体新陈代谢，有增强体质、调节自主神经功能等作用，故可作为体弱者的营养品，对肝炎、慢性胃炎、胃和十二指肠溃疡、软骨病等都有疗效，对降低血胆固醇和防治尿道结石也有一定食疗功效。平菇具有较好的医疗价值，是制作"舒筋散"的原料之一，可辅助治腰腿疼痛、手足麻木、筋络不适等症。

食用建议

产妇、心血管疾病、肝炎、慢性胃炎、胃及十二指肠溃疡、软骨病、高血压、高脂血症患者宜常食。但对菌类过敏者不宜食用平菇。

选购保存

应选择菇行整齐不坏、颜色正常、质地脆嫩而肥厚、气味纯正清香、无杂味、无病虫害、八成熟的鲜平菇。可以将平菇装入塑料袋中，存放于干燥处。

♥ 温馨提示

近年研究发现，平菇等菌类食品含有一种叫"蘑菇核糖酸"的物质，这种物质能刺激机体产生干扰素，从而抑制病毒，所以常吃平菇等菌类食品，能防治流行性感冒、肝炎等病毒性感染的疾病。

相宜搭配

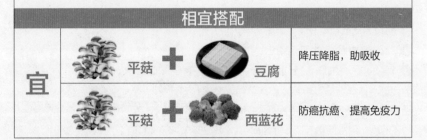

宜	平菇 ＋ 豆腐	降压降脂，助吸收
	平菇 ＋ 西蓝花	防癌抗癌、提高免疫力

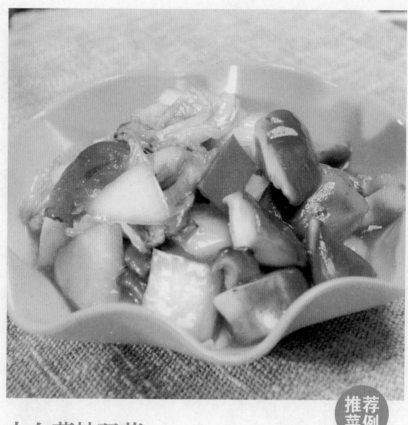

推荐
菜例

大白菜炒双菇

原料： 大白菜、香菇、平菇、胡萝卜各100克，盐3克，油适量

做法：

❶ 大白菜洗净切段；香菇、平菇均洗净切块；胡萝卜去皮、切片。

❷ 净锅上火，倒油烧热，放入大白菜、胡萝卜翻炒。

❸ 再放入香菇、平菇，调入盐炒熟即可食用。

专家点评： 本品中白菜含有多种维生素和果胶，可降低胆固醇；香菇和平菇可预防血管硬化，降低血脂和血压；胡萝卜可改善微血管循环，降低血脂，增加冠状动脉血流量。

🍄 **小贴士**

　　平菇可炒，可煮，还可做汤，既可单独做菜，也可当成辅料。平菇口感好，营养丰富，不抢味，但鲜品出水较多，易被炒老，须掌握好火候。

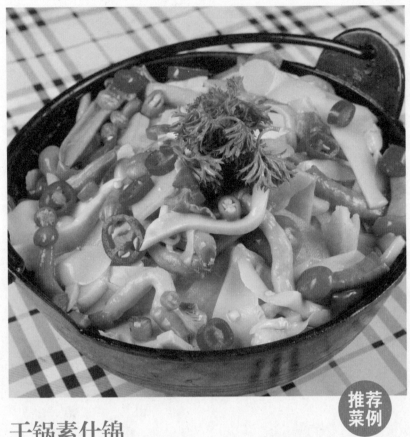

推荐菜例

干锅素什锦

原料：平菇、滑子菇各150克，黄瓜200克，青辣椒、红辣椒各少许，盐2克，生抽8毫升，蒜5克，油适量

做法：

❶ 平菇洗净，撕成小块；滑子菇洗净；黄瓜去皮洗净，切块；青辣椒、红辣椒洗净，切圈；蒜去皮，切末。

❷ 油锅烧热，下青辣椒、红辣椒及蒜末炒出香味，放入平菇、滑子菇、黄瓜炒熟。

❸ 加入盐、生抽调味，炒匀即可。

专家点评：平菇和滑子菇可益气补虚，并有效降低血液中胆固醇的含量。黄瓜可有效降低血压、血脂，适合高血压、高脂血症以及肥胖症等患者食用。

🍄 小贴士

　　平菇清洗时应先将其按在水里浸泡10秒钟，然后用手在水里顺、逆时针各旋转数圈，用水冲净即可。

高脂血症患者 宜 吃的水果

高脂血症患者多食水果类食物，可以避免因摄入脂肪过多而引起肥胖，并且水果中含有的营养成分具有很好地降低胆固醇和甘油三酯的作用。

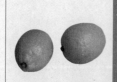

柠檬
Ning Meng

别名：
益母果、柠果、黎檬

适用量： 每日1~2瓣为宜　　**热量：** 156千焦/100克

性味归经： 性微温，味甘、酸；归肺、胃经

降脂关键

柠檬富含维生素C和维生素P，能缓解钙离子促使血液凝固的作用，有效降低血脂和血压，增强血管的弹性和韧性，预防和治疗动脉硬化以及心肌梗死等心血管疾病。

食疗功效

柠檬具有生津祛暑、化痰止咳、健脾消食之功效，可用于暑天烦渴、孕妇食少、胎动不安、高脂血症。柠檬还可用于治疗维生素C缺乏症。

食用建议

口干烦渴、消化不良、维生素C缺乏者及肾结石、高血压、心肌梗死等人可经常食用柠檬；牙痛者、胃及十二指肠溃疡或胃酸过多患者不宜食用柠檬。此外，餐后喝点柠檬水，有益于消化；柠檬汁的酸度较强，能快速杀死海产品中的细菌。

选购保存

要选果皮有光泽、新鲜而完整的柠檬。放入冰箱，可长期保存。

♥ 温馨提示

柠檬含糖量很低，且有生津止渴的作用，对高脂血症合并糖尿病的患者大有益处。

搭配宜忌

宜	柠檬 ＋ 香菇		可活血化淤、降压降脂 可生津解渴、利尿通淋
忌	柠檬 ＋ 牛奶		会降低营养价值 会影响胃肠消化功能

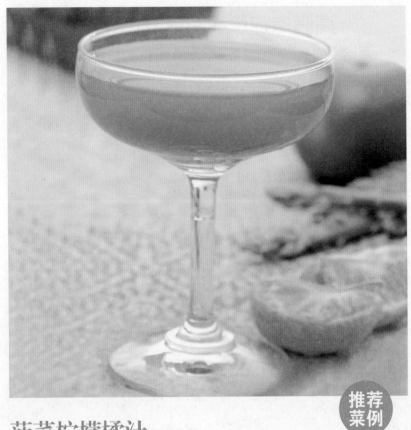

菠菜柠檬橘汁

原料：菠菜200克，橘子1个，苹果20克，柠檬半个，蜂蜜2大匙

做法：

① 将菠菜洗净，择去黄叶，切小段。

② 橘子剥皮，撕成瓣；苹果去皮去核，切成小块；柠檬去皮，切小块。

③ 将所有材料放入榨汁机内搅打2分钟即可。

专家点评：柠檬和橘子富含维生素C和维生素P，能增强血管弹性和韧性，可预防和治疗高血压和心肌梗死；菠菜和苹果都具有降低血压、软化血管、预防便秘的作用，非常适合高血压患者食用。

🍵 小贴士

柠檬太酸而不适合鲜食，可以用来配菜、榨汁；柠檬富有香气，能解除肉类、水产的腥膻之气，并能使肉质更加细嫩。

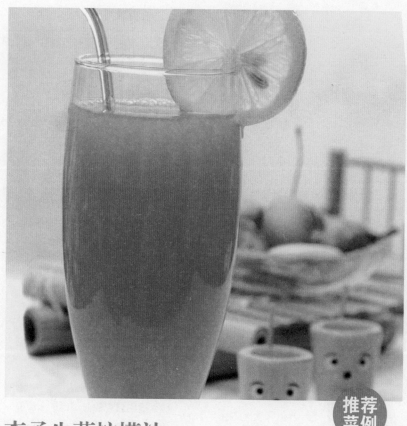

推荐
菜例

李子生菜柠檬汁

原料：生菜150克，李子1个，柠檬1个

做法：

❶ 将生菜洗净，菜叶卷成卷。

❷ 将李子洗净，去核；柠檬连皮切三片，余下的柠檬用保鲜膜包好，放入冰箱保存，以备下次用。

❸ 将生菜、李子、柠檬一起放入榨汁机中榨成汁即可。

专家点评：本品具有清热泻火、降压、杀菌、润肠、养颜等功效，非常适合高血压、高脂血症、便秘、内火旺盛以及皮肤粗糙、雀斑等患者饮用。

🍵 小贴士

我们在吃海鲜烧烤类食物时，旁边都会附上一片柠檬，用柠檬洒过之后的海鲜，腥味完全不见了，因为柠檬酸可以将含氨的腥味转化掉。

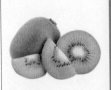

猕猴桃
Mi Hou Tao

别名：
狐狸桃、洋桃、藤梨

适用量：每天1~2个为宜	热量：257千焦/100克
性味归经：性寒，味甘、酸；归胃、膀胱经	

降脂关键

猕猴桃含有丰富果胶和维生素C，可降低血中胆固醇浓度，常食还能预防高脂血症以及心脑血管疾病。猕猴桃还含有一种天然糖醇类物质——肌醇，对调节脂肪代谢、降低血脂有较好的疗效。

食疗功效

猕猴桃有生津解热、调中下气、止渴利尿、滋补强身之功效。猕猴桃还含有硫醇蛋白的水解酶和超氧化物歧化酶，具有养颜、提高免疫力、抗癌、抗衰老、抗肿消炎的功能。

食用建议

胃癌、食管癌、肺癌、乳腺癌、高血压、冠心病、黄疸肝炎、关节炎、尿道结石患者；食欲不振、消化不良者；老弱患者；情绪不振、常吃烧烤类食物的人可经常食用猕猴桃。

脾胃虚寒者、腹泻便溏者、先兆性流产和妊娠的女性不宜食用猕猴桃。

选购保存

选购猕猴桃时选择那些无破裂、无霉烂、无皱缩、少有柔软感、气味清香的猕猴桃为好，通常果实越大，质量越好。还未成熟的猕猴桃可以和苹果放在一起，有催熟作用，保存时间不宜太长。

♥ 温馨提示

猕猴桃中含有的血清促进素具有稳定情绪、镇静心情的作用，对成人忧郁有很好的预防作用。

搭配宜忌

宜	猕猴桃 + 橙子	可预防关节磨损 可抑制癌细胞
忌	猕猴桃 + 牛奶	会出现腹痛、腹泻等不良反应

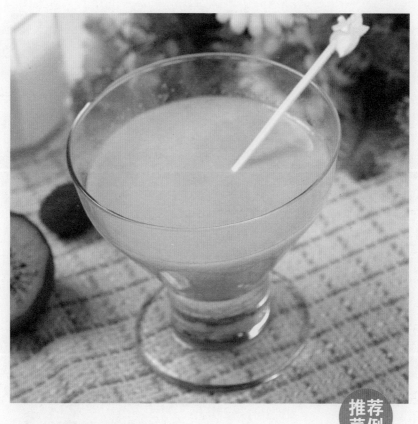

推荐菜例

桑葚猕猴桃奶

原料： 桑葚80克，猕猴桃1个，牛奶150毫升

做法：

❶ 将桑葚洗干净；猕猴桃洗干净，去掉外皮，切成大小适中的块。

❷ 将桑葚、猕猴桃放入果汁机内，加入牛奶，搅拌均匀即可。

专家点评： 本品富含果胶和维生素C，可抑制胆固醇在动脉内壁的沉积，从而有助于防治动脉硬化，还可改善心肌功能，对于防治心脏病等也有一定的食疗作用。此外，其还能滋阴补肝肾，增强胃肠蠕动功能，有效预防便秘。

🍄 **小贴士**

每日吃1~2个猕猴桃即能满足人体需要，其营养成分又能被人体充分吸收；食用时间以饭前饭后1~3个小时较为合适，不宜空腹吃。

169

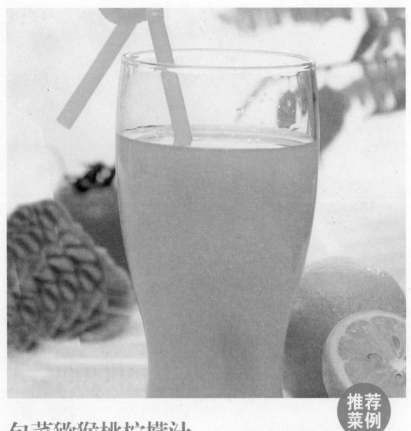

推荐
菜例

包菜猕猴桃柠檬汁

原料：包菜150克，猕猴桃2个，柠檬半个

做法：

❶ 将包菜放进清水中彻底洗干净，卷成卷。

❷ 猕猴桃洗净，去皮，切成块；柠檬洗净，切片。

❸ 将所有材料放入榨汁机中搅打成汁即可。

专家点评：猕猴桃富含维生素C和果胶成分，能有效降低血中胆固醇浓度，预防心脑血管疾病；包菜中含有酸性的降压成分，有明显的降压作用；柠檬富含维生素C和维生素P，可有效降低血脂和血压，预防心脑血管疾病的发生。

🦴 小贴士

　　猕猴桃中维生素C含量颇高，食用猕猴桃后，不要马上喝牛奶或吃其他乳制品，以免影响消化吸收。

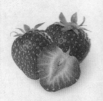

草莓
Cao Mei

别名：
洋莓果、红莓

适用量： 每日80~100克为宜　**热量：** 134千焦/100克

性味归经： 性凉，味甘、酸；归肺、脾经

降脂关键

草莓中富含果胶及纤维素，可加强胃肠蠕动，加速肠道内胆固醇的排泄，还能改善便秘，对防治高脂血症、高血压以及冠心病均有较好的疗效。

食疗功效

草莓具有生津润肺、养血润燥、健脾、解酒的功效，可以用于干咳无痰、烦热干渴、积食腹胀、小便浊痛、醉酒等。而且，草莓中还含有一种胺类物质，对白血病、再生障碍性贫血等血液病也有辅助治疗作用。草莓能促进肌肤的新陈代谢，是改善黑斑、雀斑、粉刺等肌肤问题的良药。而且还能强健牙床，有预防牙龈发炎的作用。

食用建议

风热咳嗽、咽喉肿痛、声音嘶哑、夏季烦热口干、腹泻如水者及鼻咽癌、肺癌、喉癌、维生素C缺乏症、高血压、动脉硬化、冠心病、脑出血患者可经常食用草莓。

肺寒、脾胃虚弱、腹泻者及孕妇不宜常食草莓。

选购保存

挑选草莓的时候应该尽量挑选色泽鲜亮、有光泽，结实、手感较硬者，太大、过于水灵的草莓不宜购买。保存宜放置冰箱内冷藏，不宜保存太久。

♥ 温馨提示

草莓含有丰富的维生素和矿物质，可辅助降低血糖，而且其含热量低，可防止餐后血糖迅速上升，不会增加胰腺负担。

搭配宜忌

宜	草莓 ＋ 蜂蜜	可补虚养血
忌	草莓 ＋ 牛奶	不利于消化

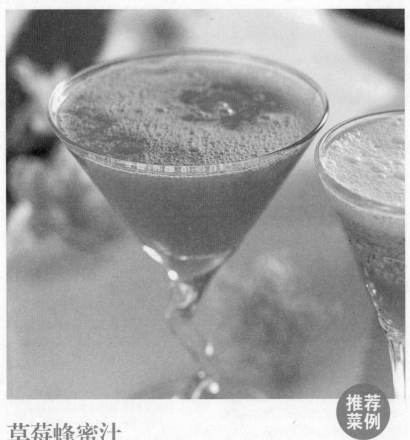

推荐菜例

草莓蜂蜜汁

原料： 草莓180克，豆浆180毫升，蜂蜜适量，冰块少许

做法：

❶ 将草莓洗净，去蒂。

❷ 在果汁机内放入豆浆、蜂蜜和冰块，搅拌20秒。

❸ 待冰块完全融化后，将草莓放入，搅拌30秒即可。

专家点评： 本品对高血压、高脂血症、动脉硬化、冠心病有较好的食疗作用。

除此之外，还有提高人体免疫力、延缓衰老等功效。

🍵 小贴士

　　草莓表面粗糙，不易洗净，一定用淡盐水浸泡10分钟后再食用，既可杀菌又较易清洗。另外，太大、过于水灵的草莓不能买，不要去买长得奇形怪状的畸形草莓，最好挑选表面光亮、有细小绒毛的草莓。

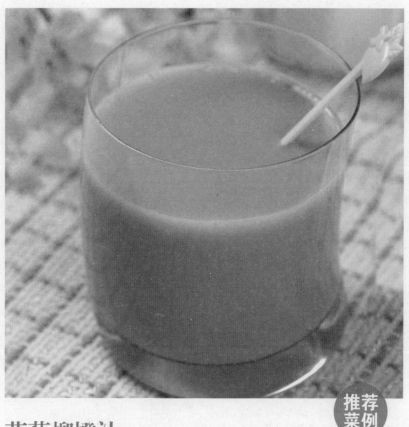

推荐菜例

草莓柳橙汁

原料： 草莓10颗，柳橙1个，鲜奶90毫升，蜂蜜30毫升，碎冰60克

做法：

❶ 草莓洗净，去蒂，切成块。

❷ 柳橙洗净，对切压汁。

❸ 将除碎冰外的材料放入搅拌机内，快速搅30秒，最后加入碎冰。

专家点评： 草莓富含果胶和膳食纤维，能有效降低血脂；柳橙富含维生素C，能有效软化血管，预防心脑血管疾病。

本品具有清热利尿、润肠通便、益胃健脾、降脂降压、美容养颜等功效，适合小便短赤、大便干燥、胃阴亏虚以及高脂血症、高血压等患者食用。

🍄 **小贴士**

　　草莓的吃法多样化，直接吃，或淋上奶油、果糖皆宜，配合雪糕、芝士（乳酪）也是不错的选择。

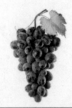

葡萄
Pu Tao

别名：
草龙珠、蒲桃

适用量： 每日100克左右为宜 **热量：** 185千焦/100克

性味归经： 性平，味甘、酸；归肺、脾、肾经

降脂关键

葡萄富含钾，能有效降低血压，研究证明葡萄能比阿司匹林更好地阻止血栓形成，并且能降低人体血清胆固醇水平，降低血小板的凝聚力，对预防高脂血症引起的心脑血管病有一定作用。

食疗功效

葡萄具有滋补肝肾、养血益气、强壮筋骨、生津除烦、健脑养神的功效。葡萄中含有较多酒石酸，有助消化。葡萄中所含天然聚合苯酚，能与细菌及病毒中的蛋白质化合，对于脊髓灰质炎病毒及其他一些病毒有杀灭作用。葡萄中含有的白藜芦醇可以阻止健康的细胞癌变，并能抑制癌细胞的扩散。

食用建议

高血压、高脂血症、冠心病、脂肪肝、癌症、肾炎水肿、神经衰弱、风湿性关节炎、过度疲劳、体倦乏力、形体羸瘦、肺虚咳嗽、盗汗、儿童孕妇和贫血患者可经常食用葡萄。但糖尿病、便秘、阴虚内热、津液不足者，肥胖之人，脾胃虚寒者不宜多食葡萄。

选购保存

购买时可以摘底部一颗尝尝，如果果粒甜美，则整串都很甜。葡萄保存时间很短，最好购买后尽快吃完。剩余的可用保鲜袋密封好，放入冰箱内保存4~5天。

♥ 温馨提示

葡萄属于酸味食品，食用太多会阻碍钙的吸收。

相宜搭配

宜			
	葡萄 ＋ 薏米		健脾利湿
	葡萄 ＋ 枸杞		降低血压、补血养颜

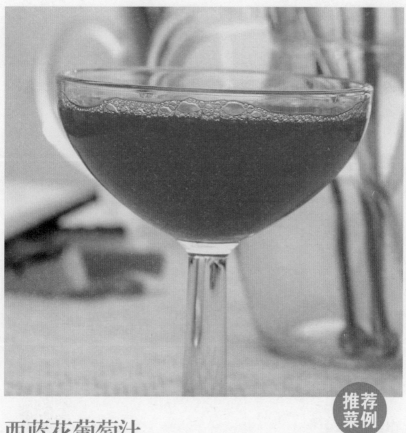

推荐菜例

西蓝花葡萄汁

原料： 西蓝花90克，梨子1个，葡萄200克，碎冰适量

做法：

1. 西蓝花洗净切块；葡萄洗净。
2. 梨子洗净，去皮去心，切块。
3. 把以上材料放入榨汁机中打成汁，倒入杯中，加冰块即可。

专家点评： 葡萄可滋阴血、补肝肾、降血压、健脑安神，对高血压、贫血以及肝火旺盛引起头晕、失眠的患者有很好的食疗作用；西蓝花可降压降脂、抗癌，对高血压、高脂血症和癌症等患者都有益处。梨子可滋阴生津、润肺止咳，因此，高脂血症患者常饮本品大有益处。

🍄 **小贴士**

　清洗葡萄一定要彻底，先把果粒都摘下来，用清水泡5分钟左右，再逐个清洗。

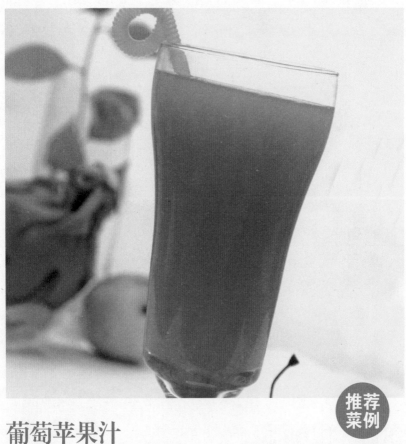

推荐
菜例

葡萄苹果汁

原料：红葡萄150克，红色去皮的苹果1个，碎冰适量

做法：

❶ 红葡萄洗净；苹果切几片装饰用。

❷ 把剩余苹果切块，与葡萄放入榨汁机中一起榨汁。

❸ 碎冰倒在成品上，装饰苹果片。

专家点评：本品中葡萄与苹果均能降低人体血清胆固醇水平，并且富含能保护心血管的维生素C，不仅可以降低血脂，还有助于预防冠心病、动脉硬化等并发症的发生。

🍄 小贴士

可用面粉水洗去葡萄上的脏东西，因为面粉水的黏性比较大，把葡萄往面粉水里涮一涮，葡萄上的脏东西就被黏黏的面粉水粘下来带走了。

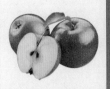

苹果
Ping Guo

别名：
滔婆、奈、奈子

适用量： 每日1个为宜　**热量：** 205千焦/100克（红富士苹果）

性味归经： 性凉，味甘、微酸；归脾、肺经

降脂关键

苹果含有大量的果胶，这种可溶性纤维质可以降低胆固醇及低密度脂蛋白的含量；还富含维生素C，可软化血管，预防动脉硬化。

食疗功效

苹果具有润肺、健胃、生津、止渴、止泻、消食、顺气、醒酒的功能，而且对于癌症有良好的食疗作用。苹果含有大量的纤维素，常吃可以使肠道内胆固醇减少，缩短排便时间，能够减少直肠癌的发生。苹果中所含的苹果酸、柠檬酸、酒石酸等有机酸，它们与为身体提供能量的果糖及葡萄糖互相合作，可消除疲劳，稳定精神。

食用建议

慢性胃炎、消化不良、气滞不通、慢性腹泻、神经性结肠炎、便秘、高血压、高脂血症和肥胖症、癌症、贫血患者和维生素C缺乏者可经常食用苹果。脾胃虚寒者、糖尿病患者不宜常食苹果。

选购保存

苹果应挑表面光洁无伤痕、色泽艳丽、个头适中、肉质细密、酸甜适度、气味芳香的。放在阴凉处可以保存7~10天，如果装入塑料袋放入冰箱可以保存更长时间。

♥ 温馨提示

苹果中富含钾，能促进钠从尿液排出，预防水钠潴留的发生。因此，对于食盐过多的高血压患者，多吃苹果有助于将其钠盐排出，有效使其血压下降。

搭配宜忌

宜	苹果 ✛ 洋葱		可降压降脂，保护心脏 润肺止咳、降压降脂
忌	苹果 ✛ 海鲜		易导致腹痛、恶心、呕吐

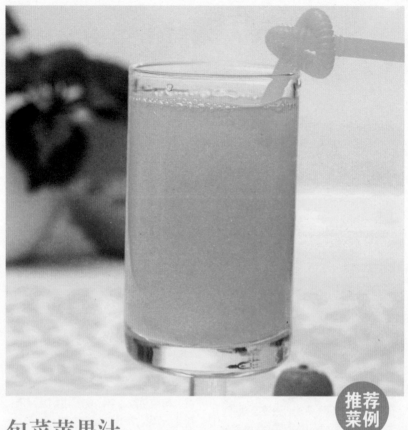

推荐
菜例

包菜苹果汁

原料： 包菜、苹果各100克，柠檬半个，冷开水500毫升

做法：

① 包菜洗净，切丝；苹果去核切块。

② 柠檬洗净，榨汁备用。

③ 将包菜、苹果一同放入榨汁机中加入冷开水榨汁，最后加入柠檬汁调味即可。

专家点评： 包菜中含有酸性的降压成分，有明显的降压作用，同时它还含有利尿的有效成分，可消除体内的水钠潴留。柠檬可有效改善微血管循环，降低血脂，增加冠状动脉流量，具有降压、强心、降血糖等作用。

🌸 小贴士

苹果天然的怡人香气，具有明显的消除压抑感的作用，压力大的职业人群，经常拿起一个苹果闻上一闻，不良情绪就会有所缓解，同时还有提神醒脑之功效。

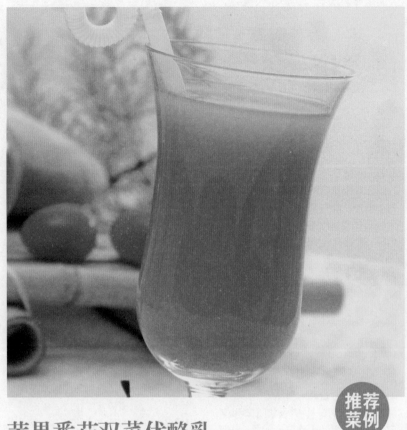

推荐
菜例

苹果番茄双菜优酪乳

原料： 生菜50克，芹菜50克，番茄1个，苹果1个，优酪乳250毫升

做法：

1 将生菜洗净，撕成小片；芹菜洗净，切成段。

2 将番茄洗净，切成小块；苹果洗净，去皮、核，切成块。

3 将所有材料倒入榨汁机内，搅打成汁即可。

专家点评： 本品具有降脂降压、软化血管、润肠通便、利尿通淋的功效，适合高脂血症、高血压、便秘、少尿等患者食用。

🍴 小贴士

苹果最好早上吃。中医讲人体在上午时是脾胃活动最旺盛的时候，这时候吃水果有利于身体吸收，晚餐后的水果不利于消化，吃得过多，会使糖转化为脂肪在体内堆积。

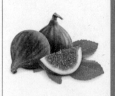

无花果
Wu Hua Guo

别名：
奶浆果、天生子蜜果

适用量： 每日50克左右为宜　　**热量：** 272千焦/100克

性味归经： 性平，味甘；归胃、大肠经

降脂关键

无花果所含的脂肪酶、水解酶等有降低血脂和分解血脂的功能，可减少脂肪在血管内的沉积，进而起到降血压、预防冠心病的作用。

食疗功效

无花果有健胃、润肠、利咽、防癌、滋阴、催乳的功效。口服无花果液，能提高细胞的活力，提高人体免疫功能，具有抗衰防老、减轻肿瘤患者化疗毒副作用的功效，可以杀死癌细胞，预防多种癌症的发生。未成熟和成熟的果实中分别含有补骨脂素、佛柑内酯等活性成分和一种芳香物质苯甲醛，它们都具有增强人体抗病能力、防癌抗癌的作用。

食用建议

消化不良、食欲不振、慢性便秘、痔疮肿痛、急慢性咽喉炎、肺热声哑、孕妇产后乳汁缺乏及癌症、高血压、高脂血症、冠心病、动脉硬化者可经常食用无花果；但脾胃虚寒、腹痛便溏、糖尿病患者不宜食用。

选购保存

以呈紫红色、触感稍软且无损伤的为佳。而干品以咖啡色、皮厚者为好。新鲜的无花果实宜即食，干品应隔绝空气密封干燥保存。

♥ 温馨提示

无花果中的果胶和半纤维素吸水膨胀后能吸附多种化学物质，排出肠道内各种有害物质，净化肠道，促进有益菌类在肠道的繁殖，起到抑制血糖上升，维持正常胆固醇含量，排除致癌物质的作用。

搭配宜忌

宜	无花果 ＋ 梨	可润肺止咳、降低血脂可强腰健骨、消除疲劳
忌	无花果 ＋ 蛤蜊	会引起腹泻，损伤胃肠

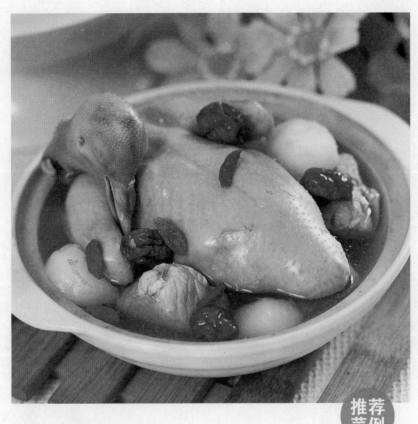

推荐菜例

无花果煲乳鸽

原料： 荸荠100克，无花果50克，乳鸽1只，红枣10克，生姜5克，麻油5毫升、盐、胡椒粉、鸡精、高汤各适量

做法：

❶ 荸荠洗净去皮；乳鸽处理干净；生姜洗净切片；无花果、红枣洗净。

❷ 锅上火，注入适量清水，待水沸，放入乳鸽氽烫，滤除血水。

❸ 砂锅置于大火上，放入高汤、姜片、乳鸽、无花果、红枣、荸荠，大火炖开后转用小火煲约90分钟，调入盐、鸡精、胡椒粉，淋入麻油即可。

专家点评： 本品具有清热解毒、利尿通淋、益气补虚等功效，适合高脂血症患病日久、体质虚弱和尿少者食用。

🌸 **小贴士**

无花果不仅可以当水果鲜食，也可用于烹饪菜肴，有帮助消化，促进食欲的作用。

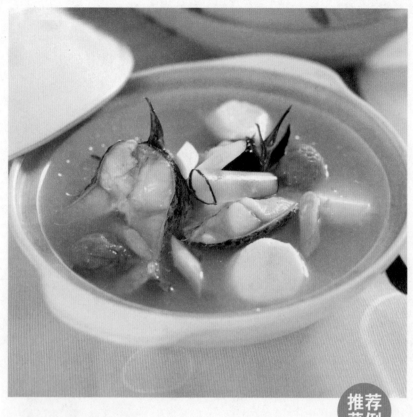

推荐菜例

无花果生鱼汤

原料： 生鱼1条，无花果10克，荸荠50克，海底椰10克，盐4克，味精2克，食用油适量

做法：

❶ 海底椰、无花果、荸荠洗净；生鱼宰杀洗净后切成小段。

❷ 煎锅置于火上，下油烧热，下入生鱼段煎熟。

❸ 下入无花果、荸荠和海底椰，加适量清水炖40分钟，调入盐和味精即可。

专家点评： 本品具有滋阴利咽、利尿通淋、解毒消肿、降脂减肥等功效，适合咽喉干痛、小便短赤、高脂血症、肥胖症等患者食用。

🍵 小贴士

研究人员从无花果汁中提取苯甲醛、佛手柑内脂、补骨酯素等抗癌物质，这些物质对癌细胞抑制作用明显，尤其对胃癌有奇效。

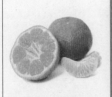

橘子
Ju Zi

别名：
蜜橘、福橘、大红袍

适用量：每日2个为宜　热量：193千焦/100克（蜜橘）

性味归经：性温，味甘酸；归肺、胃经

降脂关键

研究证实，食用橘子可以降低血管中的胆固醇和甘油三酯，有助于缓解动脉粥样硬化。橘子中含有的维生素 C 丰富，也有降低胆固醇的作用。

食疗功效

橘子有开胃理气、化痰止咳等功效，可用于脾胃气滞、胸腹胀闷、呃逆少食、胃肠燥热、肺热咳嗽等症。橘子富含维生素 C 和柠檬酸，具有消除疲劳和美容的作用。在鲜橘汁中，有一种抗癌活性很强的物质——"诺米灵"，它能将有的致癌物质分解，抑制和阻断癌细胞的生长，使人体内除毒酶的活性成倍提高，阻止致癌物对细胞核的损伤，保护基因的完好。

食用建议

老年心血管病、慢性支气管炎、老年气喘患者以及爱美人士均可经常食用橘子。

风寒咳嗽、多痰、糖尿病、口疮、食欲不振、大便秘结、咳嗽多痰者应慎食橘子。

选购保存

挑选表面平滑光亮、外表皮薄、果实比较成熟的，果蒂不干枯、不发皱的才是新鲜的。储存时装在有洞的网袋中，放置通风处即可。如果要长期储存，放进冰箱保鲜，可以保存一个月不变质。

♥ 温馨提示

橘子不仅富含营养，它的外皮阴干后，就是常用的中药陈皮，陈皮可化湿祛痰，解毒止咳，还能治疗腰痛乳痈。

搭配宜忌

宜	橘子 ＋ 生姜		可预防感冒 有利于维生素的吸收，并可降低血脂
忌	橘子 ＋ 牛奶		影响胃肠消化

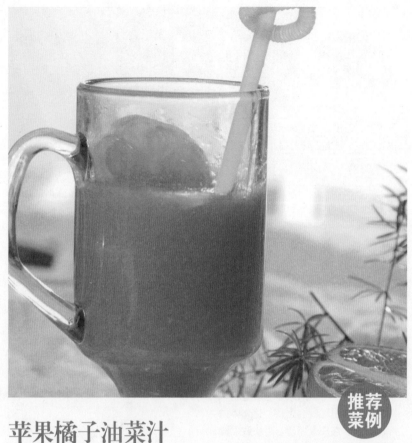

推荐菜例

苹果橘子油菜汁

原料：苹果半个，橘子1个，油菜50克，菠萝50克，冰水200毫升

做法：

❶ 将油菜洗净，橘子剥皮，菠萝去皮切块；苹果去皮去子，切成适当大小的块。

❷ 将所有材料放入榨汁机搅打成汁。

❸ 最后滤出果肉即可。

专家点评：苹果富含果胶，可以降低血中胆固醇的含量；还富含维生素C，可软化血管，预防动脉硬化。油菜富含膳食纤维，可促进胃肠道蠕动，减少肠道对脂肪和胆固醇的吸收，菠萝有利尿、生津止渴的功效。所以，本品适合高脂血症患者食用。

🍴 小贴士

橘子含热量较多，如果一次食用过多，就可能"上火"，从而促发口腔炎、牙周炎等症。

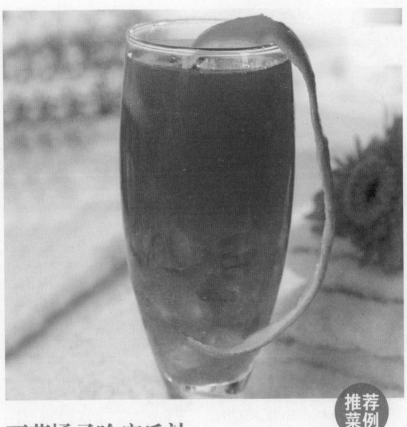

推荐菜例

西芹橘子哈密瓜汁

原料： 西芹、橘子各100克，哈密瓜200克，番茄50克，蜂蜜少许

做法：

❶ 将哈密瓜、橘子去皮、子，切块；西芹洗净，切小段；番茄洗净，切薄片备用。

❷ 将所有材料放入榨汁机中，加入冷开水榨汁。

❸ 最后加入蜂蜜调味即可。

专家点评： 西芹中含有丰富的挥发油、甘露醇等，能减少人体对脂肪的吸收，从而降低血脂。橘子、番茄均富含维生素C，可软化血管，对高脂血症以及心脑血管疾病的患者大有益处。

🍀 **小贴士**

橘子不宜多吃，否则会引起"橘子病"，出现皮肤变黄等症状。吃完橘子应及时刷牙漱口，以免对口腔、牙齿有害。

185

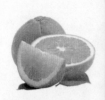

橙子
Cheng Zi

别名：
黄果、香橙、蟹橙、金球

适用量： 每日1~2个为宜   **热量：** 202千焦/100克

性味归经： 性凉，味甘、酸；归肺、脾、胃经

降脂关键

橙子含有大量维生素 C 和胡萝卜素，可以抑制致癌物质的形成，降低胆固醇和血脂，还能软化和保护血管，促进血液循环。

食疗功效

橙子有化痰、健脾、温胃、助消化、增食欲、增强毛细血管弹性、降低血脂等功效。经常食用能保持皮肤湿润，强化免疫系统，有效防止流感等病毒的侵入。橙子含有较多的胡萝卜素，有止咳化痰的功效，是治疗感冒咳嗽、食欲不振、胸腹胀痛的良药。常吃橙子有助于维持大脑活力、提高免疫力。

食用建议

高血压、高脂血症、心脑血管疾病、流感等患者，以及胸膈满闷、恶心欲吐、瘿瘤之人及饮酒过多、宿醉未消之人可经常食用橙子。另外，橙子宜常吃但不宜多吃，过食或食用不当对人体反而有害处，有泌尿系统结石的患者尤其不可多吃。

选购保存

橙子要选正常成色，看表皮的皮孔，好橙子表皮皮孔较多，摸起来比较粗糙。置于阴凉干燥处可保存1~2周，置于冰箱可保存更长时间。

♥ 温馨提示

橙汁含有类黄酮和柠檬素，可以增加高密度脂蛋白的含量，减少低密度脂蛋白的含量，有效预防心脑血管疾病。

相宜搭配

宜			
	橙子 ➕ 蜂蜜		可治胃气不和、呕逆少食
	橙子 ➕ 玉米		促进维生素的吸收，降低血压

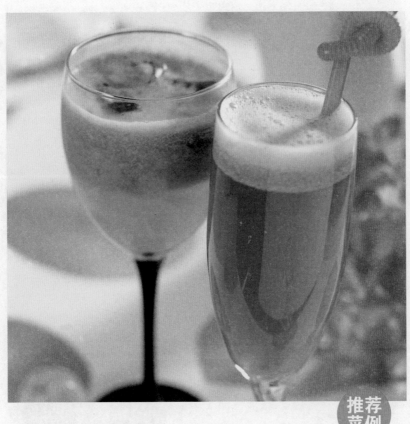

推荐
菜例

韭菜香瓜柳橙汁

原料： 韭菜70克，香瓜80克，柳橙1个，柠檬1个

做法：

❶ 柠檬洗净，切块；柳橙去囊和子；香瓜去皮和子，切块。

❷ 韭菜折弯曲后备用。

❸ 将柠檬、柳橙、韭菜和香瓜交错放入榨汁机里榨成汁即可。

专家点评： 橙子能增强机体抵抗力，增强毛细血管的弹性，降低血中胆固醇和血压。香瓜富含钾和膳食纤维，可降低血中胆固醇，有效降低血压；柠檬也可降压降脂。所以高脂血症、高血压、动脉硬化者常食本品可改善全身症状。

🍀 **小贴士**

　　韭菜捆好后用大白菜叶包裹，放阴凉处，可保鲜1周。

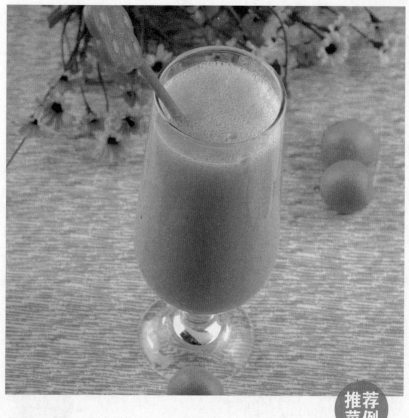

推荐
菜例

柳橙汁

原料：柳橙2个

做法：

❶ 将柳橙用水洗净，切成两半。

❷ 用榨汁机挤压出柳橙汁，将榨出的浓果汁倒入杯中。

❸ 加入适量冷开水稀释后即可饮用。

专家点评：本品含有丰富的维生素C以及类黄酮和柠檬素等特定的化学成分，这些营养素对降低和调节血压很有帮助，其中所含有的橙皮苷对周围血管具有明显的扩张作用，能起到降压效果，因此尤适合高血压、高脂血症患者。

🍵 小贴士

过多食用橙子等柑橘类水果会引起中毒，出现手、足乃至全身皮肤变黄，严重者还会出现恶心、呕吐、烦躁、精神不振等症状，医学上称为"胡萝卜素血症"。一般不需治疗，只要停吃这类食物即可好转。

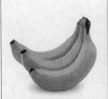

香蕉
Xiang Jiao

别名：
蕉果、甘蔗

适用量： 每日1~2根为宜　**热量：** 389千焦/100克

性味归经： 性寒，味甘；归脾、胃、大肠经

降脂关键

香蕉中富含大量的膳食纤维和维生素C，可促进胃肠蠕动，减少肠道对胆固醇的吸收，有效防治便秘，还富含钾，有利水减肥、降压的作用，适合高脂血症、高血压以及肥胖的患者食用。

食疗功效

香蕉具有清热、通便、解酒、降血压、抗癌之功效。香蕉富含纤维素可润肠通便，对于便秘、痔疮患者大有益处，所含的维生素C是天然的免疫强化剂，可抵抗各类感染。香蕉中含有的钾能排除体内多余的盐分，而且具有利尿作用，有助于水分的新陈代谢，因此可以治疗水肿。

食用建议

口干烦渴、大便干燥难解、痔疮、肛裂、大便带血、癌症患者，上消化道溃疡、肺结核、顽固性干咳者、高血压、冠心病、动脉硬化者和中毒性消化不良者可经常食用；但糖尿病、慢性肠炎、虚寒腹泻、胃酸过多者不宜食用。

选购保存

果皮颜色黄黑泛红，稍带黑斑，表皮有皱纹的香蕉风味最佳。香蕉手捏后有软熟感的一定是甜的。用密存袋保存，香蕉买回来后，最好用绳子串起来，挂在通风处。

♥ 温馨提示

香蕉中富含钾能降低机体对钠盐的吸收，故其有降血压的作用，香蕉中还含有血管紧张素转化酶抑制物质，可抑制血压升高；所以是防治高血压的极佳水果。

搭配宜忌

宜	香蕉 ＋	黑芝麻	补益心脾、养心安神可治疗高血压
忌	香蕉 ＋	西瓜	易增加血钾浓度

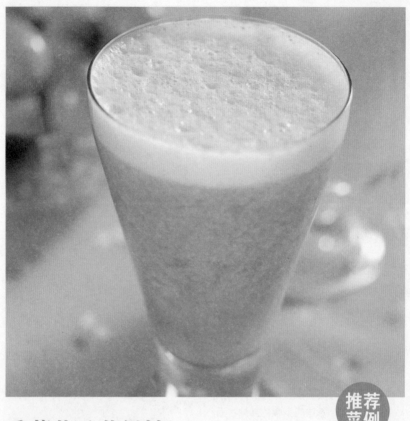

推荐
菜例

香蕉苦瓜苹果汁

原料： 香蕉1根，苦瓜100克，苹果50克，凉开水100毫升

做法：

❶ 香蕉去皮，切成小块；苹果洗净，去皮，去核，切小块。

❷ 将苦瓜洗净去子，切块。

❸ 将全部材料放入搅拌机内打水搅打成汁即可。

专家点评： 香蕉中富含大量的膳食纤维和维生素C，可促进胃肠蠕动，预防便秘；苦瓜富含维生素C，可减少低密度脂蛋白及甘油三酯含量，增加高密度脂蛋白含量。苹果富含钾和膳食纤维，可有效降低血中胆固醇。

🍠 **小贴士**

　　未熟透的香蕉不宜食用，因为没有熟透的香蕉含较多鞣酸，对消化道有收敛作用，会抑制胃液分泌和胃肠蠕动，会加重便秘。

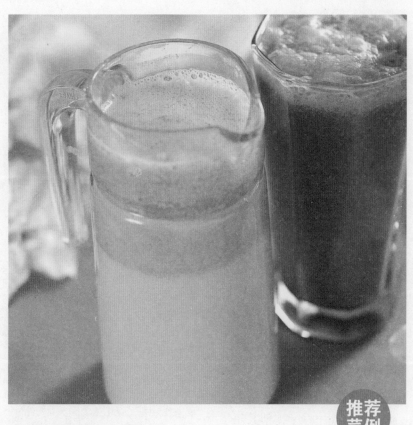

推荐菜例

香蕉燕麦牛奶

原料：香蕉1根，燕麦80克，牛奶200毫升

做法：

❶ 将香蕉去皮，切成小段。

❷ 燕麦洗净。

❸ 将香蕉、燕麦、牛奶放入榨汁机内，搅打成汁即可。

专家点评：本品中香蕉有抑制血压升高的作用，燕麦有降低心血管和肝脏中的胆固醇、甘油三酯的作用，牛奶可滋阴润燥，补益中气，常食本品有助于防治高血压、高脂血症、高胆固醇血症。

🦴 小贴士

　　香蕉皮捣烂加上姜汁能消炎止痛，用香蕉皮搓手足，可防治皲裂，冻疮。每到秋冬二季，许多人会患手足皲裂，用香蕉皮擦数日后，立竿见影，还可使皮肤润滑。

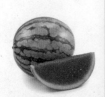

西瓜
Xi Gua

别名：
寒瓜、夏瓜

适用量： 每天150~200克为宜　　**热量：** 108千焦/100克

性味归经： 性寒，味甘；归心、胃、膀胱经

降脂关键

西瓜营养丰富，但不含胆固醇和脂肪，所以不会影响到血胆固醇的升高。西瓜富含钾以及多种可降脂降压的成分，具有平衡血脂、血压，调节心脏功能的作用，有效预防冠心病、动脉硬化等症。

食疗功效

西瓜具有清热解暑、除烦止渴、降压美容、利水消肿等功效。西瓜富含多种维生素，具有平衡血压、调节心脏功能、预防癌症的作用，可以促进新陈代谢，有软化及扩张血管的功能。常吃西瓜还可以护发养颜，使头发秀丽稠密。

食用建议

慢性肾炎、高血压、黄疸肝炎、胆囊炎、膀胱炎、水肿、发热烦渴或急性病高热不退、口干多汗、口疮等症患者可经常食用西瓜。但脾胃虚寒、寒积腹痛、小便频数、慢性肠炎、胃炎、胃及十二指肠溃疡等属于虚冷体质的人以及糖尿病患者要慎食。感冒初期患者不宜多吃西瓜。

选购保存

瓜皮表面光滑、花纹清晰，用手指弹瓜可听到"嘭嘭"声的是熟瓜。未切开时可低温保存5天左右，切开后用保鲜膜裹住，放入冰箱，可低温保存3天左右。

♥ 温馨提示

西瓜能利尿并有助于缓解肾脏炎症，所含的蛋白酶能把不溶性蛋白质转化为可溶的蛋白质，并增加肾炎患者的营养。

搭配宜忌

宜	西瓜 + 冬瓜	可降压、清热、利尿 可清热利尿、祛风湿
忌	西瓜 + 羊肉	会引起呕吐、腹泻等反应 易引起胃肠不适

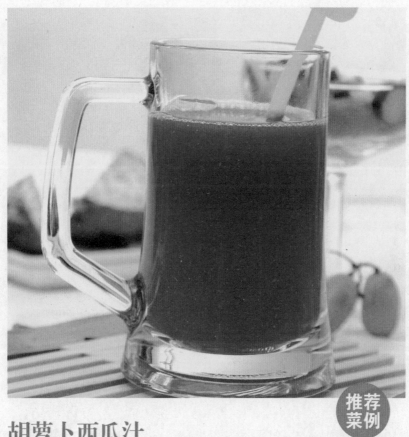

推荐
菜例

胡萝卜西瓜汁

原料： 胡萝卜200克，西瓜300克，蜂蜜、柠檬汁各适量

做法：

❶ 将西瓜去皮、子；将胡萝卜洗净，切块。

❷ 将西瓜和胡萝卜一起放入榨汁机中，榨成汁。

❸ 加入蜂蜜与柠檬汁（也可根据自己口味加入适量白糖），拌匀即可。

专家点评： 本品清热泻火、利尿降脂，

常食本品可有效降低血脂、血压，尤其适合内火旺盛的高脂血症患者食用。

🍲 **小贴士**

　辨别西瓜生熟：一手托西瓜，一手轻轻地拍打，或者用食指和中指进行弹打，成熟的西瓜敲起来会发出比较沉闷的声音，不成熟的西瓜敲起来声脆；一般规律是"闷声"为熟瓜。

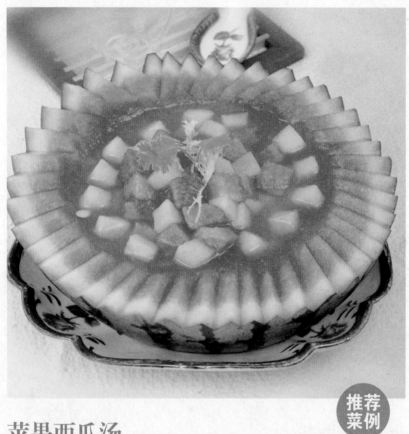

推荐菜例

苹果西瓜汤

原料： 西瓜250克，苹果100克，白糖50克，水淀粉10毫升

做法：

❶ 将西瓜、苹果洗净，去皮切成丁。

❷ 净锅上火倒入水，调入白糖烧沸。

❸ 加入西瓜、苹果，用水淀粉勾芡即可食用。

专家点评： 西瓜几乎不含胆固醇和脂肪，并具有清热利尿、泻火解毒、降脂降压的功效，苹果富含果胶和膳食纤维，可以减少肠道内脂肪和胆固醇的堆积，本品非常适合尿道涩痛、湿热泻痢、高脂血症、高血压等患者食用。

🌸 **小贴士**

西瓜因在汉代从西域引入，故称"西瓜"。西瓜味道甘甜多汁，清爽解渴，是盛夏的佳果，为"瓜中之王"，既能祛暑热烦渴，又有很好的利尿作用，因此有"天然的白虎汤"之称。

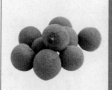

桂圆
Gui Yuan

别名: 益智、龙眼

适用量: 每日40克左右为宜　**热量:** 298千焦/100克

性味归经: 性温, 味甘; 归心、脾经

降脂关键

桂圆富含维生素C, 可促进胃肠蠕动, 减少肠道对胆固醇的吸收, 有效防治便秘, 还富含钾, 有利水减肥、降压的作用, 适合高脂血症、高血压以及肥胖的患者食用。

食疗功效

桂圆含有多种营养物质, 有补血安神、健脑益智、补养心脾的功效, 是健脾益智的佳品, 对失眠、心悸、神经衰弱、记忆力减退、贫血有较好的滋补作用, 对病后需要调养及体质虚弱的人有良好的食疗作用。

食用建议

心慌、头晕失眠、神经衰弱、健忘和记忆力减低者, 年老气血不足、产后体虚、贫血患者, 肿瘤患者及更年期女性可经常食用桂圆。有上火发炎症状、内有痰火或阴虚火旺以及湿滞饮停者, 舌苔厚腻、气壅胀满、肠滑泄泻、风寒感冒、消化不良者, 糖尿病患者, 痤疮、外科痈疽疔疮、女性盆腔炎、尿道炎、月经过多者, 应忌食。

选购保存

市售的干桂圆肉以色金黄、肉厚、质细软、体大、半透明、气香、味甜、嚼之口感"起砂"者为佳, 生晒桂圆肉为好。保存宜放干燥密闭的容器里保存。

♥ 温馨提示

挑选新鲜桂圆要注意, 三个手指捏果粒, 若果壳坚硬, 则表明果实较生未熟; 若感觉柔软而有弹性, 则是成熟的特征; 若软而无弹性, 是成熟过度, 即将变质。

相宜搭配

宜			
	桂圆 ＋ 莲子		养心安神、降低血脂
	桂圆 ＋ 山药		健脾胃、益心肺

195

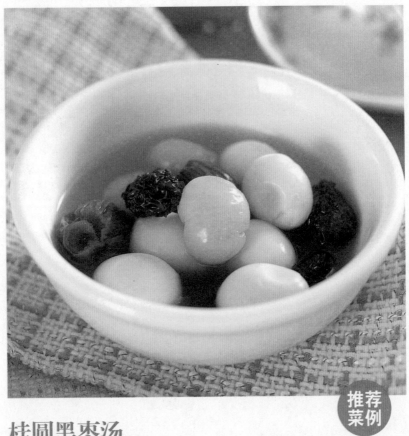

推荐菜例

桂圆黑枣汤

原料： 桂圆50克，黑枣10颗，冰糖适量

做法：

❶ 桂圆去壳，去核备用；黑枣用清水洗净，备用。

❷ 锅中加水烧开，下入黑枣煮5分钟，加入桂圆。

❸ 一起煮25分钟，再下冰糖煮至溶化即可。

专家点评： 桂圆肉营养丰富，具有增进红细胞及血红蛋白活性、升高血小板、改善毛细血管脆性、降低血脂、增加冠状动脉血流量的作用，对心血管疾病有防治作用。黑枣具有降低血压、补气养血的功效。所以，本品适合高脂血症、高血压、冠心病、贫血症等患者食用。

🍄 小贴士

桂圆有滋补作用，对病后需要调养及体质虚弱的人有辅助疗效，还是不可多得的抗衰老食品。

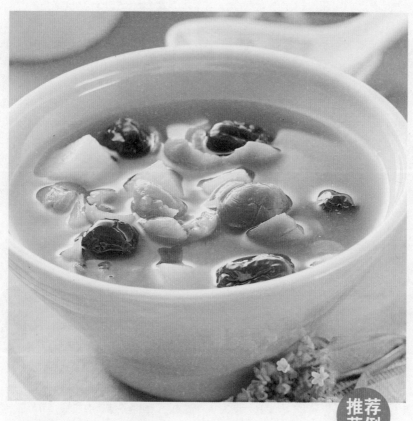

推荐菜例

桂圆山药红枣汤

原料： 桂圆肉100克，新鲜山药150克，红枣6枚，冰糖适量

做法：

❶ 山药削皮洗净，切小块；红枣洗净；煮锅内加3碗水煮开，加入山药块煮沸，再下红枣。

❷ 待山药熟透、红枣松软，将桂圆肉剥散加入，待桂圆之香甜味渗入汤中就可熄火，加冰糖提味即成。

专家点评： 桂圆肉可有效降低血脂、增加冠状动脉血流量的作用，对心血管疾病有防治作用。山药可有效降低血脂、血压和血糖，是高血压、糖尿病、高脂血症患者的食疗佳品。

🐾 小贴士

　　桂圆作为水果宜鲜食，变味的果粒不要吃。桂圆属温热食物，多食易滞气，有上火发炎症状时不宜食用。

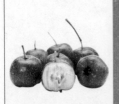

山楂
Shan Zha

别名：
山里红、酸楂

适用量： 每天3~4个　**热量：** 425千焦/100克（鲜品）

性味归经： 性微温，味酸、甘；归脾、胃、肝经

降脂关键

山楂所含的三萜类及黄酮类等成分，具有显著的扩张血管及降压作用，有增强心肌、抗心律不齐、调节血脂及胆固醇含量的功能。

食疗功效

山楂具有消食健胃、活血化淤、收敛止痢的功效，同时，它含有的黄酮类和维生素C、胡萝卜素等物质能够阻断并减少自由基的生成，增强机体的免疫力，有延缓衰老、抗癌的作用。山楂中果胶具有防辐射的作用，可以带走体内的放射性元素。

食用建议

一般人群皆可食用山楂，尤其适合食后腹满饱胀、上腹疼痛者，肠炎、中老年心脏衰弱、高血压、冠心病、心绞痛、高脂血症、阵发性心动过速及各种癌症患者，女性月经过期不来或产后淤血腹痛、恶露不尽者食用。但消化性溃疡及胃酸过多者及孕妇不能食用。

选购保存

宜选购外表呈深红色，鲜亮而有光泽，果实丰满、圆鼓并且叶梗新鲜的成熟山楂。山楂较易保存，放在常温处即可。

♥ 温馨提示

山楂中富含钙、维生素C、黄酮类物质、胡萝卜素及有机酸，可降低血糖、血压、血脂，可预防高血压、高脂血症以及糖尿病性脑血管疾病。

搭配宜忌

宜	山楂 ＋ 芹菜	可健胃消食 可降压降脂、清肝明目
忌	山楂 ＋ 牛奶	会影响消化功能

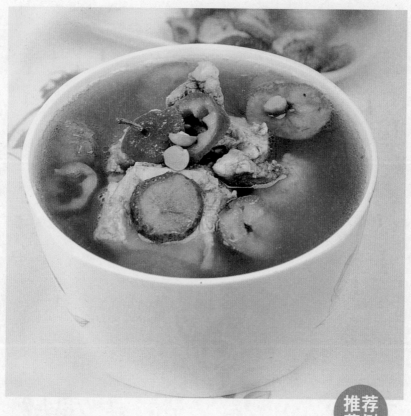

推荐菜例

山楂猪排汤

原料： 山楂100克，猪脊骨250克，黄精10克，清汤适量，盐4克，姜片3克，白糖4克

做法：

❶ 将山楂洗净去核；猪脊骨洗净斩块，汆水洗净备用；黄精洗净备用。

❷ 净锅上火倒入清汤，调入盐、姜片、黄精烧开后续煮30分钟。

❸ 再下入猪脊骨、山楂煲至熟，调入白糖搅匀即可。

专家点评： 本品具有滋阴补肾、健脾消食、疏肝理气等功效，适合肝肾亏虚型高脂血症患者食用，可改善头晕目眩、两目干涩、腰膝酸软等症。

🍵 小贴士

　　山楂不能空腹食用，因为山楂含有大量的有机酸、果酸、山楂酸、枸橼酸等成分，空腹食用，会使胃酸猛增，对胃黏膜造成不良刺激。

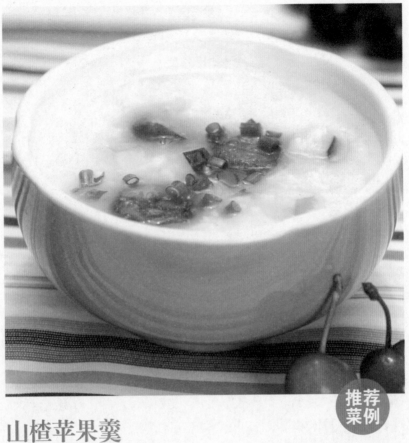

推荐
菜例

山楂苹果羹

原料： 山楂干20克，苹果50克，粳米100克，冰糖5克，葱花少许

做法：

❶ 粳米淘洗干净，用清水浸泡2小时；苹果洗净切小块；山楂干用温水稍泡后洗净。

❷ 锅置火上，放入粳米，加水煮至八成熟。

❸ 再放入苹果、山楂干煮至米烂，放入冰糖熬融后调匀，撒上葱花便可。

专家点评： 本品具有健脾消食、涩肠止泻、美白养颜、降压降脂等功效，适合胃肠胀气、脾虚泄泻、高脂血症、肥胖症等患者食用。

🍄 小贴士

应少食生山楂，因为生山楂中所含的鞣酸与胃酸结合容易形成胃石，而且很难消化掉，易引起胃溃疡、胃出血甚至胃穿孔。

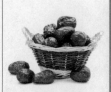

红枣
Hong Zao

别名：
大枣、大红枣、姜枣

适用量： 每日3~5个为宜　**热量：** 1155千焦/100克（干红枣）

性味归经： 性温，味甘；归心、脾、肝经

降脂关键

红枣中黄酮类、芦丁含量较高，黄酮可保护血管，降低胆固醇和血压，芦丁可使血管软化，保护血管，所以红枣也是高脂血症、高血压患者的保健食品。

食疗功效

红枣具有益气补血、健脾和胃、祛风之功效，对于治疗过敏性紫癜、贫血、高血压和肝硬化患者的血清转氨酶增高以及预防输血反应等有辅助作用。红枣中含有抗疲劳作用的物质，能增强人的耐力；红枣还具有减轻毒性物质对肝脏损害的功能。

食用建议

中老年人、女性朋友以及高血压、慢性肝病、心血管疾病、过敏性紫癜、支气管哮喘、气血不足、营养不良、心慌失眠、贫血头晕、肿瘤患者，以及化疗而致骨髓抑制不良反应者可经常食用红枣；但湿热内盛、糖尿病以及痰湿偏盛、腹部胀满等患者应少食或忌食。

选购保存

红枣以光滑、油润、肉厚、味甜、无霉蛀者为佳；保存宜用木箱或麻袋装，置于干燥处，防蛀、防霉、防鼠咬。

♥ 温馨提示

红枣富含钙和铁，对防治骨质疏松及贫血有重要作用，对高血压伴贫血的患者大有益处，也适合中老年人以及更年期女性食用。鲜枣中丰富的维生素C，能使体内多余的胆固醇转变为胆汁酸，可预防结石病。

相宜搭配

宜			
红枣	✚	白菜	清热润燥、降低血压
红枣	✚	黑木耳	既补血又降血脂

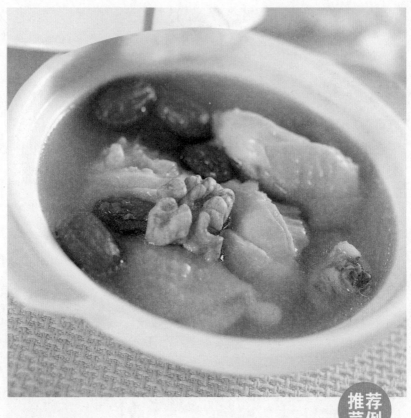

推荐
菜例

红枣鸡汤

原料：红枣5枚，鸡肉250克，核桃仁100克，盐少许

做法：

① 将红枣、核桃仁用清水洗净；鸡肉洗净，切成小块。

② 将砂锅洗净，加适量清水，放入核桃、红枣、鸡肉，以大火烧开。

③ 去浮沫，改用小火炖1小时，放入盐调味即可。

专家点评：红枣富含维生素C，可有效降低血中胆固醇，软化血管。核桃仁富含不饱和脂肪酸，可防治动脉硬化和冠心病等。本品可补肾益智、益气养血、润肠通便，适合肾虚腰膝酸软、遗精早泄、贫血、高脂血症等患者食用。

🍄 小贴士

红枣可以经常食用，但一次食用不可过量，否则会有损消化功能，造成便秘等症。

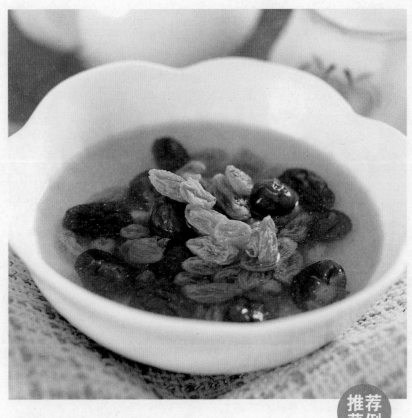

推荐
菜例

葡萄干红枣汤

原料： 葡萄干、红枣各20克，冰糖适量

做法：

① 葡萄干洗净。

② 红枣去核，洗净。

③ 锅中加适量水，放入葡萄干、红枣和冰糖煮至枣烂即可。

专家点评： 红枣中黄酮类、芦丁含量较高，有降血压、软化血管的作用；葡萄干可滋阴补血，促进血液循环，能预防动脉粥样硬化。本品具有补血益气、滋阴润燥、活血养颜等功效，适合气阴两虚型高脂血症患者食用。

🌸 **小贴士**

　　红枣最突出的特点是不仅维生素含量高，而且营养丰富。国外的一项临床研究显示：连续吃红枣的患者，身体恢复能力比单纯服维生素药剂快3倍以上。

203

高脂血症患者 宜 吃的坚果

坚果的营养价值非常高，可以调节人体的内分泌，提高免疫力，还具有防癌、抗癌的作用，常食坚果有益于我们的身体健康。

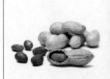

花生
Hua Sheng

别名：
长生果、长寿果、落花生

适用量：每日30克为宜	热量：1310千焦/100克（生花生）
性味归经：性平，味甘；归脾、肺经	

降脂关键

花生中某些维生素和微量元素成分有很好的降低血压、软化血管的作用，对保护血管、防治高血压及心血管疾病大有益处。

食疗功效

花生可以促进人体的新陈代谢、增强记忆力，可益智、抗衰老、延长寿命。此外，花生还具有止血功效，其外皮含有可对抗纤维蛋白溶解的成分，可改善血小板的质量。

食用建议

一般人皆可食用花生，尤其适合营养不良、脾胃失调、燥咳、反胃、脚气病、咳嗽痰喘、高血压、咯血、血尿的患者食用。但胆囊炎、慢性胃炎、慢性肠炎、脾虚便溏患者不宜食用。

选购保存

以果荚呈土黄色或白色、色泽分布均匀一致为宜。果仁以颗粒饱满、形态完整、大小均匀为好。应晒干后放在低温、干燥地方保存。

♥ **温馨提示**

花生所含的油脂成分花生四烯酸能增强胰岛素的敏感性，有利于降低血糖。

搭配宜忌

宜	花生 + 醋	增食欲、降血压 保护心脏、畅通血管
忌	花生 + 螃蟹	易导致胃肠不适、腹泻

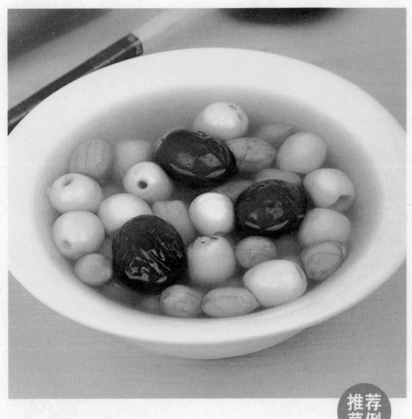

推荐
菜例

莲子红枣花生汤

原料： 莲子100克，花生50克，红枣5枚，冰糖55克

做法：

❶ 将莲子、花生、红枣分别用清水洗净备用。

❷ 锅上火倒入水，下入莲子、花生、红枣炖熟。

❸ 撇去浮沫，调入冰糖即可。

专家点评： 本品具有清心安神、益肾固精、降脂润肠等功效，适合心烦失眠、遗精滑泄、便秘、高血压、高脂血症等患者食用。

> **🍵 小贴士**
>
> 花生很容易受潮变霉，产生致癌性很强的黄曲霉毒素。黄曲霉毒素可引起中毒性肝炎、肝硬化、肝癌。这种毒素耐高温，煎、炒、煮、炸等烹调方法都分解不了它，所以一定要注意不可吃发霉的花生。

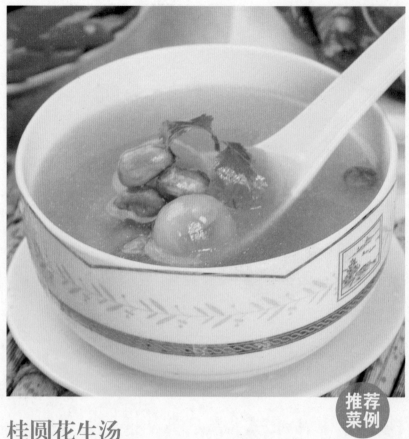

推荐
菜例

桂圆花生汤

原料： 桂圆10枚，花生100克，糖适量

做法：

① 将桂圆去壳，取肉备用。

② 花生用清水洗净，再放入水中浸泡20分钟，捞起备用。

③ 锅置火上，入清水适量，将桂圆肉与花生一起下入，煮30分钟后加糖调味即可。

专家点评： 本品能养血健脾、益智补脑、安神助眠，适合高脂血症伴失眠健忘、面色无华、食少乏力、体虚便秘等症者食用。

🍵 **小贴士**

在花生的诸多吃法中以炖吃为最佳。这样既避免了营养素的破坏，又具有了口感潮润、入口好烂、易于消化的特点，老少皆宜。食用花生时可将花生连红衣一起与红枣配合食用，既可补虚，又能止血，最适宜身体虚弱的出血患者食用。

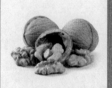

核桃
He Tao

别名：
胡桃、英国胡桃、波斯胡桃

适用量：每日4颗为宜　热量：2704千焦/100克（干核桃）

性味归经：性温，味甘；归肺、肾经

降脂关键

核桃中的 Ω-3 脂肪酸能维持血液疏通顺畅，所含的维生素 C 和膳食纤维能软化血管、降低胆固醇。

食疗功效

核桃具有温补肺肾、定喘润肠的作用，可用于治疗由于肝肾亏虚引起腰腿酸软、筋骨疼痛、须发早白、小便频数，妇女月经和白带过多等。核桃有助于消除面部皱纹，防止肌肤衰老，有护肤护发和防治手足皲裂等功效，是可以"吃"的美容护肤品。核桃中含有丰富的 B 族维生素和磷脂，可防止细胞老化，延缓衰老，提高记忆力，对大脑有很好的滋补作用。

食用建议

肾亏腰痛、肺虚久咳、气喘、便秘、健忘怠倦、食欲不振、腰膝酸软、气管炎、便秘、神经系统发育不良、神经衰弱、高血压、心脑血管疾病患者可经常食用核桃；但肺脓肿、慢性肠炎患者不宜食用核桃。

选购保存

应选个大、外形圆整、干燥、壳薄、色泽白净、表面光洁、壳纹浅而少的核桃。核桃仁要用有盖的容器密封装好，放在阴凉、干燥处存放，避免潮湿。

♥ 温馨提示

核桃仁含有较多的蛋白质及人体必需的不饱和脂肪酸，这些成分皆为大脑组织细胞代谢的重要物质，能滋养脑细胞，增强脑功能，预防阿尔茨海默病。

搭配宜忌

宜	核桃 + 鳝鱼	可降低血糖、强健筋骨
忌	核桃 + 鳖肉	会导致身体不适

207

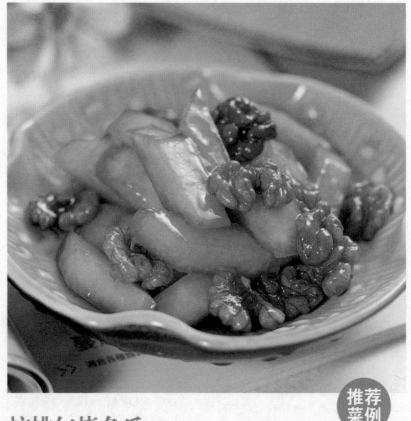

推荐
菜例

核桃仁烧冬瓜

原料： 冬瓜200克，核桃仁100克，白糖、冰糖、油、糖色各适量

做法：

① 将冬瓜洗净，削皮去瓤，切菱形片；核桃仁切片备用。

② 油锅烧热后放入清水、白糖、冰糖、糖色烧沸，放入冬瓜片，用大火烧约10分钟，然后用小火慢慢收稠糖汁。

③ 待冬瓜呈琥珀色时，撒入核桃仁片，装入盘内即可。

专家点评： 本品具有润肠通便、利尿通淋、补肾益智、降脂减肥等功效，适合便秘、肥胖症、高脂血症患者食用。

🍴 **小贴士**

核桃含有较多脂肪，所以一次吃得太多，会影响消化。有的人喜欢将核桃仁表面的褐色薄皮剥掉，这样会损失掉一部分营养，所以不要剥掉。

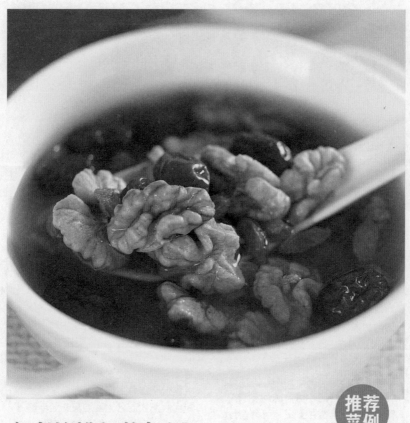

推荐菜例

蜜枣核桃仁枸杞汤

原料： 蜜枣125克，核桃仁100克，枸杞20克，白糖适量

做法：

❶ 将蜜枣去核洗净；核桃仁用开水泡开，捞出沥干水；枸杞洗净备用。

❷ 锅中加水烧开，将蜜枣、核桃仁、枸杞放入锅中煲20分钟。

❸ 最后放入白糖即可。

专家点评： 本品具有养肝补肾、濡目聪耳、降脂降压等功效，适合肾虚、两目干涩、耳鸣耳聋、高脂血症、高血压等患者食用。

🍄 **小贴士**

　核桃在国际市场上与扁桃、腰果、榛子一起，并列称为四大著名"世界坚果"。核桃在国外，人称"大力士食品""益智果""营养丰富的坚果"；在国内还享有"养人之宝""长寿果""万岁子"的美称。

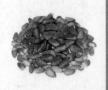

松子
Song Zi

别名：
海松子、红果松

适用量：每日25克为宜　热量：3003千焦/100克（松子仁）

性味归经：性平，味甘；归肝、肺、大肠经

降脂关键

松子仁中的脂肪成分是油酸、亚油酸等不饱和脂肪酸，具有防治动脉硬化的作用，有防止胆固醇增高以及预防高脂血症及心血管疾病的功能。

食疗功效

松子具有强阳补骨、滋阴养液、补益气血、润燥滑肠之功效；可用于病后体虚、肌肤失润、肺燥咳嗽、口渴便秘、头晕目眩、自汗、心悸等病症。松子中所含的磷和锰等元素，有益于大脑和神经，是学生和脑力工作者的健脑佳品，同时也可预防阿尔茨海默病。松子富含维生素E，可以有效软化血管、延缓衰老。

食用建议

松子的营养价值很高，对于很多病症都有很好的食疗作用。心脑血管疾病、体质虚弱、便秘、肺燥咳嗽、心悸、神经衰弱、阿尔茨海默病等患者以及脑力劳动者可经常食用松子；但腹泻患者以及痰湿重者不宜食用。

选购保存

以没有干枯或变色，闻起来应当比较新鲜，没有油脂变质气味的为佳。放入密闭干燥的容器里放阴凉干燥处保存，但不宜久存，以防变质。

❤ **温馨提示**

松子含有蛋白质、脂肪、糖类。所含脂肪大部分为亚油酸、亚麻酸等有益于健康的必需脂肪酸，钙、磷、铁等矿物质含量也很丰富，常吃可滋补强身。

搭配宜忌

宜	松子 ＋ 核桃	补脑益智，润肺、通便
忌	松子 ＋ 羊肉	易引起腹胀、胸闷

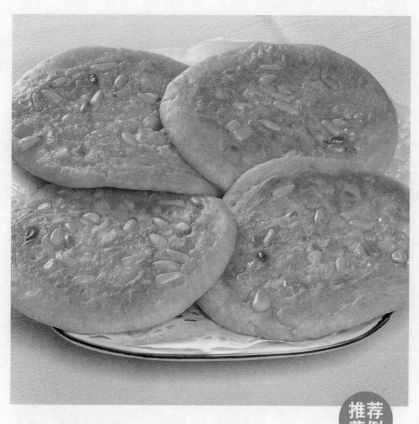

推荐菜例

松仁玉米饼

原料： 玉米粉100克，松仁50克，炼乳30克，鸡蛋清20克，淀粉10克，油适量

做法：

❶ 将玉米粉加水调好，静置待用。

❷ 将调好的玉米粉、炼乳、鸡蛋清、淀粉混合搅匀；松仁过油炸至微黄。

❸ 锅中涂层油，均匀摊上玉米粉团，撒上松仁，煎至两面微黄即可。

专家点评： 松子仁具有防治动脉硬化、高脂血症及冠心病的功能；玉米粉含丰富的钙、镁、硒等物质以及卵磷脂、维生素E、亚油酸等，都具有降低血清胆固醇的作用，可预防高血压和冠心病，减轻动脉硬化和脑功能衰退症状。

🌑 小贴士

松子中的磷和锰含量丰富，对大脑和神经有补益作用，是学生和脑力劳动者的健脑佳品，对阿尔茨海默病也有很好的预防作用。

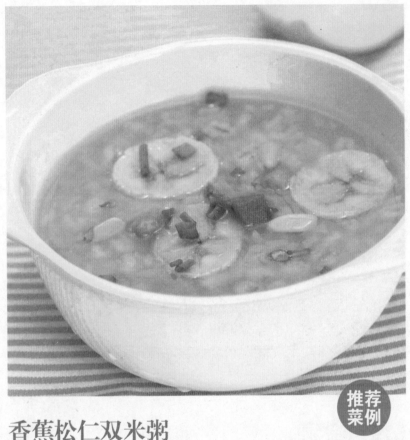

推荐菜例

香蕉松仁双米粥

原料：香蕉30克，松仁10克，低脂牛奶30毫升，糙米、糯米各50克，胡萝卜丁、豌豆各20克，红糖6克，葱少许

做法：

① 糙米、糯米、松仁洗净，浸泡1小时；香蕉去皮，切片；葱洗净，切葱花。

② 将糙米、糯米、豌豆、胡萝卜丁入锅煮至八成熟，加香蕉、松仁同煮。

③ 再加入牛奶煮至粥成，调入红糖入味，撒上葱花即可。

专家点评：松子仁中的脂肪成分是油酸、亚油酸等不饱和脂肪酸，具有防治动脉硬化的作用；低脂牛奶富含钙，可有效降低血脂和血压，还能预防老年性骨质疏松。

🍴 **小贴士**

松子油性比较大，不宜大量进食，当零食吃效果比较好。

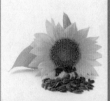

葵花子
Kui Hua Zi

别名：
向日葵子、瓜子

适用量：每日40克为宜　**热量：**2548千焦/100克（生葵瓜子）

性味归经：性平，味甘；归心、大肠经

降脂关键

葵花子中所含植物固醇和磷脂，能够抑制人体内胆固醇的合成，防止血浆胆固醇过多，可防止动脉硬化；其所含丰富的钾元素对保护心脏功能、预防高脂血症颇多裨益。葵花子中的亚油酸含量可达70%，不仅有助于降低人体的血液胆固醇水平，有益于保护心血管的健康，还可以有效地调节人体新陈代谢，并有预防"三高"的作用。

食疗功效

葵花子具有补虚损、降血脂、抗癌、防止衰老、提高免疫力、预防心血管疾病等作用；还有调节脑细胞代谢，改善其抑制机能的作用，故可用于催眠。常食还可美发，防治便秘。

食用建议

一般人皆可食用葵花子，尤其适合血痢、痈肿、便秘、动脉粥样硬化、高脂血症、高血压、冠心病、脑梗死患者食用；但肝脏病、急性肠炎、慢性肠炎等患者不宜食用。

选购保存

宜选购片粒阔大、子仁饱满、壳面光洁、干燥、杂质少的葵花子。保存宜放入密闭的玻璃瓶或塑料盒里，防潮防虫蛀。葵花子不宜长时间保存，因其富含油脂，易变质。

♥ 温馨提示

葵花子富含维生素E以及钙、硒等，可有效降低血糖，并有助于预防动脉硬化、冠心病，还能预防老年性骨质疏松症。

相宜搭配		
宜	葵花子 ＋ 芹菜	可降低血脂、通便润肠
	葵花子 ＋ 鸡肉	可补虚益气、养心安神

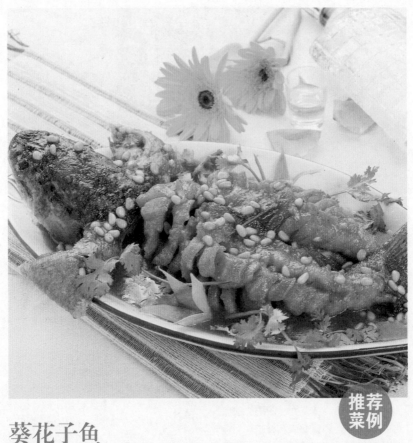

推荐
菜例

葵花子鱼

原料： 草鱼1条，淀粉500克，葵花子10克，番茄酱、白糖、白醋、盐各少许，油适量

做法：

❶ 草鱼洗净，将鱼头和鱼身斩断，于鱼身背部开刀，取出鱼脊骨，将鱼肉改成"象眼"形花刀，拍上干淀粉。

❷ 下油烧开，将拌有干淀粉的去骨鱼和鱼头放入锅中炸至金黄色捞出。

❸ 番茄酱、白糖、白醋、盐调成番茄汁，和葵花子一同淋于鱼上即可。

专家点评： 葵花子含有丰富的不饱和脂肪酸，不含胆固醇，有助于降低人体的血液胆固醇水平。草鱼有平肝降压作用，对高血压患者有很好的食疗效果。

🌸 **小贴士**

食用葵花子时尽量用手剥壳，或使用剥壳器，以免经常用牙齿嗑瓜子而损伤牙釉质。

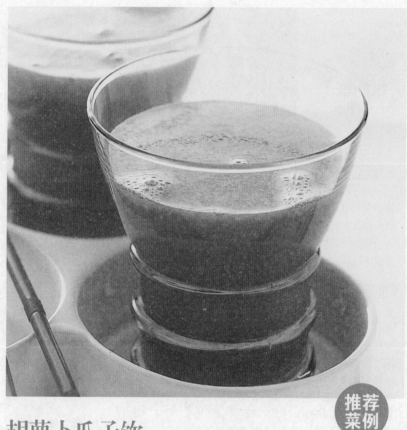

推荐菜例

胡萝卜瓜子饮

原料： 胡萝卜1小段，葵花子25克，白糖少许

做法：

① 葵花子放锅中炒香后，捣碎。

② 胡萝卜洗净，切成小粒状。

③ 胡萝卜粒与捣碎的葵花子加水倒入搅拌机中搅打成汁，加入白糖即可。

专家点评： 胡萝卜中富含的槲皮素、山奈酚能有效改善微血管循环，降低血脂，增加冠状动脉血流量，具有降压、强心的作用；葵花子可降低人体的血液胆固醇水平，也有益于心血管健康。因此，高血压及冠心病等患者常饮本品可改善全身症状。

🍵 小贴士

葵花子不宜多吃，多吃容易使舌头、口角糜烂，还会在吐壳时将大量津液吐掉，使味觉迟钝、食欲降低，甚至引起胃痉挛。

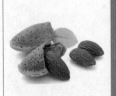

杏仁
Xing Ren

别名：
杏核仁、木落子

适用量： 每日10~20克（甜杏仁）为宜　　**热量：** 2419千焦/100克

性味归经： 性微温，味甘、酸；归肺经

降脂关键

杏仁不含胆固醇，但含有丰富的黄酮类和多酚类等成分，这种成分不但能够降低人体内胆固醇的含量，还能显著降低高血压、心脑血管疾病和很多慢性病的发病危险。

食疗功效

杏仁有生津止渴、润肺定喘的功效，可用于治疗口渴咽干、肺燥喘咳等症。此外，苦杏仁经酶水解后产生氢氰酸，对呼吸中枢有镇静作用，是一味可止咳化痰的中药材。杏仁含有丰富的脂肪油，可以促使皮肤角质层软化，减慢皮肤衰老的速度，还可促进皮肤微循环，达到润泽肌肤的效果。

食用建议

干咳无痰、肺虚久咳及便秘、因伤风感冒引起的多痰、咳嗽气喘、大便燥结、高血压、高脂血症、动脉粥样硬化等患者可经常食用杏仁；但产妇、婴儿、糖尿病患者不宜食用杏仁。此外，杏仁有苦甜之分，甜杏仁可以作为休闲小吃，也可做凉菜用；苦杏仁一般用来入药，并有小毒，不能多吃。

选购保存

不宜选购壳分裂、发霉或染色的杏仁，购买的杏仁颜色要均匀统一，此外，优质新鲜的杏仁气味香甜，杏仁宜放在密封的盒子里保存。

♥ 温馨提示

杏仁富含蛋白质、钙、铁、磷和维生素 E，有降低血糖和胆固醇的作用，此外，杏仁中所含的苦杏仁苷可保护血管，维持正常血压水平。

搭配宜忌

宜	杏仁 ✚ 菊花	可疏风散热、宣肺止咳
忌	杏仁 ✚ 小米	易引起胃胀、胃痛

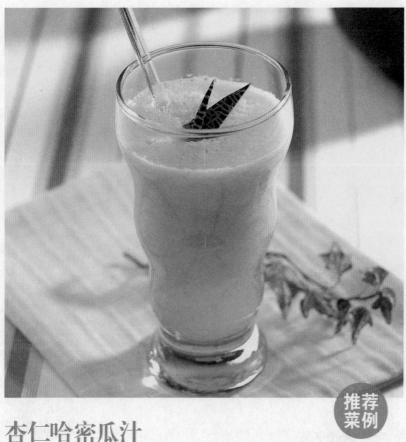

推荐菜例

杏仁哈密瓜汁

原料： 杏仁30克，哈密瓜300克，开水适量

做法：

① 哈密瓜用水洗净，削去皮，切成小块备用。

② 将杏仁、哈密瓜倒入榨汁机，加少量开水榨出汁。

③ 把汁倒入杯中即可饮用。

专家点评： 本品具有润肺止咳、生津止渴、润肠降脂的功效，适合肺虚咳嗽、暑热烦渴、口干咽燥的患者以及高脂血症、便秘等患者食用。

🍴 小贴士

　　杏仁分为甜杏仁及苦杏仁两种。甜杏仁，味道微甜、细腻，多用于食用，具有润肺、止咳、滑肠等功效。苦杏仁（又名北杏仁），带苦味，并有一定的毒性，多作药用，具有润肺、平喘的功效，但苦杏仁一次服用不可过多，每次以不高于9克为宜。

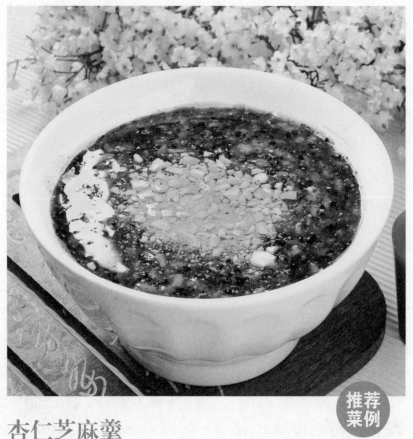

推荐菜例

杏仁芝麻羹

原料： 黑芝麻50克，杏仁30克，糯米300克，冰糖适量

做法：

1 糯米、杏仁均泡发洗净；将黑芝麻下锅用小火炒香，然后搽碎。

2 将糯米冷水下锅用大火熬10分钟，之后放黑芝麻、杏仁。

3 慢慢搅拌，20分钟后放冰糖即可。

专家点评： 本品具有润肺止咳、润肠通便、排毒降脂等功效，适合咳嗽痰多、便秘、高脂血症、阿尔茨海默病等患者食用。

🍵 **小贴士**

苦杏仁含有毒物质氢氰酸，过量服用可致中毒。食用前必须先在水中浸泡多次，并加热煮沸。

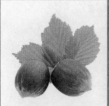

榛子
Zhen Zi

别名：
山板栗、榧子、尖栗

适用量： 每日30克左右为宜　**热量：** 2348千焦/100克（干榛子）

性味归经： 性平，味甘；归脾、胃、肾经

降脂关键

榛子具有降低胆固醇的作用，避免了肉类中饱和脂肪酸对身体的危害，能够有效地防止心脑血管疾病的发生。

食疗功效

榛子还有补脾胃、益气、明目的功效，并对消渴、盗汗、夜尿频多等肺肾功能不足之症颇有益处，榛子本身富含油脂，使脂溶性维生素更易为人体所吸收，有益于体弱、病后虚弱、易饥饿者的补养，还能有效延缓衰老、润泽肌肤。

食用建议

榛子富含油脂，且大部分是不饱和脂肪酸，使其所含的脂溶性维生素更容易被吸收，有很好的补虚作用，饮食减少、体倦乏力、眼花、形体消瘦、癌症、糖尿病、高脂血症患者可经常食用；但胆囊功能严重不良者、泄泻便溏者不宜食用。

选购保存

宜选购颗粒饱满、果仁肥白而圆，闻之味香，食之无"哈喇味"的榛子。贮藏要求低温，低氧，干燥，避光，适宜气温15℃以下，相对湿度60%以下，暗光。

♥ 温馨提示

榛子富含的维生素E，能够促进胰岛素的分泌，有效控制血糖过快上升，还富含钙、磷、铁等多种矿物质成分，糖尿病患者经常食用有助于降低血糖，控制病情。

相宜搭配

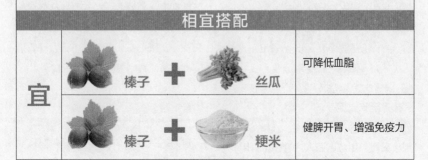

宜			
	榛子 **＋** 丝瓜		可降低血脂
	榛子 **＋** 粳米		健脾开胃、增强免疫力

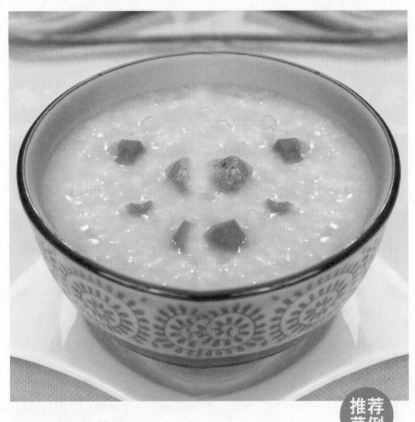

推荐
菜例

胡萝卜榛子粥

原料： 桂圆肉、榛子肉、胡萝卜各适量，粳米100克，白糖15克

做法：

❶ 粳米泡发洗净；胡萝卜去皮洗净，切小块；桂圆肉、榛子肉洗净。

❷ 锅置火上，注入清水，放入粳米用大火煮至米粒绽开。

❸ 放入桂圆肉、榛子肉、胡萝卜，改用小火煮至粥成，调入白糖即可食用。

专家点评： 桂圆可降低胆固醇含量，增加冠脉血流量；榛子含有β-谷甾醇，能够抑制人体对胆固醇的吸收，促进胆固醇降解代谢。本品具有补气健脾、养血补虚、降脂护心等功效，适合脾胃虚弱者、贫血者、高脂血症患者食用。

🌸 小贴士

长时间操作电脑的人多吃榛子，可以保护眼睛，小孩子吃榛子则有驱虫的功效。

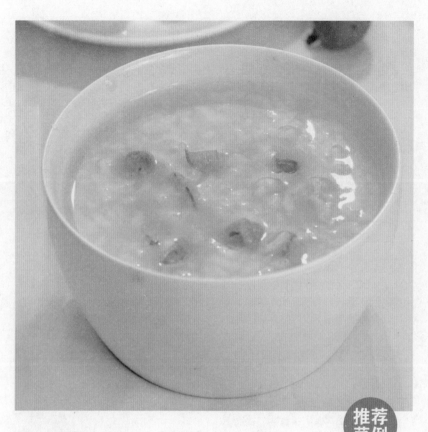

推荐菜例

桂圆榛子粥

原料: 榛子、桂圆肉、玉竹各20克,粳米90克,白糖20克

做法:

❶ 榛子去壳去皮,洗净,切碎;桂圆肉、玉竹洗净;粳米泡发洗净。

❷ 锅置火上,注入清水,放入粳米,用大火煮至米粒开花。

❸ 放入榛子、桂圆肉、玉竹,用中火煮至熟,放入白糖调味即可。

专家点评: 玉竹具有扩张动脉血管的作用,可预防冠心病和动脉硬化,此粥具有壮阳益气、养血安神、润肤美容等功效,适合高脂血症、血虚津亏者食用。

🍲 **小贴士**

　　榛子含有抗癌化学成分紫杉酚,它是红豆杉醇中的活跃成分,用于制药可以辅助治疗卵巢癌和乳腺癌以及其他一些癌症,有助于延长患者的生命期。

高脂血症患者 宜 吃的肉蛋奶

肉蛋奶食物中含有优质的蛋白质，高脂血症患者应适量补充，同时应注意荤素搭配，营养均衡，控制脂肪的摄入。

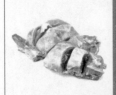

兔肉
Tu Rou

别名：
菜兔肉、野兔肉

适用量： 每日80克左右为宜　**热量：** 427千焦/100克

性味归经： 性凉，味甘；归肝、脾、大肠经

降脂关键

兔肉的脂肪和胆固醇低于其他肉类，且其脂肪多为不饱和脂肪酸。兔肉富含卵磷脂，不仅能够有效抑制血小板凝聚，防止血栓形成，而且能够有效降低胆固醇、预防脑功能衰退。

食疗功效

兔肉可滋阴凉血、益气润肤、解毒祛热。兔肉还含有丰富的卵磷脂，卵磷脂有抑制血小板凝聚和防止血栓形成的作用，还有保护血管壁、防止动脉硬化的功效，卵磷脂中的胆碱能提高记忆力，防止脑功能衰退。

食用建议

兔肉是肥胖症、慢性胃炎、胃溃疡、十二指肠溃疡、结肠炎等患者比较理想的肉食。孕妇、脾胃虚寒者不宜食用兔肉。

选购保存

肌肉呈红色，具有光泽，脂肪洁白或呈乳黄色为新鲜肉。冷冻储存。

♥ 温馨提示

对于高血压患者来说，吃兔肉可以防止血栓的形成，并且对血管壁有明显的保护作用。

搭配宜忌

宜	兔肉 + 枸杞	治疗高血压性头晕、耳鸣
忌	兔肉 + 橘子	导致腹泻

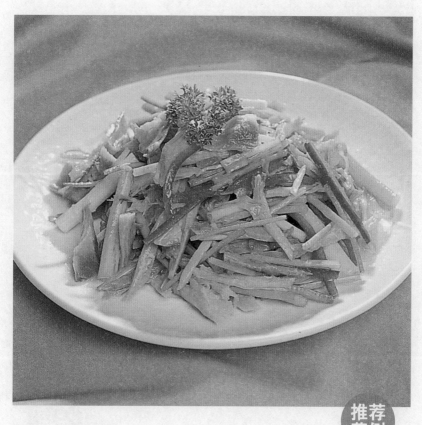

推荐菜例

芹菜兔肉

原料： 兔肉600克，芹菜150克，甜椒50克，盐、葱花、姜末、八角、桂皮、料酒、麻油各适量

做法：

❶ 兔肉清理干净，入高压锅，上火烧至软烂，取肉撕成丝，入盘。

❷ 芹菜、甜椒洗净切丝，入沸水中焯至断生，入盘。

❸ 将葱花、八角、姜末、桂皮、料酒、盐、麻油煮汁，浇兔肉、芹菜上即可。

专家点评： 兔肉是一种低脂肪、低胆固醇的肉类，非常适合高脂血症、肥胖症、糖尿病患者食用。芹菜高钾低钠，还含有丰富的维生素P，可以软化血管、降低血压和血脂。

🍵 小贴士

由于兔肉性凉，吃兔肉的最好季节是夏季，而在寒冬及初春季节，一般不宜吃兔肉。

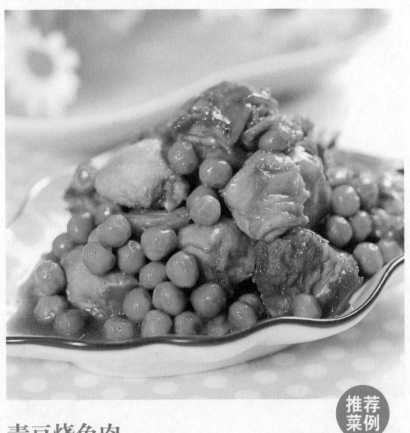

推荐菜例

青豆烧兔肉

原料： 兔肉200克，青豆150克，姜末、盐各5克，葱花、鸡精各3克，食用油适量

做法：

❶ 兔肉洗净，切成大块；青豆洗净。

❷ 将切好的兔肉入沸水中汆去血水，洗净待用。

❸ 锅上火，加油烧热，下入兔肉、青豆炒熟，加姜末、盐、鸡精调味，撒上葱花即可起锅。

专家点评： 本品中青豆富含植物性蛋白质，能有效降低胆固醇；兔肉富含卵磷脂，能抑制血小板聚集，防止血栓形成。因此常吃本品，有助于预防动脉硬化、脑血栓、心肌梗死等症的发生。

🍲 **小贴士**

兔肉味道鲜美、营养丰富，与其他食物一起烹调，会融入其他食物的滋味，所以又有"百味肉"的说法。

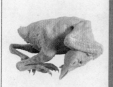

鸽肉
Ge Rou

别名：
家鸽肉、白凤

适用量： 每日100克左右为宜　　**热量：** 841千焦/100克

性味归经： 性平，味咸；归肝、肾经

降脂关键

鸽肉的脂肪含量低，且鸽的肝脏贮有极佳的胆素，可帮助人体很好地利用胆固醇，防止动脉硬化。

食疗功效

鸽肉具有补肾、益气、养血之功效。鸽血中富含血红蛋白，能使术后伤口更好地愈合。而女性常食鸽肉，可调补气血。鸽子肉中含有丰富的维生素A，每100克含维生素A53微克。维生素A有利于保护视力，防止病菌和毒素对人体的入侵，是维持免疫系统正常健康工作的重要营养素。此外，乳鸽肉含有丰富的软骨素，经常食用，可使皮肤变得白嫩、细腻。

食用建议

体虚、头晕、毛发稀疏脱落、头发早白、未老先衰、神经衰弱、记忆力减弱、贫血、高血压、高脂血症、冠心病、动脉硬化、妇女血虚经闭、习惯性流产、男子不育、精子活动力减退、睾丸萎缩、阴囊湿疹瘙痒等病症患者可经常食用鸽肉。但食积胃热、先兆流产、尿毒症患者不宜食用。

选购保存

选购时以无鸽痘，皮肤无红色充血痕迹，肌肉有弹性，经指压后凹陷部位立即恢复原位，具有鸽肉固有色泽和气味者为佳。鸽肉容易变质，宜放冰箱里冷藏。

♥ 温馨提示

鸽肉属高蛋白、低脂肪、低热量食物，不仅对降低血压、血脂有一定的疗效，还对糖尿病患者大有益处。

相宜搭配

宜			
	鸽肉 ➕ 红枣		补肾益气、散结痛经、降低血压
	鸽肉 ➕ 枸杞		治疗神经衰弱

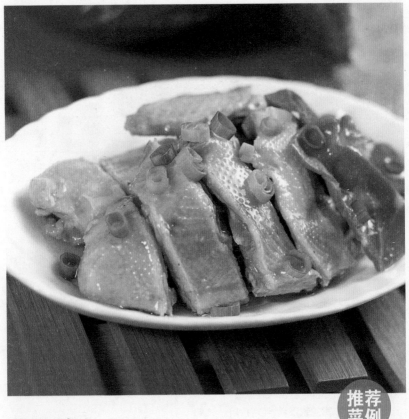

推荐菜例

蒸乳鸽

原料： 乳鸽2只，料酒、盐、味精、清汤、葱末、姜末各适量

做法：

1 将乳鸽洗净，入开水汆烫，捞出。

2 乳鸽放入盘内，加葱末、姜末、料酒、盐、味精，上屉蒸至七成熟，取出，去骨头、切块；将鸽肉放在汤碗内。

3 将清汤倒入盛鸽肉的汤碗，加盖，上笼蒸至鸽肉熟烂，取出即可。

专家点评： 鸽肉可补气虚、降血压和血脂，适合气血亏虚的高脂血症和高血压患者食用。此外，鸽子还能滋补肝肾、益气补虚、提高性欲，因此也适合肾虚的高脂血症患者食用。

🍴 **小贴士**

乳鸽骨含有丰富的软骨素，经常食用，可使皮肤变得白嫩、细腻，增强皮肤弹性，使面色红润。

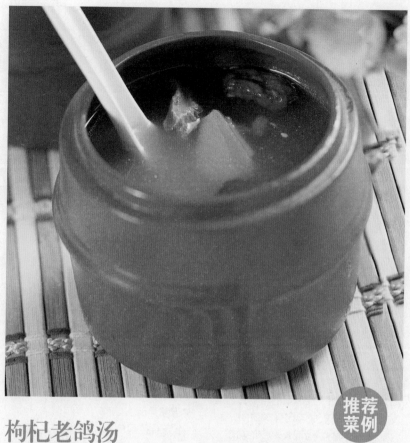

枸杞老鸽汤

原料： 枸杞10克，老鸽1只，盐、姜片各适量

做法：

❶ 老鸽清理干净，入沸水氽烫。

❷ 用冷水将老鸽冲凉，放入锅内，加适量水煮开。

❸ 将枸杞、姜片洗净放入锅中与鸽肉一起炖3~4小时，加盐调味即可。

专家点评： 鸽肉中的蛋白质极为丰富，而脂肪含量极低，是典型的高蛋白、低脂肪、低热量食物，对高血压、高脂血症、冠心病等症均有食疗作用。枸杞具有补肝肾、明目、降压的功效，也适合肝肾亏虚、视物昏花患者食用。

🍲 **小贴士**

鸽肉中的维生素A、维生素B_1、维生素B_2、维生素E及造血用的微量元素含量非常丰富。

227

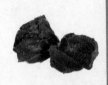

驴肉
LV Rou

别名：
漠骊肉、毛驴肉

适用量： 每日80克左右为宜　　**热量：** 485千焦/100克（驴瘦肉）

性味归经： 性平，味甘、酸；归心、肝经

降脂关键

驴肉是典型的高蛋白质、低脂肪食物，胆固醇含量也不高，而且它还富含钾，可防治血管硬化，调节体液的酸碱平衡，参与细胞内的糖和蛋白质的代谢。

食疗功效

驴肉中氨基酸构成十分全面，8种人体必需氨基酸和10种非必需氨基酸的含量都十分丰富；是一种高蛋白、低脂肪、低胆固醇肉类；驴肉的不饱和脂肪酸含量，尤其是生物价值极高的亚油酸、亚麻酸的含量都远远高于猪肉、牛肉。驴肉含有丰富的铁质，性味甘凉，有补气养血、利肺的功效，对体弱劳损、气血不足和心烦者有较好的疗效。

食用建议

脾虚肾亏、身体羸弱者及贫血症患者宜吃驴肉。但慢性肠炎、腹泻患者、瘙痒性皮肤病患者以及孕妇不宜食用驴肉。

选购保存

选购挑选熟驴肉先要看包装，包装应密封、无破损、无胀袋；注意熟肉制品的色泽，肉质部分呈暗褐色无光泽为次鲜驴肉。熟驴肉的存储应在0~4℃的条件下冷藏保存，否则容易变质。

♥ 温馨提示

不要购买色泽太艳的驴肉，色泽太艳是人为加入了合成色素或发色剂造成的。

相宜搭配

宜			
	驴肉 ＋ 红椒		开胃消食
	驴肉 ＋ 大蒜		增进食欲

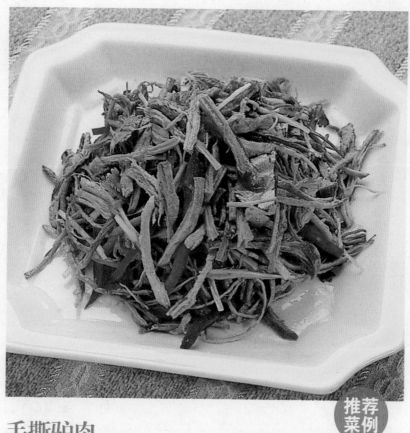

推荐菜例

手撕驴肉

原料：驴肉、甜椒各适量，葱白、香菜、盐、生姜、八角、桂皮、料酒、麻油各适量

做法：

❶ 驴肉洗净，入水氽烫；甜椒、葱白洗净切丝；香菜洗净切段。

❷ 驴肉入高压锅，加清水和各种调料，上火压至软烂，取肉撕成丝。

❸ 将上述所有材料加麻油拌均匀，装盘即可。

专家点评：驴肉是高蛋白、高氨基酸、低脂肪、低胆固醇食物，还富含不饱和脂肪酸，对高脂血症和动脉硬化有很好的预防作用。

🍴 小贴士

驴肉汤不腥不膻，风味独特，鲜美无比，营养丰富，四季皆宜。肉驴中以黑驴肉吃起来口味最佳。

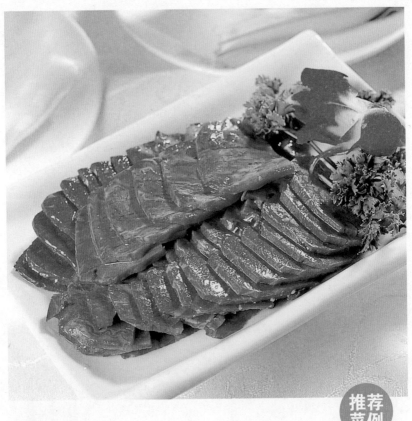

推荐菜例

腊驴肉

原料：腊驴肉500克，盐1克，味精1克，醋10毫升，老抽15毫升，红油20毫升

做法：

❶ 腊驴肉洗净，切片。

❷ 锅内注水烧沸，放入切好的驴肉片汆熟后，捞起晾干装入碗中，向碗中加入盐、味精、醋、老抽、红油拌匀。

❸ 再倒入盘中即可。

专家点评：驴肉味道鲜美，是一种高蛋白、低脂肪、低胆固醇肉类。中医认为，驴肉性味甘凉，有补气养血、滋阴壮阳、安神去烦功效，治体虚劳损。

🍀 小贴士

　　驴肉不宜与猪肉同食，否则易致腹泻，食驴肉后忌饮荆芥茶。平素脾胃虚寒者、有慢性肠炎者、腹泻者忌食驴肉。

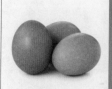

鸡蛋
Ji Dan

别名：
鸡卵、鸡子

适用量： 每日1个鸡蛋（60克）为宜 **热量：** 577千焦/100克（白皮鸡蛋）

性味归经： 性平，味甘；归脾、肺经

降脂关键

鸡蛋中含有的卵磷脂可使血清胆固醇和脂肪乳转化为极细的颗粒并保持悬浮状态，不易在血管内沉积，可预防动脉硬化。鸡蛋中的维生素 B_6 和维生素 B_{12} 也有利于净化血液，降低患心脑血管疾病的风险。

食疗功效

鸡蛋清性微寒而气清，能益精补气、润肺利咽、清热解毒，还具有护肤美肤的作用，有助于延缓衰老。鸡蛋黄中的卵磷脂、胆固醇和卵黄素，能够维护神经系统的功能，促进身体发育。鸡蛋含有人体几乎所有需要的营养物质，并且是人类获取营养的理想食物。每天食用一个鸡蛋，是不少长寿老人的延年益寿经验之一，但对于高脂血症患者来说，不宜食用蛋黄。

食用建议

身体虚弱、贫血、营养不良、女性产后病以及高血压、高脂血症、冠心病等老年患者可经常食用鸡蛋。肝炎、高热、腹泻、胆石症、皮肤生疮化脓、肾炎、血脂紊乱等病症患者要慎食鸡蛋。

选购保存

用拇指、食指和中指捏住鸡蛋摇晃，好的鸡蛋没有声音。在 20℃ 左右时，鸡蛋大概能放一周，如果放在冰箱里保存，最多保鲜半个月。

♥ 温馨提示

炒鸡蛋前宜将鸡蛋顺一个方向搅打，并加入少量水，这样可使鸡蛋更加鲜嫩。

相宜搭配

宜			
	鸡蛋 **+** 羊肉		延缓衰老
	鸡蛋 **+** 苦瓜		有利于骨骼、牙齿及血管的健康

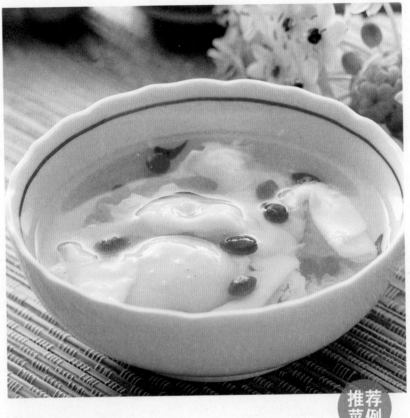

推荐
菜例

枸杞蛋包汤

原料：枸杞20克，鸡蛋2个，盐5克

做法：

❶ 枸杞用水泡软洗净。

❷ 锅中加两碗水煮开后转中火，打入鸡蛋。

❸ 将枸杞放入锅中和鸡蛋同煮至熟，加盐调味即可。

专家点评：枸杞含有丰富的生物活性物质，具有降低血压、降低胆固醇和防止动脉硬化形成的作用。鸡蛋清富含卵磷脂，对降低胆固醇和血脂有很好的作用。本品能养肝明目、益气补虚、益智降脂，适合失眠健忘、气虚乏力等症，也适合高脂血症、高血压患者食用。

🍜 小贴士

生鸡蛋不能食用，因生蛋中含有沙门氏菌，抵抗力差的人，如婴儿、老人及胃肠较弱的人，进食半生半熟或生鸡蛋后，容易令胃肠产生不适。

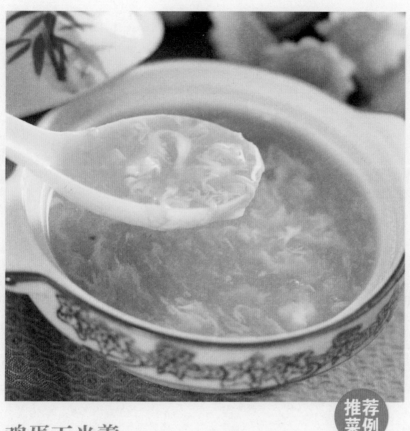

推荐菜例

鸡蛋玉米羹

原料： 玉米浆300毫升，鸡蛋2个，料酒10毫升，白糖2克，葱15克，鸡油15克，菱粉75克，盐、味精各适量

做法：

❶ 鸡蛋打散；葱择洗净切成葱花。

❷ 锅置火上，倒入玉米浆、料酒、盐、味精，烧开后用菱粉勾成薄芡，淋入蛋液。

❸ 调入白糖，再淋入鸡油推匀，撒上葱花即可起锅。

专家点评： 玉米含丰富的粗纤维、钙、镁、硒等物质以及卵磷脂、维生素E、亚油酸等，这些成分都具有降低血清胆固醇的作用，可预防高血压和冠心病，减轻动脉硬化和脑功能衰退症状。

🍄 小贴士

鸡蛋几乎含有人体需要的所有营养要素，所以被人们誉为"理想的营养库""完全蛋白质模式"。

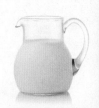

牛奶
Niu Nai

别名：
牛乳

适用量： 每日300毫升左右为宜　**热量：** 226千焦/100克

性味归经： 性平，味甘；归心、肺、胃、肾经

降脂关键

牛奶含有大量的钙，能够降低人体内的脂肪，从而预防高脂血症。牛奶中的一些成分有抑制胆固醇的作用，经常喝牛奶能够降低血压，降低心脏病和脑卒中的发生概率。

食疗功效

牛奶具有补肺健脾、生津润肠、美白养颜的功效。牛奶中的碘、锌和卵磷脂能大大提高大脑的工作效率，牛奶还能促进心脏和神经的耐疲劳性。喝牛奶能促进睡眠安稳，泡牛奶浴可以改善失眠。常喝牛奶还能使皮肤白皙光滑，增强皮肤弹性。

食用建议

一般人群皆可食用牛奶，尤其适合消化道溃疡、病后体虚、黄疸、大便秘结、气血不足、营养不良等患者食用，高脂血症、高血压、糖尿病、肥胖症以及心脑血管疾病的患者宜食用脱脂牛奶。

肝硬化、泌尿系统结石、肾衰竭等患者不宜食用牛奶。

选购保存

新鲜牛奶应有鲜美的乳香味，以乳白色、无杂质、质地均匀为宜。牛奶买回来后应尽快放入冰箱冷藏，以低于7℃为宜。

♥ 温馨提示

牛奶一般要温热饮用，饮用牛奶的最佳时间是晚上入睡前，此时饮用牛奶既可以促进睡眠，又会使牛奶的防病功效得到更好发挥。

搭配宜忌

宜	牛奶 ＋ 木瓜	可降糖降压、美白养颜
忌	牛奶 ＋ 橘子	易发生腹胀、腹泻

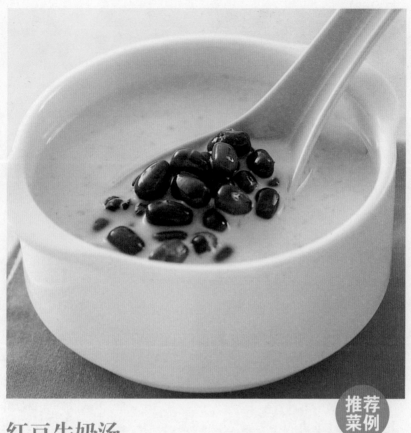

推荐
菜例

红豆牛奶汤

原料： 红豆50克，牛奶200毫升，蜂蜜
适量

做法：

① 红豆洗净，泡水8小时。

② 红豆放入锅中，开中火煮约30分
钟，再用小火焖煮约30分钟备用。

③ 将红豆、蜂蜜、牛奶放入碗中，搅
拌均匀即可。

专家点评： 牛奶中富含的镁元素和钙元
素能保护心血管系统，可减少血液中的
胆固醇含量，对高血压、高脂血症以及
动脉硬化的患者都大有好处；红豆利水
消肿、降压降脂。所以本品有补肺健
脾、养血补血、降脂利尿的功效。

🍵 **小贴士**

低脂奶适合老年人、血压偏高人
群。高钙奶适合中等及严重缺钙的
人，还适用于少儿、老年人以及易怒
者、失眠者以及工作压力大的女性。

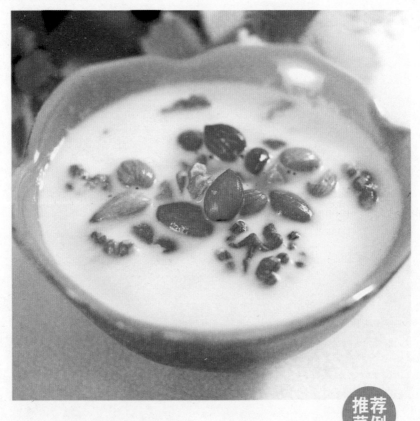

推荐菜例

杏仁核桃牛奶饮

原料： 杏仁35克，核桃仁30克，牛奶250毫升，白糖10克

做法：

① 杏仁、核桃仁放入清水中洗净。

② 将杏仁、核桃仁、牛奶放入炖锅内，加清水后将炖锅置火上烧沸。

③ 再用小火熬煮25分钟，加入白糖调味即成。

专家点评： 杏仁和核桃仁富含多种不饱和脂肪酸，对高脂血症和高血压患者大有益处，还可润肺止咳、润肠通便、补脑益智，常食本品不仅能稳定血脂和血压，预防动脉硬化，还可预防阿尔茨海默病。

🍴 **小贴士**

袋装牛奶不要加热饮用，否则会破坏牛奶中的营养成分，而且牛奶中添加的维生素也会遭到破坏。

高脂血症患者 宜 吃的水产品

水产品是蛋白质、脂肪、矿物质和维生素的良好来源，是营养价值较高的优质食品，其味道鲜美、营养丰富，而且还有较好的降脂作用。

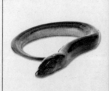

鳝鱼
Shan Yu

别名：
黄鳝、长鱼

适用量： 每日100克左右为宜   **热量：** 372千焦/100克

性味归经：性温，味甘；归肝、脾、肾经

降脂关键

鳝鱼中含有异常丰富的不饱和脂肪酸，有降低胆固醇的作用。

食疗功效

鳝鱼具有补气养血、祛风湿、强筋骨、壮阳等功效，对降低血液中胆固醇的浓度，预防因动脉硬化而引起的心血管疾病有显著的食疗作用，还可用于辅助治疗面部神经麻痹、中耳炎、乳房肿痛等病症。

食用建议

身体虚弱、气血不足、高脂血症、冠心病、糖尿病患者宜常吃鳝鱼。

瘙痒性皮肤病、痼疾宿病、支气管哮喘、淋巴结核、癌症、红斑性狼疮等患者不宜吃鳝鱼。

选购保存

鳝鱼要挑选大而肥的、体色为灰黄色的活鳝。鳝鱼最好现杀现烹，不要吃死鳝鱼，特别是不宜食用死过半天以上的鳝鱼。

♥ 温馨提示

由于鳝鱼含有组织胺，死后会产生有害物质，不能烹调食用，所以买鳝鱼要活的，现宰现用。

搭配宜忌

宜	鳝鱼 + 青椒		可降低血糖
忌	鳝鱼 + 菠菜		易导致腹泻

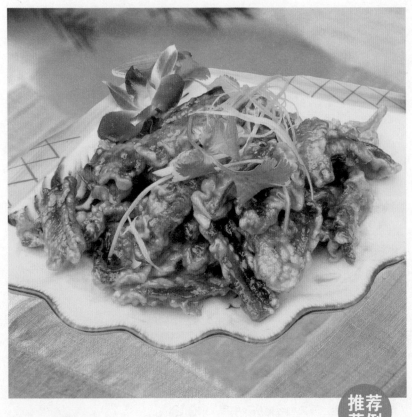

推荐
菜例

皮条鳝鱼

原料：鳝鱼400克，葱丝、酱油、醋、白糖、蒜蓉、料酒、盐、淀粉、油各适量

做法：

① 将鳝鱼清理干净，切条，用料酒、盐和淀粉调匀挂糊。

② 油烧热，将鳝鱼条炸至熟捞起。

③ 将酱油、醋、白糖、蒜蓉调成卤汁，炒锅倒入卤汁用旺火烧沸，放入鳝鱼条翻炒，起锅装盘，撒上葱丝即可。

专家点评：鳝鱼对降低血液中胆固醇的浓度，预防因高脂血症引起的动脉硬化等心血管疾病有显著的食疗作用。本菜还具有补气养血、祛风湿、强筋骨、壮阳等功效。

🍶 **小贴士**

　　鳝鱼含有较高的维生素A。维生素A可以增进视力，促进上皮细胞的新陈代谢。

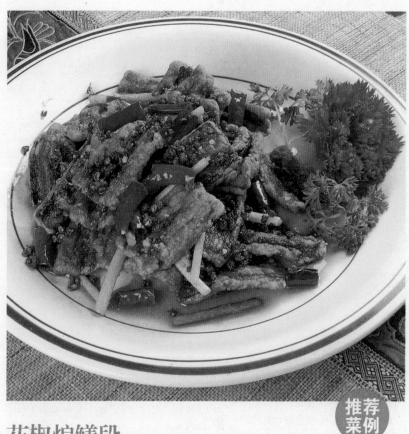

推荐
菜例

花椒煽鳝段

原料： 鳝鱼450克，蒜薹、干辣椒、蒜蓉、花椒、盐、鸡精、料酒、红油、油各适量

做法：

① 鳝鱼洗净，切段；蒜薹洗净切段；干辣椒洗净切段。

② 炒锅注入适量油烧至六成热，下入鳝段炸至熟，捞起沥油。

③ 锅底留少许油，倒入蒜蓉和干辣椒爆香，倒入鳝段和蒜薹同炒，加入花椒、盐、鸡精、料酒、红油调味，起锅装盘。

专家点评： 鳝鱼中含有丰富的不饱和脂肪酸，有降低胆固醇和甘油三酯的作用。本菜还有散寒除湿的功效。

🍮 小贴士

　　将鳝鱼背朝下铺在砧板上，用刀背从头至尾拍打一遍，这样可使其烹调时受热均匀，更易入味。

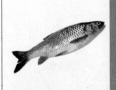

草鱼
Cao Yu

别名：
混子、鲩鱼、白鲩

适用量： 每日100克左右为宜　**热量：** 473千焦/100克

性味归经： 性温，味甘，无毒；归肝、胃经

降脂关键

草鱼中含有丰富的不饱和脂肪酸，能降低血液中对人体有害的胆固醇和甘油三酯，能有效地控制人体血脂的浓度，预防心血管疾病。

食疗功效

草鱼具有暖胃、平肝、祛风、活痹、截疟、降压、祛痰及轻度镇咳等功能，是温中补虚的养生食品。草鱼中含有丰富的硒元素，硒元素是很好的抗氧化物质，能够延缓衰老。硒元素还能够调节蛋白质的合成，增强人体的免疫力，预防多种疾病。此外，草鱼对增强体质、延缓衰老有食疗作用。而且，经常食用草鱼还可以预防乳腺癌。

食用建议

一般人群均可食用，尤其适合虚劳、风虚头痛、肝阳上亢高血压、久疟、冠心病、高脂血症、糖尿病、脑卒中、小儿发育不良、水肿、肺结核、产后乳少等患者。

选购保存

应购买鲜活的草鱼。将草鱼放在水中，游在水底层，且鳃盖起伏均匀在呼吸的为鲜活草鱼。将鲜活草鱼宰杀洗净放入冰箱内保存。

♥ 温馨提示

草鱼肉中含有丰富的硒元素，经常食用，有稳定血糖的功效，还可抗衰老、养颜美容，而且对肿瘤患者也有食疗作用。

搭配宜忌

宜	草鱼 **+** 冬瓜		可清热、平肝、降压
忌	草鱼 **+** 番茄		会抑制铜元素释放

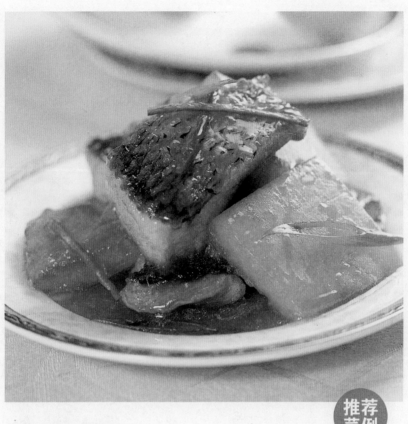

推荐菜例

草鱼煨冬瓜

原料： 冬瓜500克，草鱼250克，生姜10克，葱2克，料酒10毫升，盐5克，醋5毫升，油适量

做法：

❶ 将草鱼去鳞、鳃和内脏，洗净切块；冬瓜洗净，去皮切块。

❷ 炒锅内加油烧沸，将草鱼放入锅内煎至金黄色，加冬瓜、盐、生姜、葱、料酒、醋、水各适量。

❸ 煮沸后转小火炖至鱼肉熟烂即成。

专家点评： 冬瓜所含的热量极低，尤其适合高脂血症、糖尿病、肥胖症等患者；草鱼含有丰富的不饱和脂肪酸，可降低血中胆固醇，软化血管。本品可辅助治疗高脂血症、高血压等症。

🍄 小贴士

　　冬瓜在采摘后放于干燥的地方，不能阴暗潮湿，否则容易发生霉变、生虫，冬瓜在切开后应尽快食用。

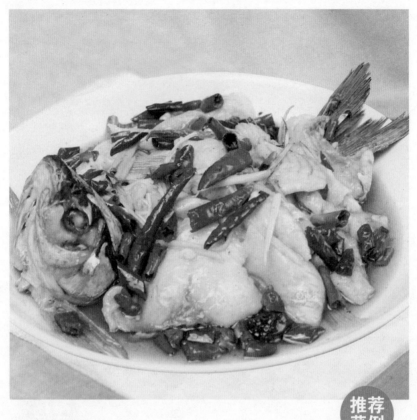

推荐菜例

热炝草鱼

原料：草鱼400克，生姜、干红椒各适量，盐、辣椒粉各3克，料酒、麻油各10毫升，味精2克，油适量

做法：

❶ 草鱼清理干净，切片，加盐、味精、辣椒粉、料酒腌渍；生姜去皮洗净，切丝；干红椒洗净，切段。

❷ 油锅烧热，下生姜、干红椒炒香，放入草鱼炸熟。

❸ 淋入麻油，起锅装盘即可。

专家点评：本品中草鱼含有不饱和脂肪酸，常食可降低血中胆固醇，对血液循环有利，且有增强免疫的作用，适合高血压、高脂血症患者常食。

🌶 **小贴士**

草鱼胆有降压、祛痰及轻度镇咳的作用。草鱼胆虽可治病，但胆汁有毒，食用须慎重。

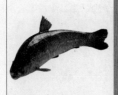

青鱼
Qing Yu

别名：
螺蛳鱼、乌青鱼、
青根鱼

适用量：每日100克左右为宜　热量：494千焦/100克

性味归经：性平，味甘；归脾、胃经

降脂关键

青鱼肉及青鱼肠子富含不饱和脂肪酸，它是脑细胞的基质，有利于降低胆固醇，减少脑出血的发病率。

食疗功效

青鱼具有补气、健脾、养胃、化湿、祛风、利水等功效，对脚气湿痹、烦闷、疰疾、血淋等症有较好的食疗作用。青鱼富含锌元素和硒元素，能帮助维护细胞的正常复制，强化免疫功能，有延缓衰老、抑制肿瘤的作用。青鱼中含有的多元不饱和脂肪酸能够防止记忆力衰退。

食用建议

水肿、肝炎、肾炎、脚气、脾胃虚弱、气血不足、营养不良、高脂血症、高胆固醇血症、动脉硬化等病症患者可经常食用青鱼。

痈疖疔疮、皮肤湿疹、疥疮瘙痒等病症患者不宜食用青鱼。

选购保存

选购青鱼的时候若青鱼的鳃盖紧闭，不易打开，鳃片鲜红，鳃丝清晰，表明鱼质量新鲜。新鲜的鱼眼球饱满突出，角膜透明，眼面发亮。在活鱼嘴里滴些白酒，放在阴凉黑暗的地方，盖上透气的东西，即使在夏天也能存放3~5天。

♥ 温馨提示

青鱼胆有毒，处理鱼时，切勿弄破鱼胆，要把鱼胆完整去除。

搭配宜忌

宜	青鱼 ＋ 银耳	滋补身体
忌	青鱼 ＋ 李子	引起身体不适

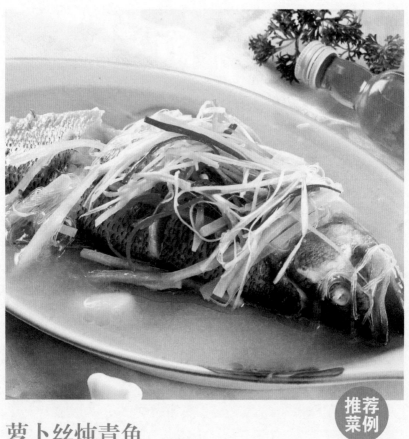

推荐
菜例

萝卜丝炖青鱼

原料： 青鱼1条，白萝卜100克，粉丝50克，青椒10克，红椒10克，盐3克，生姜、蒜、料酒、鸡精、油各适量

做法：

❶ 青鱼洗净打花刀，用盐和料酒腌渍；粉丝泡发；蒜、白萝卜、青椒、红椒、生姜均洗净切丝。

❷ 锅中加油烧热，加水，放鱼入锅，大火煮至汤变白色。

❸ 放入白萝卜丝，青椒丝、红椒丝、姜丝、粉丝、蒜、盐、鸡精，小火煮3分钟即可盛出。

专家点评： 本品能够降低胆固醇，促进脂肪代谢，适合高血压、糖尿病、高脂血症、肥胖症等患者食用。

> 🍲 **小贴士**
>
> 《食疗本草》中说青鱼"益心力"。青鱼胆性味苦寒，清热解毒，但生吃有毒。

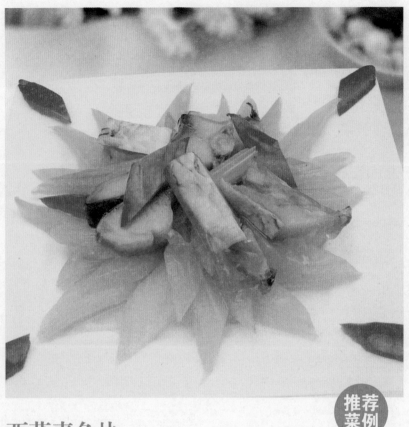

推荐菜例

西芹青鱼块

原料: 青鱼120克,西芹150克,盐、味精各3克,红椒10克,白酒、生抽、麻油各10毫升,油适量

做法:

❶ 青鱼肉洗净,斩块,用白酒、盐、味精腌渍15分钟;西芹洗净,切段;红椒洗净,切菱形片。

❷ 炒锅上火,注油烧至六成热,下鱼块炒至颜色微变,捞出,沥干油分。

❸ 锅内留油,放入红椒爆香,下西芹炒熟,加入鱼块炒匀,加盐、味精、生抽、麻油调味,盛盘即可。

专家点评: 本品对高脂血症、高血压以及动脉硬化等病都有一定的食疗作用。

🍄 小贴士

青鱼富含赖氨酸,而人们日常主食中普遍缺乏赖氨酸,因此常吃青鱼可发挥蛋白质互补作用,提升食物的营养价值。

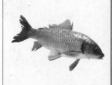

鲤鱼
Li Yu

别名:
白鲤、黄鲤、赤鲤

适用量: 每日100克左右为宜　**热量:** 456千焦/100克

性味归经: 性平,味甘;归脾、肾、肺经

降脂关键

鲤鱼脂肪含量不高,以液体形式存在,大部分是不饱和脂肪酸,有显著降低胆固醇的作用。

食疗功效

鲤鱼有滋补健胃、利水消肿、通乳、清热解毒、止咳下气的功效,可用来辅助治疗各种水肿、腹胀、少尿、黄疸、孕妇胎动不安、乳汁不通等症。常食鲤鱼还可以预防冠心病、延缓衰老。鲤鱼还能够调节人体内分泌代谢,对糖尿病有一定的辅助治疗作用。

食用建议

食欲低下、情绪低落、胎动不安者,心脏性水肿、营养不良性水肿、脚气水肿、女性妊娠水肿、肾炎水肿、黄疸肝炎、肝硬化腹水、咳喘等病症患者可经常食用鲤鱼。红斑狼疮、痈疽疔疮、荨麻疹、支气管哮喘、小儿腮腺炎、血栓闭塞性脉管炎、恶性肿瘤、淋巴结核、皮肤湿疹等病症患者不宜食用鲤鱼。

选购保存

最好的鲤鱼游在水的下层,呼吸时鳃盖起伏均匀。在鲤鱼的鼻孔滴一两滴白酒,把鱼放在通气的篮子里,盖一层湿布,能使鱼活2~3天。

♥ 温馨提示

鲤鱼的胆汁有毒,生食或熟食都会引起中毒,从而出现胃肠症状、脑水肿、中毒性休克等,严重者还可导致死亡。

搭配宜忌

宜	鲤鱼 ＋ 冬瓜	可增强免疫力
忌	鲤鱼 ＋ 鸡肉	妨碍营养吸收

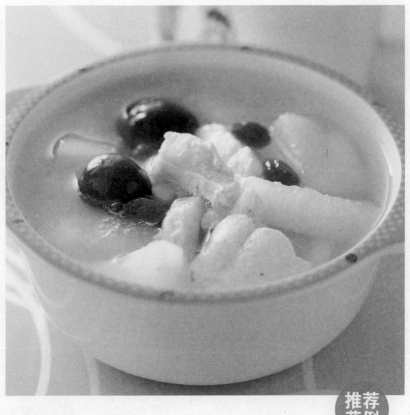

冬瓜鲤鱼汤

原料： 茯苓25克，红枣30克，枸杞15克，鲤鱼450克，冬瓜200克，盐、姜片各适量

做法：

❶ 将茯苓、红枣、枸杞洗净，茯苓压碎用棉布袋包起，一起放入锅中。

❷ 鲤鱼洗净，取鱼肉切片，鱼骨切小块后用棉布袋包起备用。

❸ 冬瓜去皮洗净，切块状，和姜片、鱼骨包一起放入锅中，加入适量水，用小火煮至冬瓜熟透，放入鱼片，转大火煮滚，加盐调味，再挑出药材包和鱼骨包即可。

专家点评： 本品具有健脾化湿、益气补虚、利尿消肿、降脂减肥等功效，可辅助治疗高脂血症、高血压、肥胖等症。

> 🍴 **小贴士**
> 　　鲤鱼脊上两筋及黑血不可食用。服用中药天门冬时不宜食用。

推荐菜例

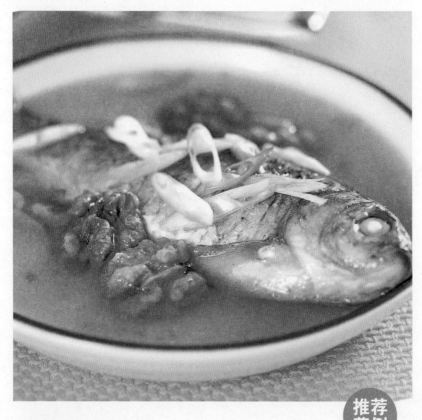

推荐
菜例

核桃烧鲤鱼

原料： 鲤鱼500克，核桃仁350克，生姜片、葱段、酱油、味精、油各适量

做法：

① 鲤鱼杀好洗净，煎锅放油烧至七成热，放入鲤鱼煎成金黄色，捞起沥油。

② 将核桃仁下锅炸约2分钟。

③ 另一锅内加清水，水沸时放入炸好的鲤鱼和核桃仁以小火慢炖，熟后加入生姜片、酱油、味精调味，撒上葱段，即可起锅。

专家点评： 核桃中所含的维生素E和不饱和脂肪酸能降低胆固醇、稳定血压，软化血管；鲤鱼中所含不饱和脂肪酸也能很好地降低胆固醇和血脂，预防动脉硬化，故常食本品对高血压、高脂血症、动脉硬化等患者大有益处。

● 小贴士

　鲤鱼是发物，有慢性病者不宜食用，身体过于虚弱者少食。

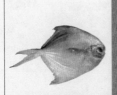

平鱼
Ping Yu

别名:
鲳鱼

适用量: 每日100克左右为宜　**热量:** 586千焦/100克

性味归经: 性平,味甘;归胃经

降脂关键

平鱼含有丰富的不饱和脂肪酸,有降低胆固醇的功效,还含有丰富的微量元素硒和铁,对冠状动脉硬化等心血管疾病有预防作用,并能延缓机体衰老。

食疗功效

平鱼具有益气养血、柔筋利骨之功效,对贫血、血虚、神疲乏力、四肢麻木、脾虚泄泻、消化不良、筋骨酸痛等有食疗作用。平鱼中还含有丰富的硒和镁具有抗氧化和调节心脏功能的作用。

食用建议

青少年、儿童,高脂血症、高胆固醇血症患者,脾胃虚弱、神疲乏力、消化不良者,风湿病患者等宜常吃平鱼。慢性疾病和过敏性皮肤病患者不宜食用平鱼。

选购保存

平鱼体近菱形,扁侧,口小,背部青灰色,体两侧银白色,体背小圆鳞,背鳍和臀鳍较长,且对称,胸鳍大,无腹鳍,尾鳍深叉形,下叶长于上叶。洗净擦干后,用保鲜膜包裹住,于冰箱冷藏保存,可保存5天左右;如果于冰箱冷冻保存,一般可放置3个月。

♥ 温馨提示

烹调平鱼之前,可以先用开水烫一下再烹调,可去除腥味。

搭配宜忌

宜	平鱼 ➕ 大蒜	去腥增鲜
忌	平鱼 ➕ 羊肉	不利于身体健康

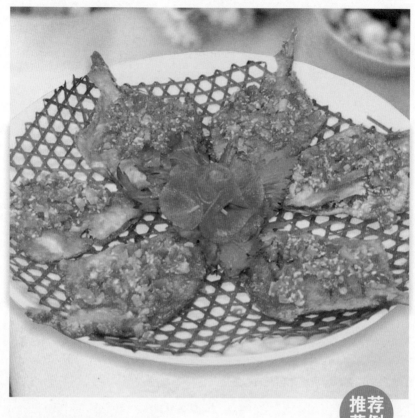

推荐菜例

香竹烤平鱼

原料： 平鱼5条，青椒丁、红椒丁、芝麻、蒜蓉、姜片、盐、葱花、料酒、油各适量

做法：

❶ 平鱼清理干净，用盐和料酒腌渍。

❷ 把姜片和葱花置于鱼腹内，青椒、红椒、芝麻和蒜蓉和在一起均匀涂在鱼身上，放入盘中，淋上少许油。

❸ 把盘子放入烤箱，烤20分钟后，取出即成。

专家点评： 平鱼含有丰富的不饱和脂肪酸以及矿物质硒和镁，有降低胆固醇的功效，对冠状动脉硬化等心血管疾病有预防作用，适合高胆固醇、高脂血症以及冠心病等患者食用。常食本菜还能延缓机体衰老，预防癌症的发生。

🍲 **小贴士**

　　平鱼属海鲜"发物"，瘙痒性皮肤病患者忌食。

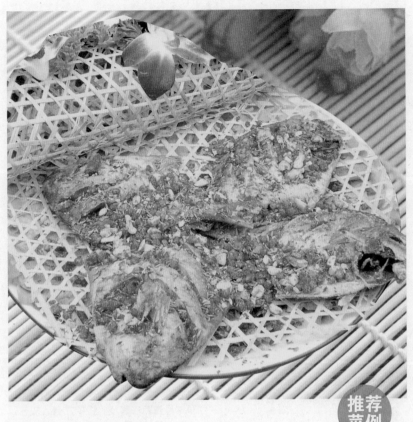

推荐
菜例

花生仁烤平鱼

原料：平鱼4条，花生米30克，盐3克，料酒10毫升，生姜5克，辣椒粉、孜然各适量，油少许

做法：

❶ 平鱼清理干净，切花刀，用盐和料酒浸渍；花生米切末；生姜洗净切片。

❷ 生姜片置于鱼腹内，在鱼身上均匀地抹上盐，撒上辣椒粉、孜然和花生米，淋上少许油。

❸ 将鱼入烤箱烤20分钟，取出即成。

专家点评：花生中的不饱和脂肪酸有降低胆固醇的作用；平鱼也富含不饱和脂肪酸，有降低胆固醇的作用。本品可益气养血、强筋健骨。

🐟 小贴士

　　平鱼忌用动物油炸制；不要和羊肉一起同食。

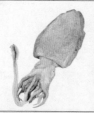

墨鱼
Mo Yu

别名：
花枝、墨斗鱼、乌贼

适用量： 每日80克左右为宜　**热量：** 347千焦/100克

性味归经： 性温，味微咸；归肝、肾经

降脂关键

墨鱼的脂肪含量很少，是一种高蛋白低脂肪的鱼类，高脂血症患者食用后不用担心脂肪摄入过多。墨鱼肉中含有一种可降低胆固醇的氨基酸，可防止动脉硬化。

食疗功效

墨鱼具有补益精气、健脾利水、养血滋阴、温经通络、通调月经、收敛止血、美肤乌发的功效。常吃墨鱼，可提高免疫力，防止骨质疏松，缓解倦怠乏力，对食欲不振等作用显著。另外，墨鱼对祛除脸上的黄褐斑和皱纹非常有效。

食用建议

高血压、高脂血症、动脉硬化患者，肿瘤、消化道溃疡患者以及体质虚弱者均宜食墨鱼。痛风、尿酸过多、过敏体质、湿疹患者不宜食用。

选购保存

新鲜的墨鱼是柔软有弹性的，墨鱼肉是浅褐色的，如果非常白，则有可能是经过漂白的。储存方法：新鲜墨鱼可以去除表皮、内脏和墨汁后，清洗干净，用保鲜膜包好，放入冰箱冷藏室，两天内需食用完。

♥ 温馨提示

墨鱼体内含有许多墨汁，不易洗净，可先撕去表皮，拉掉灰骨，放在水中，拉出内脏，再挖掉乌贼的眼珠，使其流尽墨汁，然后换几次清水将内外洗净即可。

相宜搭配

宜			
	墨鱼 ✚ 黄瓜		清热利尿、健脾益气
	墨鱼 ✚ 银耳		治面部黑斑、腰膝酸痛

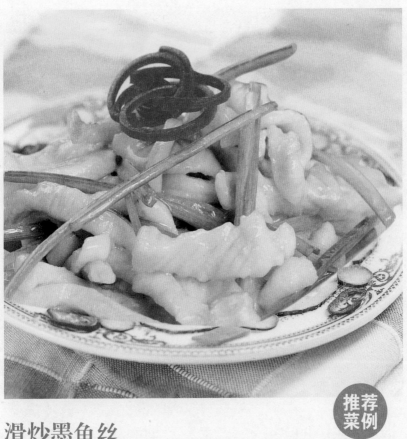

滑炒墨鱼丝

原料： 墨鱼肉450克，香菜段、盐、味精、料酒、胡椒粉、淀粉、花生油各适量

做法：

❶ 将墨鱼肉洗净切丝，加盐、料酒和淀粉腌制入味，上浆待用。

❷ 用温油将鱼丝滑熟，倒出控净油。

❸ 油锅烧热，放入鱼丝，烹入料酒，放香菜段，加盐、味精、料酒和胡椒粉调味炒匀，出锅即可。

专家点评： 墨鱼具有健脾利水、滋阴养血、补肾固精、通经止带等功效，并含有可降低胆固醇的氨基酸，可防治动脉硬化等症。

🐟 **小贴士**

墨鱼的吃法很多，有红烧、爆炒、熘、炖、烩、凉拌、做汤，还可制成墨鱼馅饺子和墨鱼肉丸子。

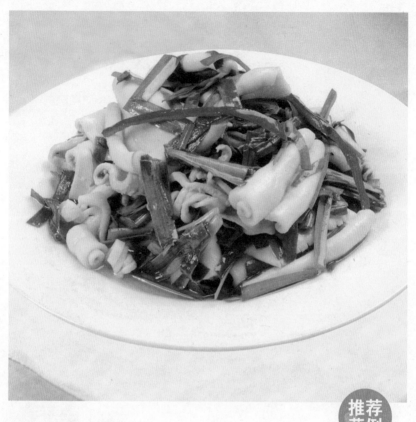

推荐菜例

韭菜墨鱼花

原料： 韭菜100克，墨鱼肉300克，盐3克，味精1克，醋10毫升，生抽12毫升，红椒少许，油适量

做法：

❶ 墨鱼肉洗净切好，加盐腌片刻；韭菜洗净，切段；红椒洗净，切丝。

❷ 锅内注油烧热，放入墨鱼花翻炒至卷起后，加入韭菜、红椒一起炒匀。

❸ 再加入盐、醋、生抽炒至熟后，加入味精调味，起锅装盘即可。

专家点评： 韭菜中含有挥发性精油和大量的膳食纤维与硫化物，与墨鱼同食，可显著降低胆固醇，对于高脂血症、高血压与冠心病有一定的疗效。

🍴 小贴士

清洗墨鱼时，将墨鱼表面的薄膜剥下来，可使墨鱼的味道变得纯正，而且也可以大大地减少腥味。

银鱼
Yin Yu

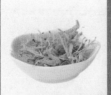

别名：
面条鱼、银条鱼、大银鱼

适用量：每次40克为宜　热量：439千焦/100克

性味归经：性平，味甘；归脾、胃经

降脂关键

银鱼富含极高的蛋白质，易被人体吸收，且脂肪含量极低，对降低胆固醇和血液黏稠度，预防高脂血症、心脑血管疾病有明显的作用。

食疗功效

银鱼无论干鲜，都具有益脾、润肺、补肾、壮阳等特点，是上等滋补品。银鱼还是结肠癌患者的首选辅助治疗食品。银鱼属一种高蛋白低脂肪食品，高脂血症患者适宜食用，可治脾胃虚弱、肺虚咳嗽、虚劳诸疾。

食用建议

一般人群皆可食用银鱼，尤其适合体质虚弱、营养不足、消化不良、高脂血症、高血压、糖尿病、癌症、肺虚咳嗽等患者食用。因银鱼富含嘌呤成分，所以痛风患者不宜食用。

选购保存

新鲜银鱼，以洁白如银且透明为佳，体长2.5~4.0厘米为宜，手从水中操起银鱼后，将鱼放在手指上，鱼体软且下垂，略显挺拔，鱼体无黏液。银鱼不适合放在冰箱长时间保存，最好用清水盛放。

♥ 温馨提示

银鱼还有很好的抗癌作用，对食管癌、结肠癌皆有很好的食疗作用。

搭配宜忌

宜	银鱼 ＋ 蕨菜		减肥、降压、补虚、健胃
	银鱼 ＋ 冬瓜		降压降脂、清热利尿
忌	银鱼 ＋ 甘草		对身体健康不利

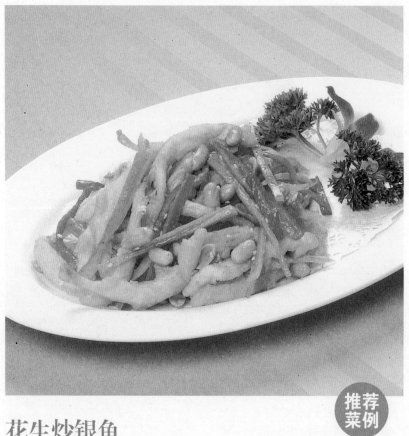

推荐菜例

花生炒银鱼

原料： 银鱼、花生米各100克，青椒条、红椒条各适量，盐、味精各3克，料酒、水淀粉、熟芝麻、麻油、油各适量

做法：

❶ 银鱼清理干净，加盐、料酒浸渍，再以水淀粉上浆。

❷ 油锅烧热，下银鱼炸至金黄色，再入花生、青椒、红椒同炒片刻。

❸ 调入味精炒匀，淋入麻油，撒上熟芝麻即可。

专家点评： 花生中的不饱和脂肪酸和一种生物活性物质——白藜芦醇，可降低血小板聚集，降低胆固醇，可有助于防治高脂血症、高血压、动脉硬化和冠心病；银鱼属高蛋白低脂肪食物，常食可预防高脂血症的发生。

🍲 **小贴士**

银鱼整体都能食用，内脏、头、鱼翅均不用去掉。

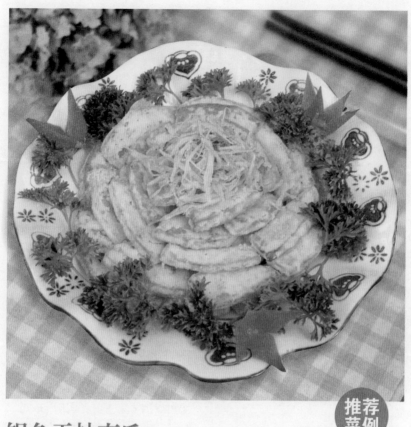

推荐菜例

银鱼干炒南瓜

原料： 银鱼干150克，南瓜350克，盐、姜末、蒜末、葱末、油各适量

做法：

❶ 银鱼干冲洗干净，用水泡发；南瓜去皮去瓤，洗净切块，摊平放入微波炉中，高火5分钟煮熟，备用。

❷ 热锅温油，倒入发好的银鱼干，加入姜末、蒜末，轻轻翻炒2分钟。

❸ 最后加入微波好的南瓜块，大火翻炒2分钟，加盐、葱末调味出锅。

专家点评： 银鱼属于高蛋白、低脂肪食物，且富含多种氨基酸，可有效降低血压、血脂，扩张动脉血管，南瓜中的果胶能和体内多余的胆固醇结合，使胆固醇吸收减少，从而使血清胆固醇浓度下降，有"降脂佳品"之誉。

🍮 **小贴士**

银鱼所提供的热量是普通食用鱼的4~5倍，钙含量也非常高。

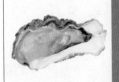

牡蛎
Mu Li

别名：
蛎黄、蚝白、生蚝

适用量： 每日30~50克为宜　**热量：** 305千焦/100克

性味归经： 性凉，味咸；归肝、肾经

降脂关键

　　牡蛎富含维生素、矿物质，特别是牛磺酸能够降低人体血压和血清胆固醇。牡蛎中的氨基乙磺酸又有降低血胆固醇浓度的作用，因此，食牡蛎可预防动脉硬化。

食疗功效

　　牡蛎具有平肝潜阳、镇惊安神、软坚散结、收敛固涩的功效；主治眩晕耳鸣、手足震颤、心悸失眠、烦躁不安、惊痫癫狂、瘰疬瘿瘤、乳房结块、自汗盗汗、遗精尿频、崩漏带下、吞酸胃痛、湿疹疮疡等症。

食用建议

　　牡蛎一般人群均可食用，尤其适宜糖尿病、干燥综合征、高血压、动脉硬化、高脂血症患者食用，也适合肺门淋巴结核、颈淋巴结核、瘰疬、阴虚烦热失眠、心神不安等患者、体质虚弱的儿童以及癌症患者放疗、化疗后食用。但脾胃虚寒的人不宜食用牡蛎。

选购保存

　　买牡蛎时，要购买外壳完全封闭的，不要挑选外壳已经张开的；保存牡蛎宜用清水浸泡活养。

♥ 温馨提示

　　牡蛎含有丰富的核酸，核酸在蛋白质合成中起着重要的作用，所以，常食牡蛎，可以延缓皮肤的老化，减少皱纹的形成。

搭配宜忌

宜	牡蛎 + 百合	可润肺调中、降低血压
忌	牡蛎 + 柿子	会引起胃肠不适

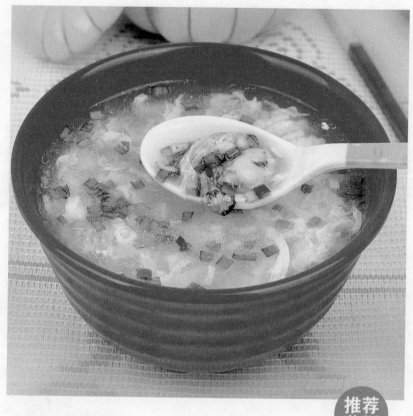

推荐菜例

牡蛎豆腐羹

原料： 牡蛎肉150克，豆腐100克，鸡蛋1个，韭菜50克，花生油20毫升，盐少许，葱段2克，麻油2毫升，高汤适量

做法：

❶ 将牡蛎肉洗净泥沙；豆腐均匀切成细丝；韭菜洗净，切末；葱段洗净切葱花备用；鸡蛋打入碗中，拌匀备用。

❷ 净锅上火倒入花生油，将葱炝香。

❸ 倒入高汤，下入牡蛎肉、豆腐丝，调入盐煲至入味。

❹ 下韭菜末、鸡蛋，淋入麻油即可。

专家点评： 本品中牡蛎含有的氨基乙牛磺酸能够降低人体血压和血液中的胆固醇含量，可预防动脉硬化。韭菜具有软化血管、降低血脂、通利肠道的功效。

🍴 小贴士

　　牡蛎可原味食用或蘸以些许柠檬汁或胡椒；烤牡蛎香酥可口，做法简单，还能够强筋健骨。

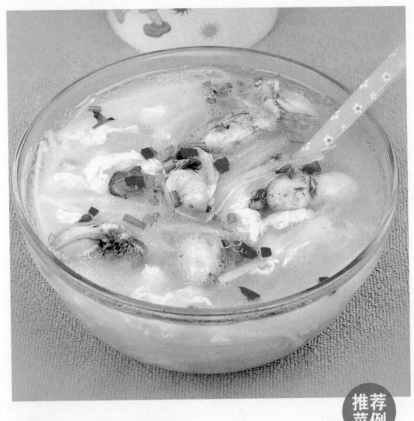

推荐
菜例

牡蛎白萝卜蛋汤

原料： 牡蛎肉300克，白萝卜100克，鸡蛋1个，盐5克，葱花少许

做法：

❶ 将牡蛎肉洗净；白萝卜洗净切丝；鸡蛋打入盛器搅匀备用。

❷ 汤锅上火倒入水，下入牡蛎肉、白萝卜烧开。

❸ 加盐，淋入鸡蛋，撒上葱花即可。

专家点评： 牡蛎富含牛磺酸，能够降低人体血压和血清胆固醇；白萝卜含有丰富的钾元素，能有效降低血脂、软化血管；鸡蛋能益气补虚，增强高脂血症患者的体质。常食本品还可镇静安神、平肝潜阳、收敛固涩，改善肝阳上亢型眩晕、头痛、失眠以及肾虚遗精等症。

🍲 **小贴士**

牡蛎等贝类食物不宜生吃，因海鲜贝类食物含寄生虫较多，应尽量煮熟后食用。

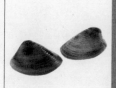

蛤蜊
Ge Li

别名：
海蛤、文蛤、沙蛤

适用量：每日120克左右为宜　热量：259千焦/100克

性味归经：性寒，味咸；归胃经

降脂关键

蛤蜊肉含有两种降低血清胆固醇的成分，它们兼有抑制胆固醇在肝脏合成和加速排泄胆固醇的独特作用，从而使体内胆固醇下降。

食疗功效

蛤蜊有滋阴、软坚、化痰的作用，可滋阴润燥，能用于五脏阴虚消渴、纳汗、干咳、失眠、目干等病症的调理和治疗，对淋巴结肿大、甲状腺肿大也有较好疗效。蛤蜊含蛋白质多而含脂肪少，适合血脂偏高或高胆固醇血症者食用。人食用蛤蜊后常有一种清爽的感觉，可以消除一些烦恼症状。

食用建议

体质虚弱、营养不良、阴虚盗汗、肺结核咳嗽咯血、高脂血症、冠心病、动脉硬化、瘿瘤瘰疬、淋巴结肿大患者可经常食用蛤蜊。

受凉感冒、体质阳虚、脾胃虚寒、腹泻便溏、寒性胃痛腹痛等病症患者及经期中的女性、产妇不宜食用蛤蜊。

选购保存

检查一下蛤蜊的壳，要选壳紧闭的，否则有可能是死蛤蜊。蛤蜊要放在水里养着保存。

♥ 温馨提示

只要在冷水中放入蛤蜊，以中小火煮至汤汁略为泛白，蛤蜊的鲜味就完全出来了。

搭配宜忌

宜	蛤蜊 ✚ 豆腐	补气养血、美容养颜
忌	蛤蜊 ✚ 芹菜	破坏维生素C

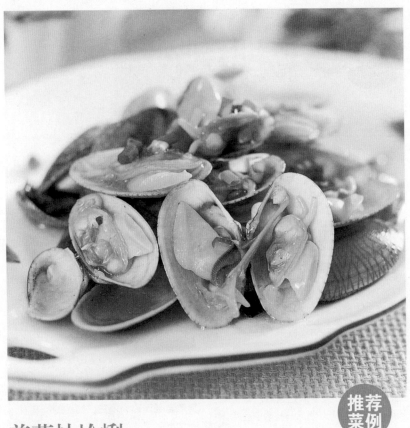

推荐
菜例

姜葱炒蛤蜊

原料： 蛤蜊400克，生姜、葱各10克，水淀粉、油各适量，料酒6毫升，麻油8毫升，盐3克，蚝油5毫升

做法：

❶ 蛤蜊用清水养1小时，待其吐沙，洗净，再将其汆水。

❷ 生姜洗净切片；葱洗净切段。

❸ 锅中注油烧热，爆香生姜，下蛤蜊爆炒，再下葱段和调味料调味，用水淀粉勾芡即可。

专家点评： 蛤蜊是一种高蛋白、低脂肪的食物，常食有助于降血压、降胆固醇，有效预防心脑血管疾病的发生。本品适合糖尿病、高脂血症、甲状腺肿大、干咳口燥等患者食用。

🍲 **小贴士**

蛤蜊浸泡的时候可在水里放一点盐，盐与水的比例为1:5，浸泡的时间不可超过1天，否则蛤蜊会变瘦。

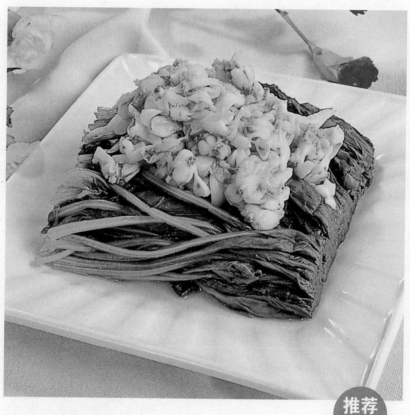

蛤蜊拌菠菜

原料：菠菜400克，蛤蜊200克，料酒15毫升，盐4克，油适量

做法：

① 将菠菜洗净，切成长度相等的段，焯水，沥干装盘待用。

② 蛤蜊清理干净，加盐和料酒腌渍，入油锅中翻炒至熟。

③ 加盐调味，起锅倒在菠菜上即可。

专家点评：菠菜富含膳食纤维和钾元素，可有效降低胆固醇和血压，蛤蜊富含蛋白质，而脂肪含量较少，具有滋阴润燥、降脂减肥的功效，适合血脂偏高或高胆固醇血症的患者食用。

推荐菜例

🍚 小贴士

蛤蜊等贝类本身极富鲜味，烹制时千万不要再加味精，也不宜多放盐，以免鲜味反失。蛤蜊最好提前一天用水浸泡才能吐干净泥沙。

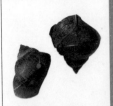

田螺
Tian Luo

别名：
黄螺、田中螺

适用量： 每日80克左右为宜　**热量：** 251千焦/100克

性味归经： 性寒，味甘；归脾、胃、肝、大肠经

降脂关键

田螺所含的脂肪量极低，能有效降低血脂和血压，预防心脑血管疾病的发生。

食疗功效

田螺肉无毒，可入药，具有清热明目、解暑止渴、利尿通淋、醒酒等功效，对细菌性痢疾、痔疮、风湿性关节炎、肾炎水肿、疔疮肿痛、尿赤热痛、黄疸、佝偻病、脱肛、狐臭、胃痛、小儿湿疹、妇女子宫下垂等多种疾病有辅助治疗作用。

食用建议

肥胖症、高脂血症、冠心病、动脉硬化、脂肪肝、黄疸、水肿、糖尿病、癌症、干燥综合征、小便不通、痔疮便血、脚气、风热目赤肿痛等病症患者以及醉酒之人可经常食用田螺。脾胃虚寒、风寒感冒、便溏腹泻、胃寒病等病症者以及产妇和经期中的女性不宜食用田螺。

选购保存

新鲜田螺体圆、壳薄、掩盖完整收缩的。挑选时用小指尖往盖上轻轻压一下，有弹性的就是活螺。宜将田螺煮熟，用保鲜膜密封，放入冰箱冷藏。

♥ 温馨提示

螺类属于发物，有过敏史患者及疮疡患者忌食，胃寒者忌食，以防危害身体。为防止病菌和寄生虫感染，食用螺类时一定要煮透，一般煮10分钟以上再食用为佳。死螺不能吃。

搭配宜忌

宜	田螺 ✚ 白菜	补肝肾、清热毒压
忌	田螺 ✚ 柿子	影响消化

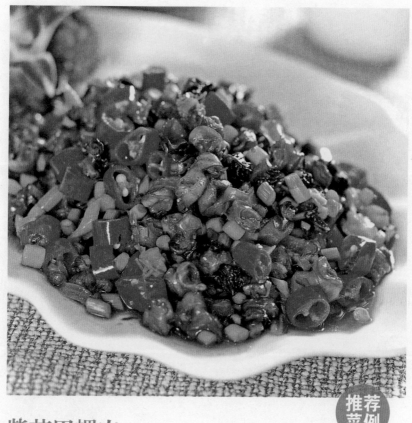

推荐菜例

紫苏田螺肉

原料： 田螺肉250克，红椒适量，蒜薹150克，紫苏适量，盐、料酒、红油、醋、酱油、油各适量

做法：

❶ 田螺肉洗净改刀，入沸水中汆烫，捞出备用；红椒去蒂洗净，切圈；蒜薹洗净，切粒；紫苏洗净，切碎。

❷ 热锅下油，入田螺肉翻炒片刻，放入蒜薹、红椒、紫苏同炒至熟，加盐、料酒、红油、醋、酱油。

❸ 炒匀装盘即可。

专家点评： 本品具有解毒利尿、祛湿消肿、益胃消食、降脂减肥等功效，适合高脂血症、高血压、糖尿病以及消化性溃疡患者食用。

🍤 小贴士

　紫苏既可发散风寒、开胃消食，还能去田螺的腥味，所以烹制田螺等贝类海产品时可加入适量紫苏叶。

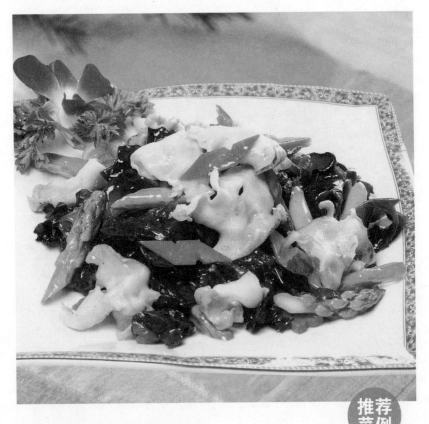

推荐菜例

芦笋黑木耳炒螺片

原料：芦笋、黑木耳各200克，螺肉250克，胡萝卜100克，料酒5毫升，盐、味精各2克，高汤、油各适量

做法：

❶ 螺肉洗净切成薄片；芦笋洗净切成小段，入沸水焯烫；黑木耳洗净撕成小片；胡萝卜洗净切成菱形片状。

❷ 锅倒油烧热，放入螺片滑炒，然后加入芦笋、黑木耳、胡萝卜煸炒，再烹入高汤继续翻炒至熟。

❸ 加入盐、味精、料酒调味即成。

专家点评：本品具有清热解毒、利尿通淋、美容养颜等功效，适合阴虚燥咳、高脂血症、高血压等患者食用。

🍲 **小贴士**

食用螺类只有螺口上部很小的部分是可食用的螺肉，应丢弃下面的五脏，以防止病菌和寄生虫感染。

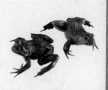

牛蛙
Niu Wa

别名：
田鸡、蛤鱼、
美国牛蛙

适用量： 每日100克左右为宜 **热量：** 389千焦/100克

性味归经： 性凉，味甘；归肾经

降脂关键

牛蛙属于高蛋白、低脂肪、低胆固醇、低热量的食物，且富含钙、钾元素，可减少胆固醇，保护心血管，是高脂血症患者理想的肉类食物。

食疗功效

牛蛙具有清热解毒、消肿止痛、补脾益肾的功效。民间认为牛蛙是大补元气、辅助治疗脾胃虚弱的营养食品，适用于精力不足、低蛋白血症和各种阴虚症状。牛蛙还具有防癌抗癌的作用，能预防胃肠疾病癌变。

食用建议

牛蛙适宜身体虚弱、营养不良、气血不足、精力不足、盗汗不止、虚劳咳嗽、肝硬化腹水、体虚水肿、低蛋白血症、高血压、高脂血症、冠心病、动脉硬化、糖尿病、神经衰弱者食用。

脾虚、便泻、痰湿、外感初起咳嗽者不宜食用牛蛙。

选购保存

选购牛蛙时，宜以皮紧肉实者为佳。牛蛙肉宜冷冻贮藏。

♥ 温馨提示

牛蛙肉质较细嫩，烹饪时间不宜过长，否则会影响口感。牛蛙肉不可过多食用，否则可能染上寄生虫病，而寄生虫一旦侵入眼球，会引起各种炎症，导致角膜溃疡、视力下降，严重者会导致双目失明。

相宜搭配

宜	牛蛙 ➕ 青椒	可促进食欲
	牛蛙 ➕ 冬瓜	可补气、祛湿

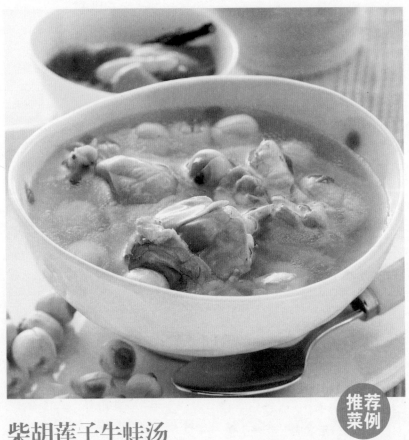

推荐菜例

柴胡莲子牛蛙汤

原料： 牛蛙3只，莲子150克，人参片、黄芪、茯苓、柴胡各10克，黄芩、地骨皮、麦冬、车前子、甘草各5克，棉布袋1个，盐适量

做法：

❶ 将除莲子外的中药材略洗，装入棉布袋，扎紧。

❷ 莲子洗净，与棉布袋一起放入锅中，加水1200毫升，大火煮开，再转用小火煮30分钟。

❸ 牛蛙清理干净，剁块，放入汤内煮沸，捞弃棉布袋，加盐调味即可。

专家点评： 人参、黄芪、柴胡、茯苓可补气健脾，黄芩、地骨皮、麦冬可清热滋阴，车前子、莲子可降压降脂。牛蛙具有利水消脂、益气补虚等功效。

🍵 小贴士

　　牛蛙温和养胃，胃弱或胃酸过多的患者最宜吃牛蛙。

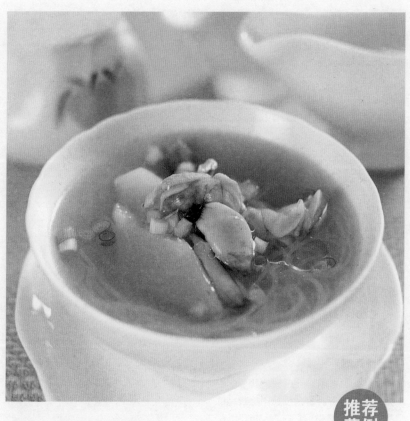

推荐
菜例

木瓜粉丝牛蛙汤

原料：木瓜450克，粉丝50克，牛蛙400克，姜丝、葱花各5克，淀粉3克，味精1克，盐、糖各5克，花生油适量

做法：

❶ 木瓜去皮洗净，切成块状；粉丝泡发洗净；牛蛙处理干净，斩件备用。

❷ 牛蛙用花生油、姜丝、生粉、糖、盐、味精腌30分钟。

❸ 将清水800毫升放入瓦煲内，煮沸后放入粉丝、木瓜煮熟，放入牛蛙，慢火滚熟，加盐调味，撒入葱花即成。

专家点评：木瓜含有类黄酮物质，可降低血中胆固醇和血脂。牛蛙低脂肪、低热量、高蛋白质，还富含多种对心脑血管有益的营养成分，并可补益脾胃。

🍴 小贴士

　　牛蛙的胆汁，加工后可作药用；蛙皮可制作外科手术线的优良原料；蛙油可制作高级润滑油。

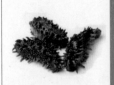

海参
Hai Shen

别名:
刺参、海鼠

适用量: 每次40克为宜　**热量:** 326千焦/100克

性味归经: 性温,味咸;归心、肾经

降脂关键

海参含胆固醇低,脂肪含量相对少,是典型的高蛋白、低脂肪、低胆固醇食物,而且其含有丰富的钙和镁,有降低胆固醇水平、减少脂肪囤积、保护心血管的作用。

食疗功效

海参具有补肾益精、养血润燥的功效,主治精血亏损、肠燥便秘、肠风便血,外伤出血。海参中的烟酸、牛磺酸、钾、镍等营养素都具有快速消除疲劳,调节神经系统的功能。海参还能抑制多种霉菌及某些癌细胞的生长和转移,有杀菌、抗癌的作用。

食用建议

高血压、冠心病、肝炎、再生障碍性贫血、糖尿病、胃溃疡、肾虚阳痿、腰膝酸软、骨质疏松等患者可经常食用海参。

急性肠炎、菌痢、感冒、咳痰、气喘及大便溏薄、出血兼有湿邪阻滞的患者忌食海参。

选购保存

以选择体大、皮薄、个头整齐,肉肥厚,形体完整,肉刺多、齐全无损伤,光泽洁净,颜色纯正,无虫蛀斑且有香味的为上乘之品。宜放水中活养保存。

♥ 温馨提示

海参还含有硫酸软骨素,有助于人体生长发育,增强机体的免疫力。

搭配宜忌

宜	海参 + 豆腐	可健脑益智、降压降糖
忌	海参 + 醋	会影响口感

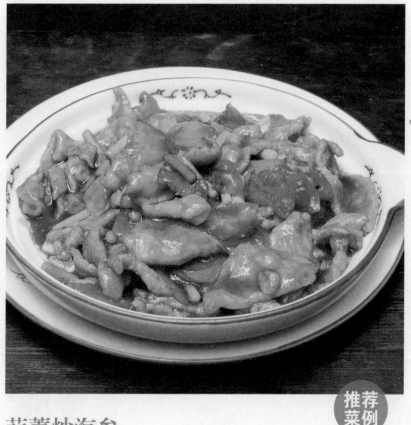

蒜薹炒海参

原料： 猪肉、海参各250克，蒜薹100克，盐3克，酱油、水淀粉、油各适量

做法：

❶ 猪肉洗净，切块；海参洗净，切块；蒜薹洗净，切段。

❷ 起油锅，放入猪肉、海参翻炒一会儿，再加入蒜薹同炒，然后再加入盐、酱油炒至入味。

❸ 起锅前，用水淀粉勾芡即可。

专家点评： 海参具有补肾壮阳、调节血管张力的作用；蒜薹中含有相当量的维生素C，有舒张小血管、促进血液循环的作用，有助于防治血脂升高所致的头痛、头晕。

🍲 **小贴士**

　　海参性滑利，脾胃虚弱、痰多便稀薄者勿食。买回涨发好的海参后，应反复过水冲洗，以免残留的化学成分有害健康。

271

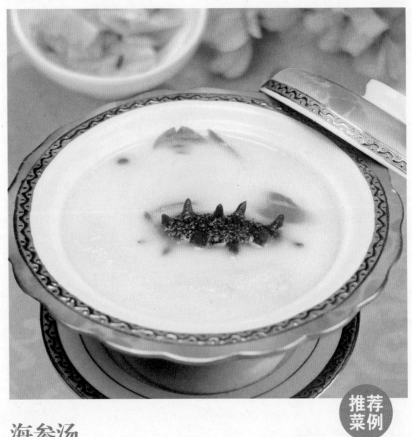

推荐
菜例

海参汤

原料：水发海参200克，胡萝卜、青菜各少许，盐3克，高汤适量，生姜1片

做法：

① 海参洗净；胡萝卜洗净，去皮切片；青菜洗摘干净。

② 将高汤倒入锅内烧沸，放入海参、生姜用中火煲40分钟。

③ 加入胡萝卜、青菜煮熟，加入盐调味即可。

专家点评：本品美味降压，有改善血管功能、增强新陈代谢功能及免疫功能的功效，还含有膳食纤维，可防止便秘，通利大肠。

🌸 小贴士

海参烹调前宜先用冷水泡发，切莫沾染油脂、碱、盐，否则会妨碍海参吸水膨胀，降低出品率。发好的海参不能冷冻，一次不宜发太多。

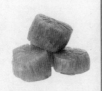

干贝
Gan Bei

别名：
江瑶柱、马甲柱、角带子、江珧柱

适用量： 每日50克为宜　**热量：** 1105千焦/100克

性味归经： 性平，味甘、咸；归脾经

降脂关键

干贝中含一种具有降低血清胆固醇作用的物质，兼有抑制胆固醇在肝脏合成和加速排泄胆固醇的独特作用，从而使体内胆固醇下降。

食疗功效

干贝具有滋阴、补肾、调中、下气、利五脏之功效；可治疗头晕目眩、咽干口渴、虚劳咯血、脾胃虚弱等症，常食有助于降血压、降胆固醇，补益健身。

食用建议

营养不良、食欲不振、消化不良或久病体虚、脾胃虚弱、气血不足、五脏亏损、脾肾阳虚、老年夜尿频多、高脂血症、动脉硬化、冠心病等病症者与各种癌症患者放疗化疗后以及糖尿病、红斑狼疮、干燥综合征等阴虚体质者可经常食用干贝。但痛风患者不宜食用干贝。

选购保存

新鲜贝肉色泽正常且有光泽，无异味，手摸有爽滑感，弹性好；干贝的储存方法：鲜活的扇贝不适合放在冰箱长时间保存，最好用清水盛放，待扇贝吐尽泥沙后，尽快烹饪。

♥ 温馨提示

干贝在烹调之前可先用温水浸泡涨发，或者用少量的清水加适量的黄酒、生姜、葱隔水蒸软。

相宜搭配

宜			
	干贝 ➕ 瓠瓜		滋阴润燥、降压降脂
	干贝 ➕ 海带		清热滋阴、软坚散结、降糖降压
	干贝 ➕ 瘦肉		滋阴补肾

273

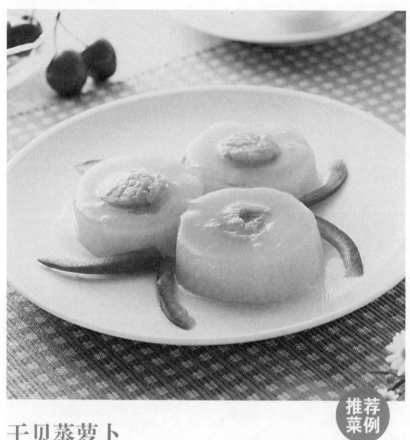

干贝蒸萝卜

原料: 白萝卜100克,干贝30克,盐4克

做法:

❶ 干贝泡软,备用。

❷ 白萝卜削皮洗净,切成圈段,中间挖一小洞,将干贝一一塞入,装于盘中,将盐均匀地撒在上面。

❸ 将盘移入蒸锅中,将干贝和白萝卜蒸至熟,续焖一会儿即可。

专家点评: 干贝是一种高蛋白、低脂肪的食物,可滋阴补肾、调中下气,常食有助于降血压、降胆固醇,有效预防心脑血管疾病的发生。而白萝卜含有丰富的钾元素,也能有效预防高血压,常吃可降低血脂、软化血管,预防高脂血症、冠心病、动脉硬化。

🍀 小贴士

干贝烹调前应用温水浸泡涨发,或用少量清水加黄酒、姜、葱隔水蒸软,然后烹制入肴。

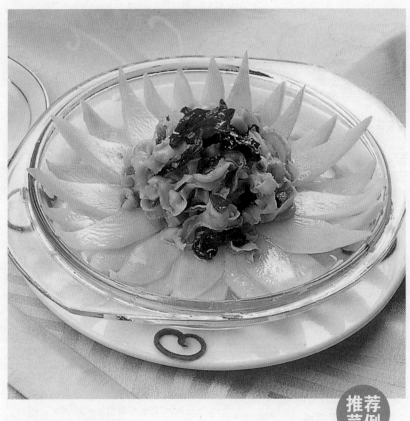

芥蓝干贝唇

原料： 干贝唇90克，芥蓝150克，黑木耳50克，红椒20克，盐3克，醋、麻油、鸡精、酱油各适量

做法：

❶ 将干贝唇洗净切块；芥蓝洗净切菱形片；黑木耳泡发洗净，撕开；红椒洗净切圈。

❷ 锅入水烧开，放入干贝唇稍烫，捞出放入小碗内；芥蓝焯水沥干，摆盘；黑木耳、红椒焯水后放入碗内备用。

❸ 碗里加入盐、鸡精、酱油、麻油、醋拌匀，装盘即可。

专家点评： 本品具有清热解毒、滋阴润燥等功效，适合阴虚咳嗽、肠燥便秘、高脂血症、高血压等患者食用。

🍴 **小贴士**

　　芥蓝有苦味，在烹调时可加入少量酒，可以改善口感。

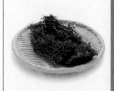

紫菜
Zi Cai

别名：
紫英、索菜、灯塔菜

适用量：每日15克左右为宜	**热量：**1046千焦/100克（干品）
性味归经：性寒，味甘、咸；归肺经	

降脂关键

紫菜中的镁元素含量比其他食物都多，能够降低血清胆固醇的含量。紫菜含有的牛磺酸成分能够降低有害的低密度胆固醇，从而预防高脂血症。

食疗功效

紫菜不含胆固醇，且脂肪含量很低，适合中老年人食用。紫菜含有丰富的甘露醇，有利水消肿的作用，有利于保护肝脏。紫菜还富含碘，可以预防大脖子病，又可使头发润泽。紫菜中含丰富的钙、铁元素，不仅是治疗女性、儿童贫血的优良食物，而且对儿童、老人的骨骼、牙齿有保健作用。

食用建议

甲状腺肿大、贫血、高血压、高脂血症、淋巴结核、淋病、胃溃疡、夜盲症、阳痿、头皮屑增多等患者可经常食用紫菜。

甲状腺功能亢进患者则不宜食用紫菜。

选购保存

以色泽紫红、表面光滑、无泥沙杂质、有紫菜特有的清香、干燥的紫菜为佳。装入黑色塑料袋中，存放于干燥、通风、避光处即可。

♥ 温馨提示

将紫菜放入凉水中浸泡，若浸泡后的紫菜呈蓝紫色，说明该紫菜在包装前已被有毒物所污染，这种紫菜对人体有害，不能食用。

搭配宜忌

宜	紫菜 ➕ 猪肉	可化痰软坚、滋阴润燥
忌	紫菜 ➕ 柿子	不利于消化

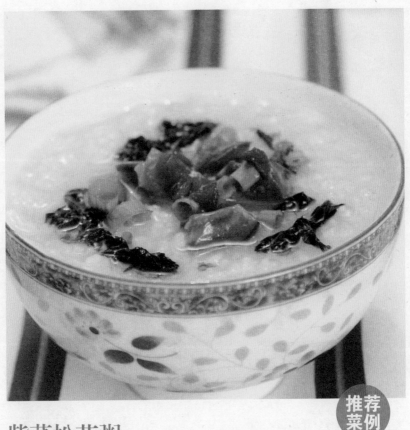

紫菜松花粥

原料： 粳米100克，紫菜少许，猪肉30克，皮蛋1个，盐3克，麻油、胡椒粉、葱花、枸杞各适量

做法：

❶ 粳米洗净，放入清水中浸泡；猪肉洗净切末；皮蛋去壳，洗净切丁；紫菜泡发后撕碎。

❷ 粳米入锅中，煮至五成熟，放入猪肉、皮蛋、紫菜、枸杞煮至米粒开花，加盐、麻油、胡椒粉调味，撒上葱花即可。

专家点评： 紫菜脂肪含量很低，且不含胆固醇，其所含的镁元素非常丰富，能够有效降低血清胆固醇的含量，从而防治高脂血症。

推荐菜例

🍮 **小贴士**
　　为清除污染物，紫菜食用前应用清水泡发，并换1~2次水。

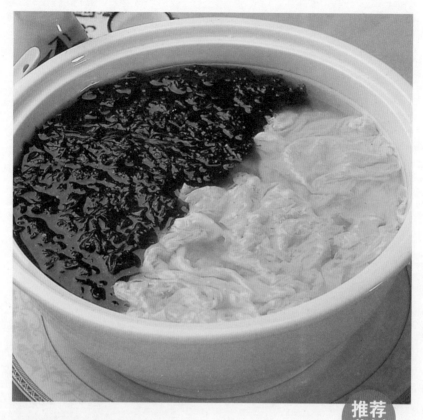

推荐
菜例

蛋花番茄紫菜汤

原料：紫菜100克，番茄、鸡蛋各50克，盐3克，油适量

做法：

❶ 紫菜泡发，洗净；番茄洗净，切块；鸡蛋打散。

❷ 锅置火上，加入油，注入适量清水烧至沸时，放入鸡蛋、番茄煮开，最后放入紫菜。

❸ 煮沸后加盐调味即可。

专家点评：紫菜中的镁元素含量比其他食物都多，且脂肪含量很低，不含胆固醇，能够有效降低血清胆固醇的含量，从而防治高脂血症。番茄具有降低血液中胆固醇、保护心脑血管的作用。

🍵 小贴士

紫菜质嫩味鲜，易溶于水，适于做汤。需要注意的是紫菜放入汤中不宜煮太久，以免损失营养。

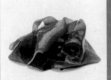

海带
Hai Dai

别名：
昆布、江白菜

适用量：每日15~20克左右为宜　热量：65千焦/100克（水发海带）

性味归经：性寒，味咸；归肝、胃、肾经

降脂关键

海带中的氨基酸及钾盐、钙元素可降低人体对胆固醇的吸收，降低血压。海带中含有大量的多不饱和脂肪酸EPA和食物纤维，能清除附着在血管壁上的胆固醇，调顺胃肠，促进胆固醇的排泄，使血液的黏度降低，减少血管硬化。

食疗功效

海带还含有丰富的钾，钾有平衡钠摄入过多的作用，并有扩张外周血管的作用。因此，海带对高血压有很好的食疗作用。海带还能化痰、软坚、清热、降血压、预防夜盲症、维持甲状腺正常功能，还能抑制乳腺癌的发生。海带几乎没有热量，对于预防肥胖症颇有益处。

食用建议

甲状腺肿大、高血压、冠心病、动脉粥样硬化、急性肾衰竭、脑水肿患者可常食海带。

孕妇、甲状腺功能亢进者不宜食用海带。

选购保存

质厚实、形状宽长、身干燥、色淡黑褐或深绿、边缘无碎裂或黄化现象的，才是优质海带。将干海带洗净，用淘米水泡上，煮30分钟，放凉后放入冰箱冷冻。

♥ 温馨提示

因海带没有热量，常食对预防高血压性高脂血症以及肥胖症颇有益，对糖尿病患者也大有益处。

搭配宜忌

宜	海带 ➕ 冬瓜	可降血压、降血脂
忌	海带 ➕ 白酒	会引起消化不良

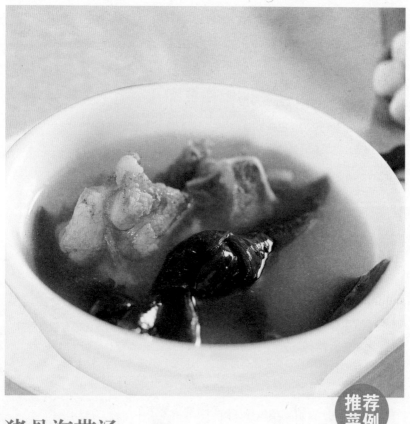

推荐
菜例

猪骨海带汤

原料：猪排骨600克，海带150克，葱、生姜、大蒜、盐、味精、麻油、白糖各适量

做法：

❶ 将猪排骨洗净，斩成块，入沸水氽烫，捞出沥净血水。

❷ 海带入水中泡开，洗净，切成块，葱、生姜、大蒜均洗净，葱切成段，生姜、大蒜切成片。

❸ 净锅置火上，放入适量清水，将排骨块煮开，加入海带，葱段、生姜片、大蒜片，烧沸后改小火慢煮至熟烂，加入盐、味精、麻油、白糖，拌匀即可。

专家点评：猪骨和海带富含钙，可降低人体对胆固醇的吸收，有效降低血脂。

🍴 小贴士

　　由于污染，海带中可能含有有毒物质砷，所以烹制前应先用清水漂洗后浸泡2~3小时，中间换水1~2次。

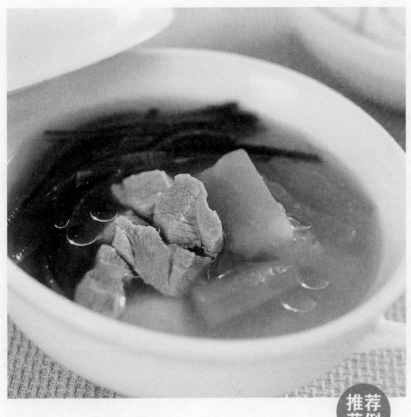

推荐菜例

苦瓜海带瘦肉汤

原料： 苦瓜500克，海带100克，瘦肉250克，盐、味精各少许

做法：

❶ 将苦瓜洗净，切成两瓣，去子去瓤，切块。

❷ 海带浸泡1小时，洗净切丝；瘦肉洗净，切成小块。

❸ 把苦瓜、海带和瘦肉放入砂锅中，加适量清水煲至瘦肉烂熟，加盐、味精调味即可。

专家点评： 苦瓜和海带都有降压降脂、保护血管的作用，对肝火旺盛型高脂血症引起的目赤肿痛、头痛眩晕有较好的食疗效果。

🌸 小贴士

因海带含有褐藻胶物质，不易煮软，如果把成捆的干海带打开，放在蒸笼里蒸半个小时，再用清水泡上一夜，就会变得脆嫩软烂。

高脂血症患者 宜 吃的调味品及其他

调味料是我们生活煮食不可缺少的食物，这些调味料不仅能为食物"上色"，而且有些还是降脂的"高手"，高脂血症患者应选择食用。

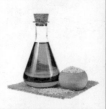

麻油
Ma You

别名：
芝麻油、香油

适用量： 一日20~30毫升　**热量：** 3757千焦/100克

性味归经： 性平，味甘；归肝、肾、大肠经

降脂关键

麻油中富含不饱和脂肪酸，能有效降低血压和胆固醇、软化血管、防治动脉粥样硬化。

食疗功效

麻油具有补虚、润肠通便、润嗓利咽、促进消化、增强食欲等功效，对牙周炎、口臭、牙龈出血有较好的食疗作用。麻油中还含有丰富的维生素E，能够促进细胞分裂，抗衰老。

食用建议

一般人皆可食用麻油，尤其适合血管硬化、高血压、冠心病、高脂血症、糖尿病、大便干燥、蛔虫性肠梗阻者等病症者食用；但患有菌痢、急性胃肠炎、腹泻等病症者应忌食。

选购保存

质量好的麻油透明度好，无浑浊、无沉淀和悬浮物。可将新鲜的麻油装入一个小口瓶，按500毫升麻油放1克盐的比例放入盐，盖紧瓶盖，不断摇动，待盐化后，放在暗处、避光保存。

♥ **温馨提示**

用麻油调制凉拌菜肴，可去腥臊而生奇香，若配制中药，则有清热解毒、凉血止痛之功效。

相宜搭配

宜			
	麻油 **+** 白萝卜		可降脂降压、抗衰减肥
	麻油 **+** 冬瓜		润肺止咳

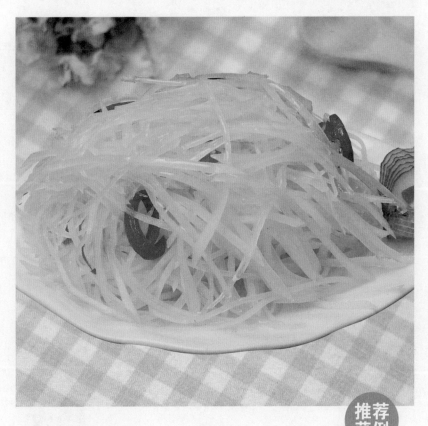

推荐菜例

麻油莴笋丝

原料：莴笋200克，红椒5克，盐3克，生抽10毫升，麻油15毫升

做法：

❶ 莴笋洗净，去皮，切成丝，放入热水中焯熟。

❷ 红椒洗净，去蒂、子，切成丝，放入水中焯一下。

❸ 将生抽、盐调成味汁，与莴笋、红椒一起拌匀，淋上麻油即可。

专家点评：莴笋可利尿降压、降脂减肥，并可预防心律失常。麻油中富含不饱和脂肪酸，能有效降低血压和胆固醇、软化血管、防治动脉粥样硬化。此外，本品还可开胃消食、生津润燥、祛风止痛，适合食欲不振、口干咽燥、小便不通等患者食用。

🍲 小贴士

习惯性便秘者，早晚空腹喝一口麻油，能润肠通便。

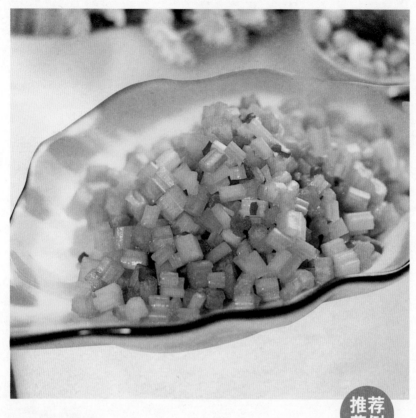

推荐菜例

麻油芹菜

原料： 芹菜400克，红椒粒20克，麻油10毫升，盐3克，鸡精1克

做法：

❶ 将芹菜摘去叶子，洗净，切碎，焯水，捞出沥干，装盘待用。

❷ 往盘里加入适量麻油、盐、鸡精以及红椒粒。

❸ 搅拌均匀即可食用。

专家点评： 芹菜中含有丰富的挥发油、甘露醇等，能促进肠道胆固醇的排泄，减少人体对脂肪的吸收，从而降低血脂。麻油可有效降低血压和胆固醇、软化血管、防治动脉粥样硬化。本品具有利尿通淋、润肠通便、降压降脂、瘦身减肥等功效，适合便秘、小便不通、高脂血症、高血压、糖尿病等患者食用。

🍵 **小贴士**

嗜烟酒的人经常喝点儿麻油，有助于减轻烟酒对身体的毒害。

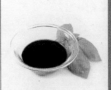

醋
Cu

别名：
苦酒、醋酒、米醋

适用量： 每日10~20毫升为宜　**热量：** 128千焦/100克

性味归经： 性温，味苦、微酸；归肝、胃经

降脂关键

醋可调节血液的酸碱平衡，维持人体内环境的相对稳定；可软化血管、降低胆固醇和血压，有效防治高脂血症、高血压、动脉硬化以及冠心病等心脑血管疾病。

食疗功效

醋具有活血散淤、消食化积、解毒的功效。用醋熏空气可以预防流感、上呼吸道感染。适当饮醋既可杀菌，又可促进胃肠消化功能，还可降低血压、防治动脉硬化。此外，食醋能滋润皮肤、改善皮肤的供血、对抗衰老。

食用建议

慢性萎缩性胃炎、胃酸缺乏、流感、流脑、白喉、麻疹、肾结石、输尿管结石、膀胱结石、癌症、高血压、小儿胆道蛔虫症、传染性肝炎等症者皆可食用。但脾胃湿甚、胃酸过多、支气管哮喘、严重胃及十二指肠溃疡患者要慎食。

选购保存

酿造食醋以琥珀色或红棕色、有光泽、体态澄清、浓度适当为佳。开封的醋保存时，宜放于低温、避光处。

♥ 温馨提示

醋中含有多种有机酸成分，能促进糖尿病患者体内的糖类代谢，起到抑制血糖升高的作用。常食醋还可使体内过多的脂肪转化消耗，并促进糖和蛋白质的代谢，可防治肥胖症。

相宜搭配

宜			
	醋 ＋ 黑芝麻		可促进铁、钙吸收
	醋 ＋ 排骨		降低血压

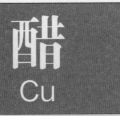

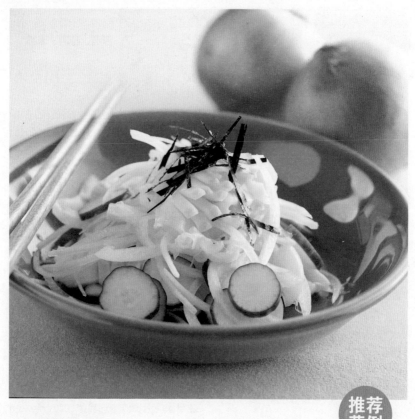

推荐
菜例

酒醋拌花枝

原料: 花枝60克,小黄瓜20克,紫菜丝0.5克,洋葱丝40克,葱末2克,丁香2支,白酒、香醋、橄榄油各适量

做法:

❶ 花枝用清水洗净、切小片,放入滚水中氽烫,取出待凉备用;小黄瓜洗净、切圆片备用。

❷ 洋葱丝、白酒、丁香放入锅中,转小火煮沸、待凉,加入香醋、橄榄油拌匀,调成油醋汁。

❸ 花枝、小黄瓜、葱末、油醋汁拌匀,装盘撒上紫菜丝即可食用。

专家点评: 醋可软化血管,黄瓜、紫菜、洋葱都是低热量、低脂肪食物,具有降低胆固醇的功效。

🍴 小贴士

　　醋有减肥的功效,并能减轻晕车、晕船带来的不适感。

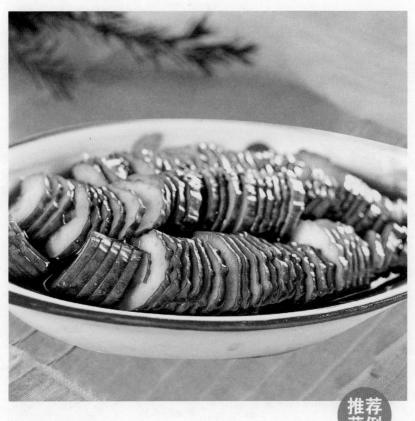

推荐菜例

糖醋黄瓜

原料：黄瓜2根，米醋50毫升，砂糖50克，盐5克

做法：

① 将黄瓜洗净，切片备用。

② 黄瓜内调入盐，腌渍七八分钟，使黄瓜入味。

③ 再将瓜片沥干水分，加入砂糖、米醋拌匀即可食用。

专家点评：黄瓜低热量、低脂肪，其所含的维生素P有保护心血管的作用。此外，黄瓜与醋同食，还具有开胃消食、降脂减肥、清热解暑、软化血管等功效，适合暑热烦渴、高脂血症、肥胖症、血管硬化等患者食用。

🍮 小贴士

　　夏天人易产生疲劳、困倦之感，多吃点儿醋，可以很快解除疲劳，使精力充沛。

287

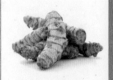

生姜
Sheng Jiang

别名：
姜、姜根、因地辛

适用量： 每日10克为宜　**热量：** 194千焦/100克（嫩姜）

性味归经： 性温，味辛；归肺、脾、胃经

降脂关键

生姜的提取物能引起血管运动中枢及交感神经的反射性兴奋，促进血液循环，降低血压，可有效预防高血压及心脑血管疾病的发生。

食疗功效

生姜有发表、散寒、止呕、开痰的功效。常用于脾胃虚寒，食欲减退，恶心呕吐，或痰饮呕吐，胃气不和的呕吐；风寒或寒痰咳嗽；感冒风寒，恶风发热，鼻塞头痛等病症。姜还有杀灭口腔致病菌和肠道致病菌的作用，用姜汤含漱能治疗口臭和牙周炎，疗效显著。

食用建议

风寒感冒、寒性痛经、晕车晕船、糖尿病、呕吐者及阳虚型高血压患者可经常食用生姜。阴虚内热或患痔疮者不宜食生姜。

不要吃腐烂了的生姜，因为腐烂的生姜会产生一种毒性很强的物质，可使肝细胞变性坏死，诱发肝癌、食管癌等癌症。

选购保存

挑选生姜颜色应挑本色淡黄的，用手捏肉质坚挺，不酥软，姜芽鲜嫩的，同时还可用鼻子嗅一下，有淡淡硫黄味的生姜不宜购买。宜放冰箱冷藏保存。

♥ 温馨提示

生姜富含姜黄素，姜黄素是一种生物活性物质，具有显著的抗肿瘤、抗诱变的作用，可治疗脂肪肝以及酒精性脂肪肝。

搭配宜忌

宜	生姜 ✚ 醋	可降血脂、血压
忌	生姜 ✚ 白酒	易伤胃肠

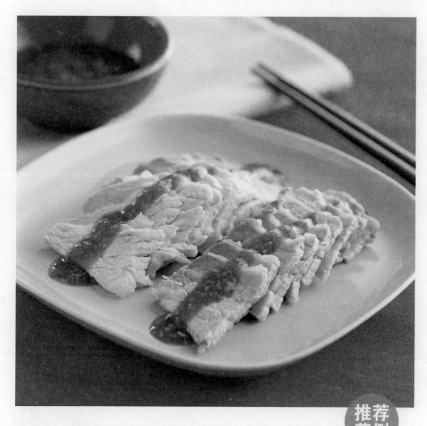

推荐
菜例

姜泥猪肉

原料： 猪后腿瘦肉80克，生姜10克，醋5毫升，无盐酱油5毫升

做法：

❶ 猪后腿瘦肉洗净，放入滚水煮沸，转小火煮15分钟，再浸泡15分钟，取出，用冰水冲凉备用。

❷ 生姜去皮、磨成泥状，加入无盐酱油、醋拌匀，即成酱汁。

❸ 猪后腿瘦肉切片摆盘，淋上酱汁即可食用。

专家点评： 本品能引起血管运动中枢及交感神经的反射性兴奋，促进血液循环，降低血压以及预防心脑血管疾病的发生。

🍵 **小贴士**

选购新鲜猪肉时宜选择有光泽、红色均匀，用手指压肌肉后凹陷部分能立即恢复的猪肉。

289

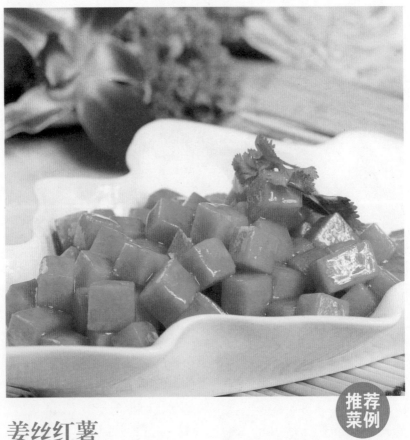

推荐
菜例

姜丝红薯

原料： 红薯500克，姜丝适量，酱油5毫升，盐、味精各3克，水淀粉10毫升，油适量

做法：

❶ 红薯去皮，洗净切块。

❷ 锅中油烧热，将红薯块投入油锅，炸至呈金黄色且外皮脆时捞出沥油。

❸ 锅留底油，先放姜丝炝锅，再将红薯倒进锅内，加适量清水，调入酱油、盐、味精，焖至红薯入味，勾芡即可。

专家点评： 本品有促进血液循环、降低血脂的作用。红薯含有果胶及淀粉、维生素、纤维素，有改善血管功能、降低胆固醇水平的作用。

🍄 小贴士

红薯一定要蒸熟煮透，一是因为红薯中淀粉的细胞膜不经高温破坏，难以消化；二是红薯中的气化酶不经高温破坏，吃后会产生不适感。

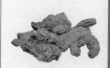

干姜
Gan Jiang

别名:
白姜、均姜、干生姜

适用量: 每日内服: 煎汤, 1.5~4.5克为宜　**热量:** 1290千焦/100克

性味归经: 性热, 味辛; 归脾、胃、肾、心、肺经

降脂关键

干姜含有姜辣素、姜酮、姜烯、姜醇等挥发油成分, 具有促进血液循环, 抗血小板聚集、升高血压、降低血脂的作用, 对于高脂血症及心脑血管并发症有很好的作用。

食疗功效

干姜具有促进血液循环、降低血脂、升高血压以及预防心脑血管疾病发生等作用。干姜还具有温中逐寒、回阳通脉的功效, 可治心腹冷痛、吐泻、肢冷脉微、寒饮喘咳、风寒湿痹、阳虚、吐衄、下血等症。干姜中的姜辣素进入人体后, 能产生一种抗氧化酶, 具有很强的杀灭自由基的作用。

食用建议

阴虚内热、血热妄行者忌服干姜。本品对胃有刺激作用, 故入补剂时常需配甘草、红枣。干姜可与附子、肉桂、吴茱萸等配伍, 对脾肾阳虚、畏寒怕冷、虚寒腹痛的患者有很好的疗效。

选购保存

以质坚实, 外皮灰黄色、内灰白色、断面粉性足、少筋脉者为佳。置阴凉干燥处, 防霉、防虫蛀。

♥ 温馨提示

干姜与生姜相比较, 干姜善于温中散寒, 生姜长于发汗而散外寒。淡干姜是由原药泡淡后切片、晒干而成, 气味没有那么峻热, 散寒力稍弱些, 但长于止呕、行气。

搭配宜忌

宜	+	散寒祛湿, 可治冻疮
忌	+	会伤害胃肠道

干姜　羊肉

干姜　白酒

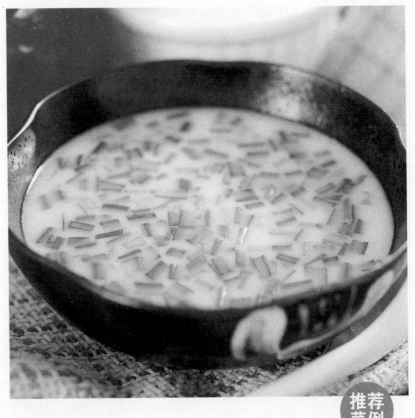

推荐菜例

干姜牛奶

原料：韭菜250克，牛奶250毫升，白术15克，黄芪10克，干姜少量

做法：

① 将干姜、韭菜洗净，切碎，白芍、黄芪洗净，煎汁，去渣。

② 将干姜、韭菜与牛奶同放锅中，倒入药汁煮沸即可。

专家点评：韭菜中的含硫化合物具有降血脂及扩张血管的作用，这种化合物还能使黑色素细胞内酪氨酸酶系统功能增强，从而改变皮肤毛囊的黑色素，消除皮肤白斑，并使头发乌黑发亮。牛奶益气健脾、通利肠道，白术和黄芪可补中益气、利水降脂。

🍵 **小贴士**

　干姜性热，味辛，归脾、胃、肾、心、肺经，其热气能行五脏，不可多用、滥用。

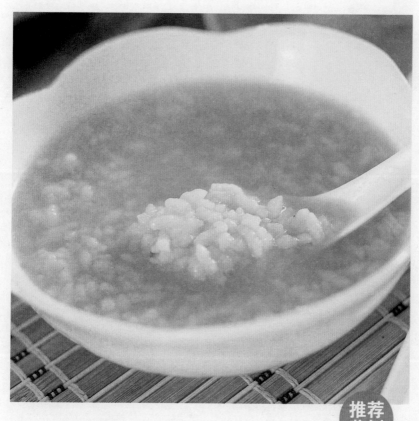

推荐菜例

干姜薏米粥

原料：干姜6克，艾叶10克，薏米30克，粳米50克，红糖适量

做法：

❶ 将艾叶洗净，与干姜水煎取汁；薏米、粳米洗净备用。

❷ 将薏米、粳米煮粥至八成熟，入药汁同煮至熟。

❸ 加入红糖调匀即可。

专家点评：干姜能促进血液循环，降低血脂以及预防心脑血管疾病的发生。艾叶温经散寒、活血化淤，可预防动脉硬化、心梗和脑梗。薏米利水降脂、健脾益气。所以，本品可散寒除湿、温经化淤，可用于胃脘冷痛、四肢发凉，以及寒凝血淤型高脂血症。

🍵 小贴士

选择艾叶宜以叶面灰白色、绒毛多、香气浓郁者为佳。艾叶可止血、调经、安胎。

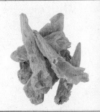

蜂胶
Feng Jiao

别名：无

适用量：每日10克左右为宜　　**热量：**1356千焦/100克

性味归经：性平，味甘；归脾、胃、肺、大肠经

降脂关键

蜂胶中富含槲皮素，有扩张冠状血管、降低甘油三酯的含量、降低血脂、降血压、抗血小板聚集等作用（血小板聚集会妨碍血液的流通，以致容易引起心脏病、脑卒中等心脑血管疾病）。

食疗功效

蜂胶能改善血液的成分，促进心脑和血管功能，对肝脏有保护作用，能促使肝细胞再生，对脂肪肝的形成有一定的抑制作用。蜂胶具有抗氧化和抗自由基的作用，能够延缓衰老。食用蜂胶还能迅速补充体力，消除疲劳，增强对疾病的抵抗力。蜂胶对胃肠功能有调节作用，可使胃酸分泌正常。蜂胶还是女性美容养颜的佳品，能够分解色素、平复皱纹和减缓衰老。

食用建议

蜂胶适宜老人、小孩、便秘患者、高脂血症患者、高血压患者、支气管哮喘患者食用。糖尿病、脾虚泻泄及湿阻中焦的脘腹胀满、苔厚腻者不宜食用蜂胶。

选购保存

首先须查看该产品是否有批准文号；其次应查看蜂胶有效成分"蜂胶黄酮"的含量，一般黄酮含量只要不低于15毫克／升，均属纯正蜂胶；宜放通风、阴凉干燥处密封保存。

♥ 温馨提示

蜂胶的食用时间大有讲究，一般均在饭前1~1.5小时或饭后2~3小时食用比较适宜。

相宜搭配

宜	蜂胶 ＋ 牛奶		生津润喉、降脂降压
	蜂胶 ＋ 番茄		养血滋阴、降脂减肥

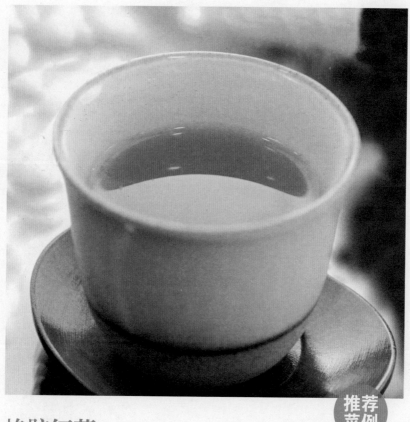

推荐菜例

蜂胶红茶

原料： 蜂胶15克，红茶250毫升，冰块适量

做法：

1 将冰块放入杯内大约2/3满。

2 红茶放凉，倒入杯内。

3 加入蜂胶，最后将盖子盖上，摇匀即可饮用。

专家点评： 蜂胶能降低血脂，促进心脑和血管功能，对肝脏有保护作用，能促使肝细胞再生，对高脂血症引起的脂肪肝有一定的抑制作用。红茶可防治心肌梗死、强壮心肌、降低血糖值和高血压，所以本品非常适合高脂血症、糖尿病、高血压患者饮用。

🐝 小贴士

　　蜂胶是一个天然的小"药库"，它能预防和治疗疾病，同时无毒副作用，没有抗药性。

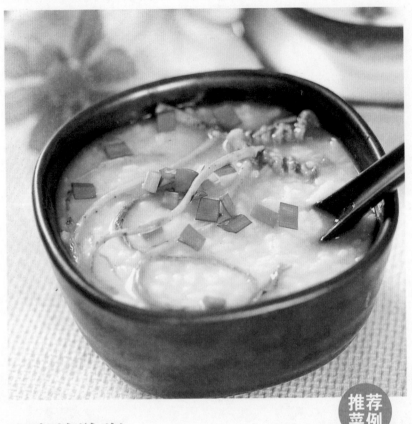

推荐
菜例

人参蜂胶粥

原料：人参3克，蜂胶15克，韭菜末5克，粳米100克，生姜2片

做法：

❶ 将人参置清水中浸泡1夜。

❷ 将泡好的人参连同泡参水与洗净的粳米一起放入砂锅中，文火煨粥。

❸ 待粥将熟时放入蜂胶、生姜片、韭菜末调匀，再煮片刻即成。

专家点评：人参大补元气，韭菜补肾壮阳、降脂降压，粳米健脾补虚，蜂胶补益五脏，并能降糖、降脂、降压，适合体质虚弱、元气虚衰的高脂血症和高血压患者食用。本品有改善心脑血管功能、舒张血管、调节血压、降低胆固醇水平的作用，对于高血压患者、心脑血管疾病患者有一定的食疗作用。

🐝 小贴士

　　孕妇不宜食用蜂胶，否则会刺激子宫，引起宫缩。

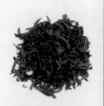

绿茶
Lv Cha

别名：苦铭

适用量：每日5克　热量：1372千焦/100克

性味归经：性凉，味甘、苦；归心、肺、胃经

降脂关键

绿茶是富含维生素K的饮品，还含维生素C等成分，有抗血小板凝集、促进膳食纤维溶解、降血压、降血脂的作用，对防治心血管疾病十分有利。

食疗功效

常饮绿茶可消脂去腻、清热解毒、提神醒脑、强心抗癌、减肥健美。绿茶中含有大量的茶多酚，可以抑制癌细胞生长所必需的尿激酶，具有防癌抗癌的作用。绿茶所含维生素C比红茶多，每天2～3杯绿茶就基本上可以满足人体对维生素C的需求。

食用建议

绿茶特别适合肥胖者、老年人、女性饮用。胃寒的人不宜过多饮茶，特别是绿茶，过量会引起胃肠不适。

神经衰弱者和失眠症患者临睡前不宜饮茶，更不宜饮浓茶，否则会加重失眠症。正在哺乳的妇女也要少饮茶，因为茶对乳汁有收敛作用。

选购保存

选购时要挑选色泽绿润、茶叶肥壮厚实、无黄点、呈曲卷形或螺旋状、香气清新怡人的茶叶。装入封闭容器中，放置在通风干燥处保存。

♥ 温馨提示

绿茶中的茶氨酸的溶出率与水温、时间有密切关系，5℃的凉开水浸泡30分钟，可使茶氨酸溶出61%左右，效果较好。

绿茶应用透明度好的玻璃杯、瓷杯或茶碗冲泡，选用洁净的优质矿泉水，水的酸碱度为中性或微酸性。

搭配宜忌

宜	绿茶 ＋ 蜂蜜	可补中益气、润肠通便
忌	绿茶 ＋ 人参	会影响药物吸收

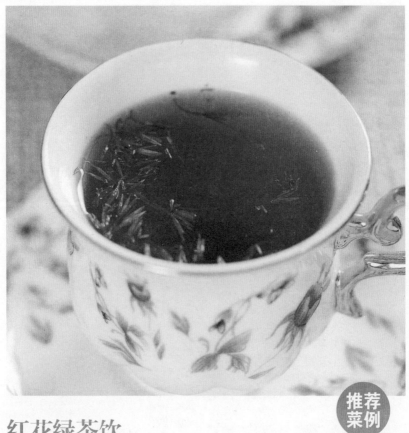

推荐
菜例

红花绿茶饮

原料：红花5克，绿茶5克，沸水适量

做法：

❶ 将红花、绿茶用水清洗干净，放入杯中。

❷ 冲入沸水，加盖闷5分钟。

❸ 过滤去渣即可饮用。

专家点评：红花有活血化淤的作用，能有效扩张冠状动脉，增加冠脉流量，预防冠状动脉粥样硬化；绿茶具有降压降脂、抗血小板聚集的功效，对心脑血管疾病患者大有益处。但孕妇以及有出血倾向的患者不宜饮用本品。

🍵 小贴士

茶叶与水的比例可因人口味而定，一般以200毫升沸水泡3克茶为适中。

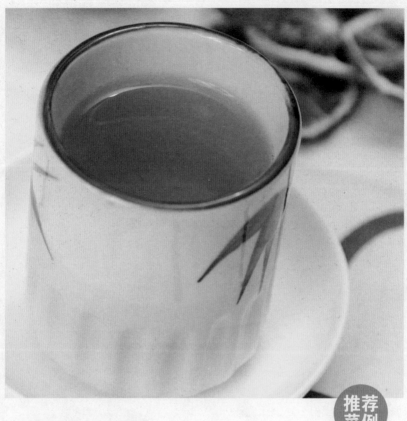

推荐
菜例

乌梅竹叶绿茶

原料：淡竹叶10克，玄参8 克，乌梅5颗，绿茶１包

做法：

❶ 将玄参、淡竹叶和绿茶、乌梅洗净一起放进杯内。

❷ 往杯内加入600毫升左右的沸水。

❸ 盖上杯盖闷20分钟，滤去渣后即可饮用。

专家点评：竹叶具有清心除烦、抗疲劳、降血脂、预防心血管疾病的功效；

玄参具有清热凉血、滋阴降火的功效，能扩张冠状动脉，降血压、降血脂。本品具有滋阴润燥、利尿通淋的功效，对心血管疾病有很好的辅助治疗作用。

🍵 小贴士

绿茶中的鞣酸会与食物中的铁分子结合形成沉淀物，绿茶越浓，对铁吸收的阻碍作用就越大，因此喝绿茶最好不要太浓。

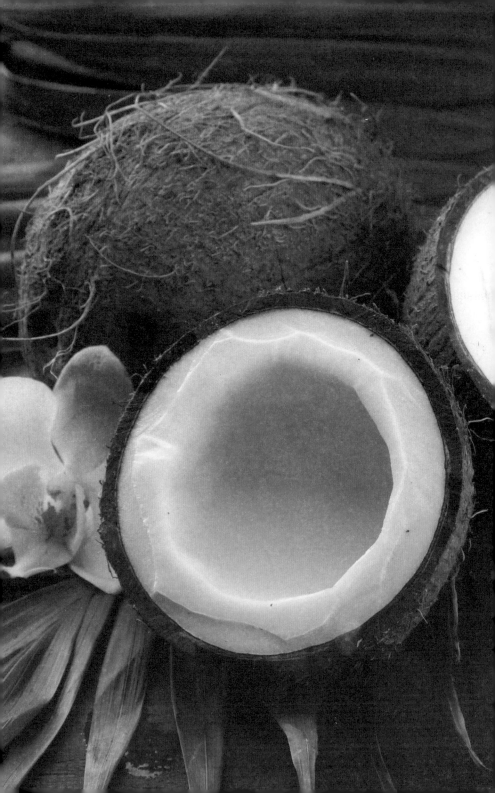

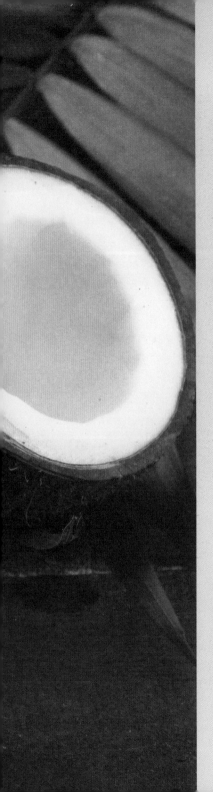

第三章

高脂血症患者忌吃的食物

为什么高脂血症患者饮食有禁忌呢？让我们先读懂以下关键词。胆固醇：胆固醇又称"胆甾醇"，假如一个人的饮食中动物脂肪与胆固醇摄入过量，则会直接升高血液中的血脂，导致高脂血症。甘油三酯：甘油三酯高会导致血液黏稠，沉积在血管壁上，形成小斑块，引起动脉粥样硬化。热量：热量如果供过于求就会储存起来。而热量的主要储存形式就是转化为人体的脂肪，使人肥胖，导致血脂升高。本章罗列出来 48 种高脂血症不宜吃的食物，并说明了其不能吃的特殊原因。

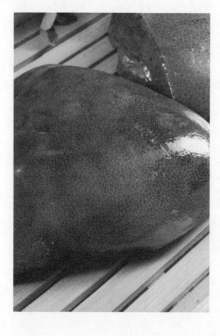

猪肝

忌吃关键词：
高胆固醇

不宜吃猪肝的原因

猪肝中胆固醇含量较高，多食可使血液中的胆固醇水平升高，导致胆固醇在动脉壁上沉积，诱发动脉硬化、冠心病等。长期大量食用猪肝会使维生素A过多积聚从而出现恶心、呕吐、头痛、嗜睡等中毒现象，久之还会损害肝脏，导致骨质疏松、毛发干枯、皮疹等。

小提示

高血压、肥胖症、冠心病患者均不宜多食猪肝。

猪腰

忌吃关键词：
高胆固醇、性寒

不宜吃猪腰的原因

猪腰属于高胆固醇食物，每100克猪腰中含有380毫克胆固醇，高脂血症患者不宜食用。猪腰性寒，高脂血症患者多为中老年人，胃肠功能相对较弱，如进食过多，容易引起腹泻等症状。

小提示

高血压、高脂血症患者均不宜食用猪腰。

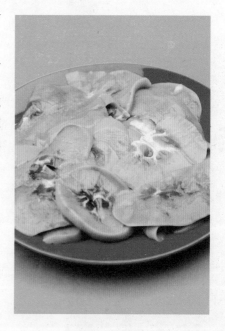

五花肉

忌吃关键词：
饱和脂肪酸

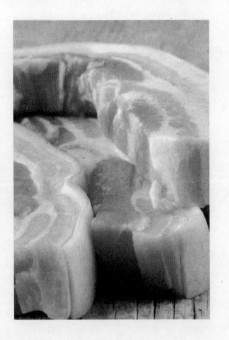

不宜吃五花肉的原因

五花肉中含有大量的饱和脂肪酸，常吃肥肉会使人发胖，血清胆固醇升高，不适宜高脂血症患者。瘦肉中的饱和脂肪酸虽较低，但其含有较多蛋氨酸，蛋氨酸在一些酶类的催化作用下会产生同型半胱氨酸，直接损害动脉血管壁的内皮细胞，促使血脂沉积从而发生动脉粥样硬化。

小提示

体胖、多痰、舌苔厚腻者，风邪偏盛者也应少食猪肉。

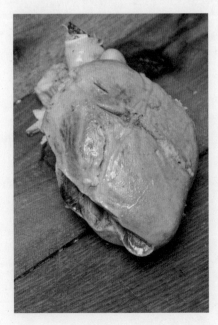

猪心

忌吃关键词：
高胆固醇

不宜吃猪心的原因

猪心虽然有补心安神的功效，但是它的胆固醇含量较高，食用后可使血浆中的胆固醇浓度增高。研究证明，长期大量食用猪心等动物内脏可大幅度地增加患心血管疾病的风险。

小提示

猪心适合精神分裂症、癫痫、癔病患者食用。高胆固醇血症者不宜多食；此外，猪心不能与吴茱萸合食。

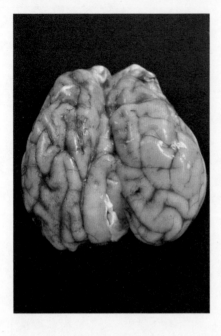

猪脑

忌吃关键词：
高胆固醇、性寒

不宜吃猪脑的原因

猪脑中的胆固醇含量极高，食用后可使血液中的胆固醇水平升高，故高脂血症患者不宜食用。猪脑性寒，脾胃功能较弱的高脂血症患者如食用过多，容易引起腹泻等。高血压患者如果长期食用猪脑可能引发冠心病，导致脑卒中。

小提示

高胆固醇者、冠心病患者、高血压患者、动脉硬化所致的头晕头痛者、性功能障碍者均不宜多吃猪脑。

鹅肉

忌吃关键词：
高脂肪、高甘油三酯

不宜吃鹅肉的原因

鹅肉的热量较高，摄入过多容易引起肥胖，高脂血症患者需要控制体重，不适宜多吃。鹅肉的脂肪含量很高，特别是皮中含有的饱和脂肪酸，可使血液中的甘油三酯和胆固醇水平升高，故高脂血症患者应尽量不吃或少吃。

小提示

高血压、动脉硬化、舌苔黄厚而腻、顽固性皮肤病患者忌食鹅肉。

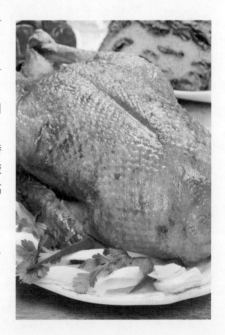

牛骨髓

忌吃关键词：
高胆固醇

不宜吃牛骨髓的原因

牛骨髓中的胆固醇含量颇高，多食容易引发动脉硬化等心脑血管疾病，高血压患者、高脂血症患者应尽量不吃或少吃。中医认为，大多数的高脂血症是由于痰湿淤阻在中焦所致，而牛骨髓为滋腻之品，容易助湿生痰，高脂血症患者食用后会加重病情。

小提示

关节炎、泻痢、疟疾、疮疮患者可食用牛骨髓。

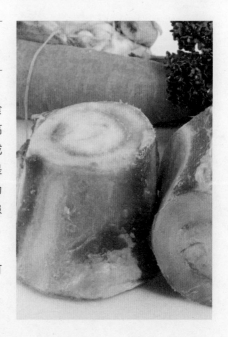

火腿

忌吃关键词：
高热量、高脂肪、高钠

不宜吃火腿的原因

火腿的热量很高，每100克火腿可产生1381千焦热量，不利于体重的控制，高脂血症患者尤其是合并有肥胖症的患者应忌吃。火腿的脂肪含量很高，每100克中含有脂肪28克，多食可引起肥胖，甚至引发高脂血症、动脉粥样硬化、脑卒中等心脑血管并发症。

小提示

脾胃虚寒的泄泻下痢之人，不宜多食；老年人、胃肠溃疡患者禁食。

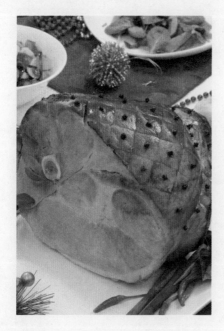

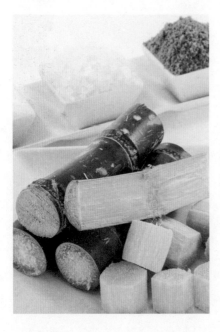

甘蔗

忌吃关键词：
高糖分

不宜吃甘蔗的原因

　　研究表明，甘蔗中含有丰富的糖分，是我国制糖的主要原料。高脂血症患者尤其是高甘油三酯血症患者，对糖分特别敏感，不宜食用甜品、甜食，以免血液中的甘油三酯升高，血液黏稠度增加，促使病变加快。

小提示

　　脾胃虚寒、胃腹寒疼者，高血糖、高脂血症患者均不宜食用甘蔗。

鸡肝

忌吃关键词：
高胆固醇

不宜吃鸡肝的原因

　　鸡肝属于高胆固醇食物，每100克鸡肝中含有356毫克胆固醇，食用后容易使血清中的胆固醇浓度升高，加重高脂血症患者的病情。鸡肝的维生素A含量极高，多食可致维生素过多症，出现头痛、恶心、呕吐、视像模糊等中毒症状，久之还可能导致肝损害。

小提示

　　肝虚目暗、视力下降、夜盲症、小儿疳眼、佝偻病患者可常食鸡肝。

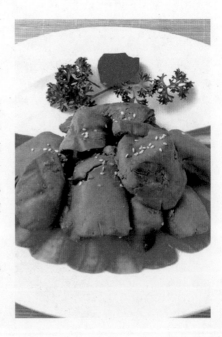

蛋黄

忌吃关键词：
高胆固醇

不宜吃蛋黄的原因

　　一个蛋黄的胆固醇含量不足300毫克，对于健康成年人而言，每天吃一个蛋黄，对健康并无害处。但对于高血压、高血糖、高脂血症患者来说，就会增加血液中胆固醇的含量，还是少吃或不吃为好。

小提示

　　没有"三高"的中老年人可以2~3天吃1个蛋黄，既能补充营养，又可避免摄入高胆固醇的风险。

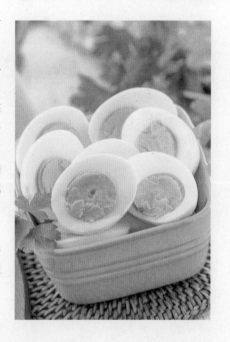

扒鸡

忌吃关键词：
高热量、高钠、高胆固醇

不宜吃扒鸡的原因

　　扒鸡的胆固醇含量很高，食用后可使血清的胆固醇水平升高，高脂血症患者应少吃。扒鸡中的含钠量极高，渗透压的改变使钠、水潴留，从而使血容量增加、回心血量增加，使血压升高，诱发高血压，加重高脂血症患者的病情。

小提示

　　扒鸡的热量也很高，高脂血症患者食用后不利于体重的控制。

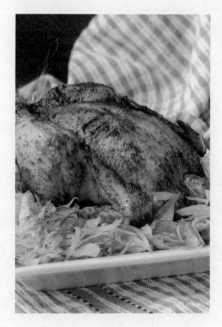

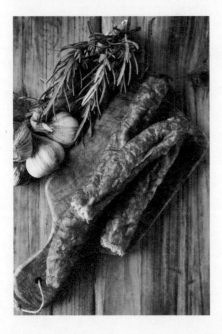

香肠

忌吃关键词:
高热量、高钠

不宜吃香肠的原因

香肠中含有的热量和脂肪含量均很高,食用后可使血脂升高,引发肥胖,还有可能引发心血管并发症。香肠中的钠含量极高,对于高脂血症并发高血压的患者来说尤为不利,需忌食。

小提示

儿童、孕妇、老年人少食或不食;肝肾功能不全者不适合食用。

午餐肉

忌吃关键词:
高热量、高钠

不宜吃午餐肉的原因

午餐肉是以鸡肉或猪肉为原料,加入一定量的淀粉和辛香料加工制作而成的,其热量和脂肪含量都较高,高脂血症患者不宜食用。午餐肉的含钠量较高,食用后容易引起血压升高,诱发高血压病,高脂血症合并有高血压病者尤其要谨慎。

小提示

肥胖者、孕妇、儿童、糖尿病患者均不适宜食用午餐肉。

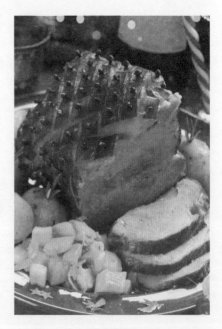

腊肉

忌吃关键词：
高热量、高钠

不宜吃腊肉的原因

腊肉多用五花肉制成，其热量和脂肪含量都非常高，食用后容易引起血脂升高、肥胖，导致动脉粥样硬化、冠心病等疾病。腊肉中的含钠量很高，高脂血症患者过食，会导致钠盐在体内滞留，使血压升高，使身体出现水肿等症状，长期食用还会诱发高血压。

小提示

腊肉中含有大量的亚硝酸盐，是重要的致癌物质，正常人也不可多食。

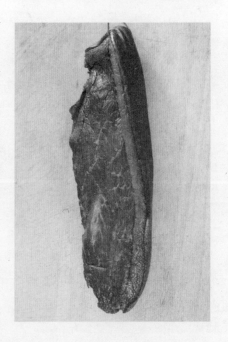

腊肠

忌吃关键词：
高脂肪、高钠

不宜吃腊肠的原因

腊肠中肥肉比例高达 50% 以上，热量极高，食用后不利于体重的控制，高脂血症患者尤其是合并有肥胖者不宜吃。腊肠中的含钠量很高，高脂血症患者过多食用容易导致血压升高，诱发高血压。

小提示

腊肠中含有亚硝酸盐等致癌物质，不宜多食。

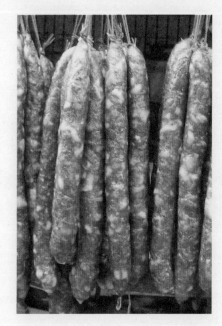

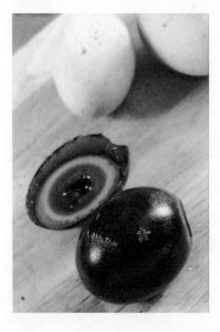

松花蛋

忌吃关键词：
高胆固醇

不宜吃松花蛋的原因

　　松花蛋中的胆固醇含量很高，食用后可使血清胆固醇水平升高，故高脂血症患者应忌吃。松花蛋在加工制作过程中加入了大量的盐腌渍，摄入过多对心血管不利，容易使血压升高，从而诱发高血压。

小提示

　　少儿、脾阳不足者、寒湿下痢者、心血管病患者、肝肾疾病患者忌食。

鹅蛋

忌吃关键词：
高脂肪、高胆固醇

不宜吃鹅蛋的原因

　　鹅蛋的脂肪含量高于其他蛋类，多食可引起肥胖和血脂升高，高脂血症患者慎食。鹅蛋属于高胆固醇食物，每100克中含有704毫克胆固醇，容易使高脂血症患者的血清胆固醇水平升高，不利于其病情。

小提示

　　低热不退、动脉硬化、气滞者忌食鹅蛋。

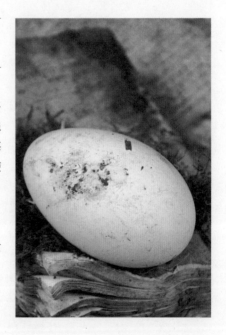

鹌鹑蛋

忌吃关键词：
高胆固醇

不宜吃鹌鹑蛋的原因

鹌鹑蛋属于高胆固醇食物，每100克中含有胆固醇3640毫克，食用后容易使血清胆固醇水平升高，不利于高脂血症患者的病情。鹌鹑蛋的脂肪含量较高，食用过多容易引起血脂升高、体重增加，故高脂血症患者应慎食。

小提示

脑血管疾病患者不宜食用鹌鹑蛋。

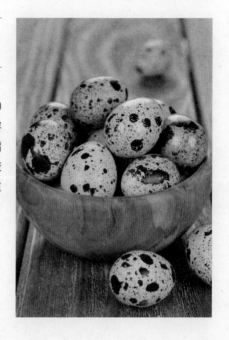

鸭蛋

忌吃关键词：
高脂肪、高胆固醇

不宜吃鸭蛋的原因

鸭蛋中的脂肪含量较高，高脂血症患者不宜多食，否则可引起血脂升高、体重增加。鸭蛋中胆固醇含量很高，每100克中含有565毫克胆固醇，食用后容易使血清胆固醇水平升高，还可能诱发动脉硬化、冠心病等心血管并发症。

小提示

高血压、动脉硬化、脂肪肝患者以及肾炎患者不宜多食鸭蛋。

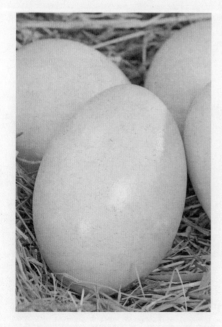

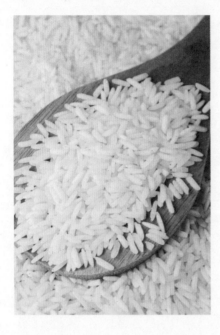

糯米

忌吃关键词：
高热量

不宜吃糯米的原因

糯米的热量较高，过多食用容易引起肥胖，不利于高脂血症患者体重的控制。糯米，特别是冷的糯米制品的黏度较高，不易被磨成"食糜"而被人体消化吸收，所以胃肠功能不好的高脂血症患者要慎用。

小提示

儿童、糖尿病患者、体虚者、肾脏病患者忌食糯米。

辣椒

忌吃关键词：
辣椒素

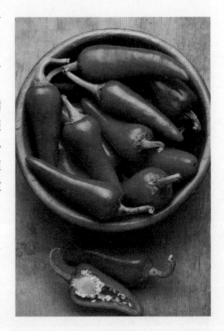

不宜吃辣椒的原因

辣椒含有过多的辣椒素，会促使循环血量剧增，心跳加快，心动过速，短期内大量服用，可致急性心力衰竭、心脏猝死，即使没发生意外，也会妨碍原有的心脑血管病及肺内病变的康复，故高脂血症患者不宜过量食用。

小提示

高血压、慢性胃炎、胃溃疡、肺结核、痔疮患者不宜食辣椒。

鲍鱼

忌吃关键词：
高胆固醇、高钠

不宜吃鲍鱼的原因

鲍鱼中胆固醇含量较高，高脂血症患者不宜食用。鲍鱼含钠量极高，食用后易造成血压升高，引发心脑血管并发症，并发有高血压的高脂血症患者尤其要注意。鲍鱼肉难消化，胃肠功能较弱的高脂血症患者应慎食。

小提示

痛风、感冒、发热、喉咙痛的患者忌食鲍鱼。

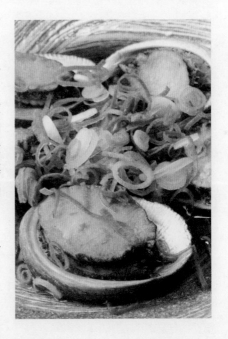

鱿鱼干

忌吃关键词：
高热量、高胆固醇

不宜吃鱿鱼干的原因

鱿鱼干的热量较高，高脂血症患者不宜过多食用，否则过多的热量摄入会在体内转化成脂肪，使血液中的脂肪含量升高。鱿鱼干的胆固醇含量极高，每100克中含有1170毫克胆固醇，食用后容易使血清胆固醇水平升高，而且其所含的热量较高，不利于高脂血症患者体重的控制。

小提示

内分泌失调、甲亢、皮肤病、脾胃虚寒、过敏体质患者不宜多食鱿鱼。

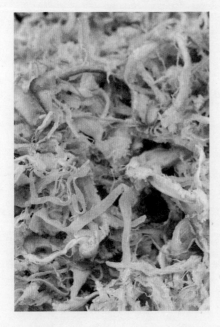

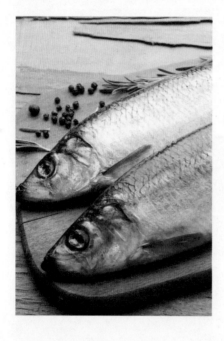

鲱鱼

忌吃关键词：
高热量、高油脂

不宜吃鲱鱼的原因

鲱鱼的热量较高，过多的热量摄入可在体内转化为脂肪，使血脂升高。鲱鱼富含油脂，食用后容易使血脂升高，使体重增加，不利于高脂血症患者的病情。市售的鲱鱼多经过腌制加工，含钠量很高，食用后容易使血压升高，合并有高血压的高脂血症患者要慎食。

小提示

鲱鱼富含油脂，因此心脑血管疾病患者忌食。

蟹黄

忌吃关键词：
高胆固醇

不宜吃蟹黄的原因

蟹黄中含胆固醇的量非常高，可使血清胆固醇水平升高，过量的胆固醇堆积在血管内皮下，还可形成脂斑，甚至引发冠状动脉粥样硬化，等等，对于高脂血症患者十分不利，所以高脂血症患者应慎食。

小提示

由于蟹黄有较高含量的油脂和胆固醇，冠心病、高血压、动脉硬化患者应少吃或不吃蟹黄。

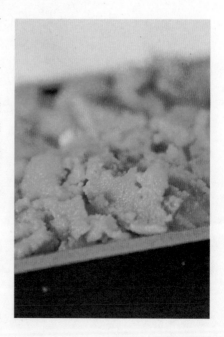

虾皮

忌吃关键词：
高胆固醇、高钠

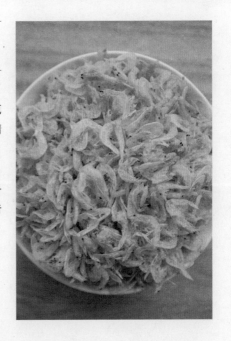

不宜吃虾皮的原因

　　虾皮属于高胆固醇食物，每100克中含有428毫克胆固醇，容易升高血清胆固醇水平，高脂血症患者不宜食用。虾皮中的含钠量极高，达到5%以上，容易发生水钠潴留，引起水肿、血压升高，对于合并有高血压的高脂血症患者尤其不适宜。

小提示

　　上火者、宿疾者不宜食用虾皮。

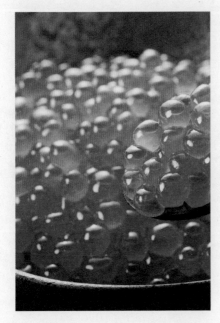

鱼子

忌吃关键词：
高胆固醇

不宜吃鱼子的原因

　　鱼子胆固醇含量很高，不但可使血清胆固醇水平升高，而且低密度胆固醇在血管内皮的堆积还可诱发动脉硬化、冠心病等心血管病症。鱼子很难煮透，食用后也很难消化，胃肠功能不好的高脂血症患者要忌吃。

小提示

　　孩子多吃鱼子无妨，但老人要忌吃鱼子。

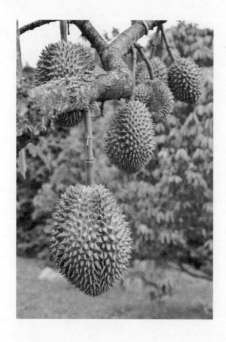

榴莲

忌吃关键词：
高糖、饱和脂肪酸

不宜吃榴莲的原因

　　榴莲的含糖量很高，过量的糖分摄入会在休内转化为内源性甘油三酯，使血清甘油三酯浓度升高，故高脂血症患者应尽量不吃或少吃。榴莲属于高脂水果，含有大量饱和脂肪酸，多吃会加重高脂血症患者病情，导致血管栓塞、血压升高，甚至可导致冠心病、脑卒中。

小提示

　　糖尿病患者、有痔疮的人、肾病及心脏病患者不宜食用榴莲。

柚子

忌吃关键词：
影响药物代谢

不宜吃柚子的原因

　　柚子中含有一种活性物质，对人体肠道的一种酶有抑制作用，从而干扰药物的正常代谢，令血液中的药物浓度升高，高脂血症患者需长期服用降脂药，如同时食用柚子，则相当于服用了过量的降脂药，影响血脂的控制，对高脂血症患者的病情不利。

小提示

　　气虚体弱、腹部寒冷、常患腹泻者，高血压患者及患肝功能疾病的人也忌吃柚子。

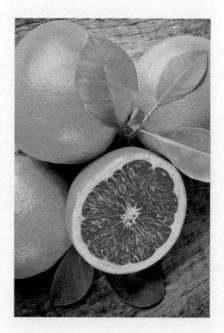

椰子

忌吃关键词：
高热量、饱和脂肪酸

不宜吃椰子的原因

椰子是热量最高的几种水果之一，高脂血症患者多食不利于体重的控制。椰子含糖量很高，过量的糖分摄入会在体内转化为内源性甘油三酯，使甘油三酯水平升高，不利于高脂血症患者的病情。椰子中含有大量的饱和脂肪酸，可使血清胆固醇水平升高，高脂血症患者慎食。

小提示

椰子汁内含葡萄糖、蔗糖、果糖等，患有糖尿病者忌食。

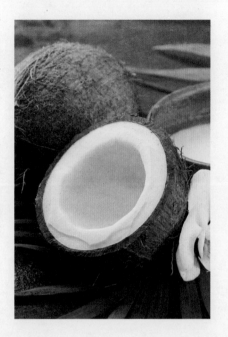

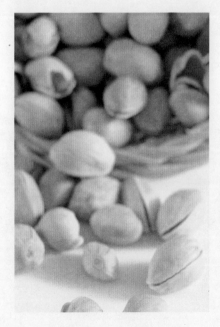

开心果

忌吃关键词：
高热量

不宜吃开心果的原因

开心果的热量极高，若食用过多，多余的热量会在体内转化为脂肪堆积，容易引起肥胖，不利于高脂血症患者体重的控制。开心果的脂肪含量很高，高达53%，多食可使血脂升高，甚至可引发脑卒中、动脉粥样硬化等心脑血管并发症，加重高脂血症患者的病情。

小提示

糖尿病患者及肥胖者不宜多食用开心果。

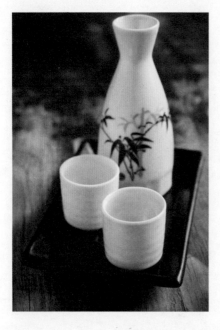

白酒

忌吃关键词：
酒精

不宜喝白酒的原因

白酒的热量很高，是导致肥胖的重要饮食因素。酒精的最大损害是损害肝脏，导致脂肪肝，严重者还会造成酒精性肝硬化。酒精可抑制脂蛋白脂肪酶，从而使甘油三酯浓度升高，加速动脉粥样硬化，引发心脑血管并发症。

小提示

高血压、痛风、血管硬化、冠心病、心动过速、癌症、肝炎、糖尿病、食管炎、溃疡等病症者忌饮白酒。

黄油

忌吃关键词：
高热量、高脂肪

不宜吃黄油的原因

黄油的热量极高，多食不利于体重的控制，尤其是肥胖型的高脂血症患者要慎食。黄油中饱和脂肪酸和胆固醇的含量很高，容易引发动脉硬化等并发症，高脂血症患者不宜食用。

小提示

孕妇、肥胖者、糖尿病患者等不宜食用，还有男性不宜多食。

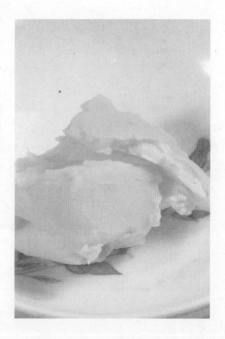

猪油

忌吃关键词：
高热量、饱和脂肪酸

不宜吃猪油的原因

　　猪油的热量极高，容易使人发胖，不利于高脂血症患者体重的控制，肥胖型的高脂血症患者尤其要注意。猪油中的饱和脂肪酸和胆固醇的含量均很高，高脂血症患者食用后，会增加患动脉硬化等心脑血管并发症的风险。

小提示

　　老年人、肥胖者和心脑血管病患者都不宜食用。

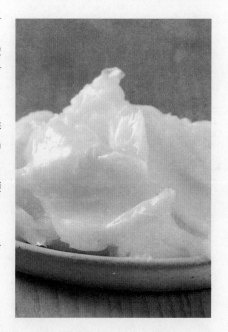

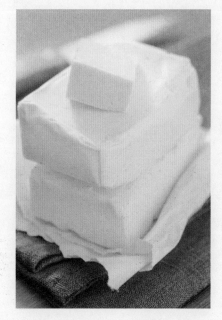

牛油

忌吃关键词：
饱和脂肪酸

不宜吃牛油的原因

　　牛油中含有大量的脂肪，而且热量极高，高脂血症患者过多食用容易引发肥胖，不利于体重的控制。牛油中含有大量的胆固醇和饱和脂肪酸，二者可结合沉积在血管内皮，形成脂斑，引发冠心病。

小提示

　　牛油性温，不可多食，多食可使旧病老疮复发。

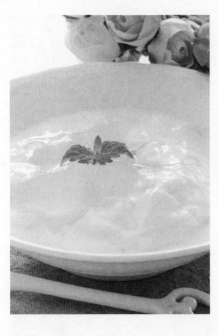

奶油

忌吃关键词：
高热量、高脂肪

不宜吃奶油的原因

奶油的热量和脂肪含量极高，容易引起肥胖，不利于高脂血症患者的血糖控制。奶油中含有大量的胆固醇和饱和脂肪酸，容易结合沉淀于血管壁，引发动脉硬化、冠心病等心脑血管并发症。

小提示

冠心病、高血压、糖尿病、动脉硬化患者忌食。

咖啡

忌吃关键词：
高热量、咖啡因

不宜喝咖啡的原因

咖啡的热量和脂肪含量均较高，长期饮用大量的咖啡，可导致血清总胆固醇、低密度脂蛋白胆固醇以及甘油三酯水平升高，从而使血脂过高。喝过咖啡后 2 小时，血中的游离脂肪酸会增加，血糖、乳酸、丙酮酸都会升高，因此患有高血压、高脂血症等慢性疾病者不宜饮用。

小提示

老年妇女不宜喝咖啡，以免减少钙质流失，引起骨质疏松。

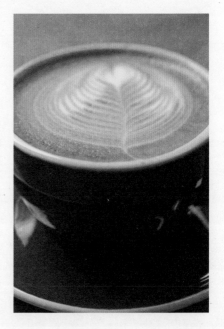

巧克力

忌吃关键词:
高热量

不宜吃巧克力的原因

　　巧克力是高糖高油高热量、典型的增肥食物。调查研究表明,肥胖人群中高脂血症的患病率比较高,这是因为肥胖的人体内沉积了大量的脂肪酸和胆固醇,很容导致血液中的脂肪与胆固醇水平上升,从而患上高脂血症,严重的还会引发心脑血管疾病或脑卒中,所以高脂血症患者应尽量不吃或少吃巧克力。

小提示

　　一般人也不宜多食巧克力。

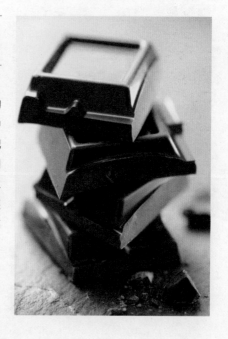

白砂糖

忌吃关键词:
高糖、高热量

不宜吃白砂糖的原因

　　白砂糖中的热量很高,而且几乎没有其他营养成分,多食容易使人肥胖,不利于高脂血症患者的体重控制。白砂糖的含糖量极高,且极易为人体吸收,过量的糖类摄入会在体内转化为内源性甘油三酯,使甘油三酯水平升高。

小提示

　　冠心病患者、肥胖者以及动脉硬化患者不宜多食白砂糖。

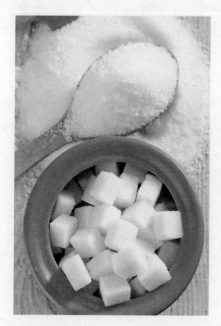

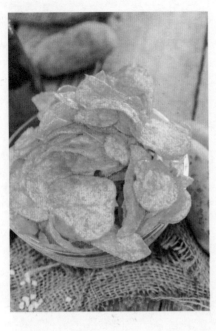

薯片

忌吃关键词：
高热量、致癌物

不宜吃薯片的原因

薯片的热量、碳水化合物含量和脂肪含量均较高，食用后容易使人发胖，不利于高脂血症患者的体重控制。薯片中含有致癌物丙烯酰胺，过量食用使丙烯酰胺大量堆积，加大了高脂血症患者患癌症的风险。薯片的口味靠盐等调制，食用后可使血压升高，还可能引发其他心血管疾病。

小提示

薯片是高油高盐食物，长期食用对健康不利。

奶茶

忌吃关键词：
高脂肪、高热量

不宜喝奶茶的原因

奶茶含有大量的脂肪和热量，一杯500毫升的奶茶，热量约在1255千焦之间，奶茶不只是红茶里加了奶精，也加了许多糖，不少奶茶还会加粉圆，如此热量更高，对于肥胖型高脂血症患者来说，危害非常大。

小提示

一般市售的奶茶几乎都是奶精、香精、色素兑成的，不宜过量饮用。

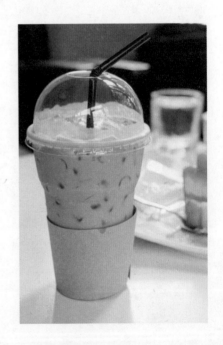

比萨

忌吃关键词：
高脂肪、高胆固醇

不宜吃比萨的原因

比萨的脂肪含量较高，多食不仅不利于高脂血症患者的体重控制，还有可能引发动脉粥样硬化等心脑血管并发症。比萨的原料多有黄油、乳酪等，这些物质都含有大量的饱和脂肪酸和胆固醇，高脂血症患者食用可使血脂升高，诱发动脉硬化等并发症。

小提示

比萨是用番茄酱、奶酪和其他配料烤制而成，孕妇和老年人均不宜多食。

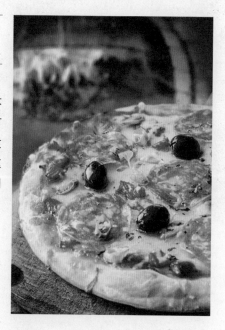

酸菜

忌吃关键词：
亚硝酸盐

不宜吃酸菜的原因

酸菜有增进食欲的功能，不利于高脂血症患者体重的控制。酸菜在腌制的过程中，维生素 C 被大量破坏，长期食用容易会造成营养失衡，对高脂血症患者的病情不利。酸菜含有较多亚硝酸盐，食用过多会引起头痛、恶心、呕吐等症状。

小提示

霉变的酸菜有明显的致癌性，应忌食。喜欢吃酸菜的人也只能偶尔吃，不宜长期食用。

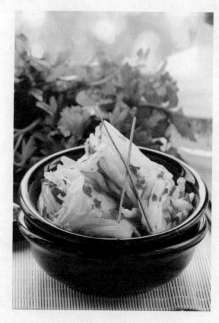

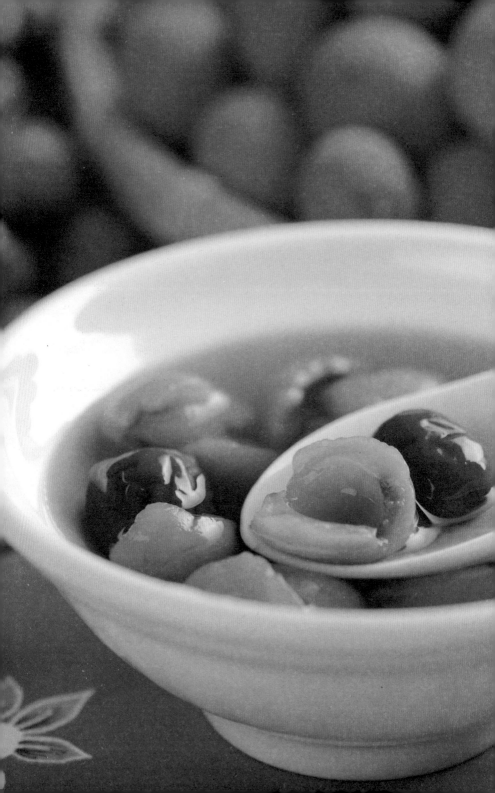

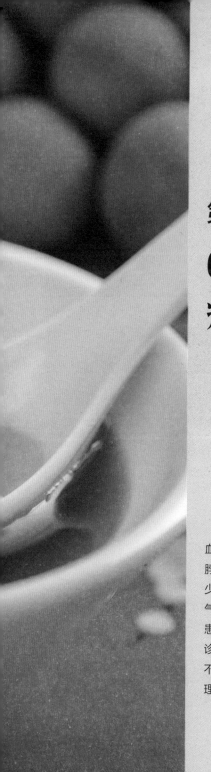

第四章

6种类型高脂血症患者饮食宜忌

　　中医可通过"望、闻、问、切"来诊断高脂血症，如"望诊"，一般可见患者肥胖、面色红润、脖子粗短、出汗较多，而舌色偏红、舌苔黄腻或少苔；而"闻诊"可通过听患者的声音，洪亮或气若游丝或有痰鸣音来判断；"问诊"的内容包括：患者的饮食生活习惯、身体症状、家族史等；"切诊"多见滑脉、沉脉。中医将高脂血症分为6种不同病症，本章将会详细介绍不同病症的饮食调理方法。

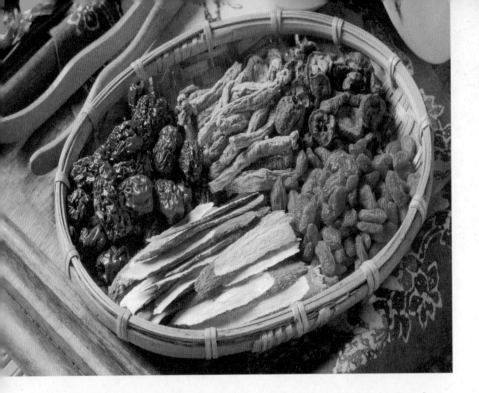

中医对高脂血症的认识和调治

病因探究

中医有言"肥人多痰湿"，痰浊中阻可致本病。阴虚者多肝肾不足、肝肾阴虚、肝阳偏亢、肝旺克脾，导致脾胃虚弱，不能正常运化水液，从而聚湿生痰，引发高脂血症；或劳累过度，损伤肾脏，因生命原动力缺乏而致代谢失调，发为本病。具体来说，主要有以下几种原因：

饮食因素：嗜食肥甘、膏粱厚味（如肥肉、肉皮、奶油、巧克力等食物），或嗜酒无度，损伤脾胃，导致脾胃的运动功能失调，使摄入的食物和水分不能很好地消化、吸收和代谢，而堆积在体内化生痰湿，痰湿淤阻在中焦（一般指脾胃），使水谷精微物质无法输送至全身五脏六腑，酿成本病。

情志因素：长期情志不畅，郁郁寡欢，使得肝失调，气机郁结，导致肝的疏泄失常，气血运行不畅，膏脂布化失度，或思虑过度，伤及脾胃，内生痰湿，从而导致本病。

体质因素：先天禀赋，自幼多脂，素体肥胖或素体阴虚，也是造成本病的原因之一。

诊断方法

高脂血症与高血压一样都属于"沉默性"疾病，早期一般无特殊症状，患者不去医院检查很难知道已患上高脂血症，因此，定期检测血中脂质含量是现代人预防高脂血症常用的有效措施。除了检测血中的脂质含量，中医还可通过"望、闻、问、切"四诊的方法来诊断患者是否患有高脂血症。

"望诊"是中医中最基本的诊断方法，首先观察患者的形体及面相。一般高脂血症患者形体多肥胖（但也有少数患者不胖），且患者看起来面色红润、脖子粗短、出汗较多。较严重者可观察到脸部皮肤表面有斑块或丘疹状黄色结节，患者眼角膜周围有一个白色圆形或淡黄色环形斑；眼周，特别是两眼睑内皮肤有呈对称的椭圆形扁平黄色隆起物，严重者全身其他皮肤也可出现此种症状。其次，高脂血症患者一般舌色偏红，舌苔黄腻或少苔。若有以上种种症状者，即很有可能为高脂血症患者。

"闻诊"包括闻气味、听声音两个方面。高脂血症患者一般不会有什么特殊气味，但是在声音方面，高脂血症患者或声音洪亮、声如洪钟，或气喘吁吁、气若游丝，还有不少患者说话时喉间发出痰鸣音，若再加上患者又符合望诊中的几项症状，患高脂血症的可能性就很高了。

"问诊"包括问患者的饮食生活习惯、身体症状、家族史，等等。高脂血症患者多有嗜食肥腻食物、嗜酒、不运动等饮食生活习惯。高脂血症的遗传概率较高，所以在问患者时要问其父母及

其兄弟姐妹是否有肥胖症、高脂血症、脂肪肝、脑卒中等病史，如果其家人有这些病史，就要特别注意其自身的身体状况了。高脂血症患者初期无明显的症状，到了中后期，身体才会慢慢出现不适的症状，如体重逐渐增加、心悸气短、出汗较多、体倦乏力、精神萎靡、头重如裹、头晕头痛等。

"切诊"即为"把脉"。高脂血症患者脉象较为复杂，但多以滑脉、沉脉为典型脉象。滑脉是指按之如盘中滑动的珠子，应指圆滑，往来流利，轻按重按都可取到的脉象；沉脉是脉象较里，需重按才能感应到，轻按几乎摸不到的脉象。

治疗原则

中医治疗高脂血症的基本原则是以疏导代替压制，不仅仅局限在高脂血症引起的并发症上，而是在控制、降低血脂的同时，还要从整体出发，找到病因，调节并改善患者的整体状况，更重视所用的治疗方法能否让患者恢复到原来的健康状况。因此，中医认为通过药

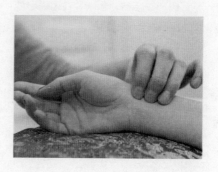

物迅速将血脂降下来的治疗方法并不可行，这样治标不治本。

中医根据高脂血症的不同证型，采用"因势利导"的方法辨证施治并兼顾整体状况，顺着病情发展的趋势加以引导，通过长期治疗调养，从根本上有效控制高脂血症、肥胖症，改善因高脂血症引起的全身症状。

速效中成药推荐

脂必妥片

药物组成：山楂、白术、红曲等。

功效主治：健脾消食、除湿祛痰、活血化淤；用于痰淤阻滞型高脂血症及动脉粥样硬化引起的其他心脑血管疾病的辅助治疗。

丹田降脂丸

药物组成：丹参、三七、川芎、泽泻、人参、当归、何首乌、黄精等。

功效主治：活血化淤、降低血清脂质、改善微循环；用于高脂血症以及伴有脑动脉硬化，冠心病等。

参苓白术丸

药物组成：人参、白术、茯苓、甘草、山药、桔梗、薏米、白扁豆、砂仁、莲子等。

功效主治：健脾益气、和胃渗湿；用于脾虚湿盛型高脂血症以及肥胖症。

减肥降脂胶囊

药物组成：女贞子、茯苓、薏米、山楂、莱菔子、栝楼、枳壳、绞股蓝、黄芪、白术等。

功效主治：补气健脾、祛痰化湿；用于脾虚湿盛、痰浊阻滞、湿热型的肥胖患者或高脂血症患者。

消补减肥片

药物组成：黄芪、白术、蛇床子、姜黄、香附、大黄。

功效主治：健脾益肾、消食化积、疏肝理气；用于肥胖症、高脂血症。

消脂护肝胶囊

药物组成：泽泻、山楂、黄芪、决明子、赤芍、郁金、金钱草、柴胡。

功效主治：疏肝理气、活血化淤；可用于气滞血淤型高脂血症、脂肪肝、肥胖症等。

降脂延寿片

药物组成：丹参、葛根、黄精、何首乌、桑寄生、甘草。

功效主治：滋补肝肾、活血化淤。可用于肝肾阴虚型高脂血症，还可预防动脉硬化、冠心病等并发症。

通脉降脂片

药物组成：笔管草、川芎、荷叶、三七、花椒。

功效主治：降脂化浊、活血通脉；常用于治疗高脂血症。

降脂灵片

药物组成：制何首乌、枸杞、黄精、山楂、决明子。

功效主治：补肝益肾、养血明目、降低血脂；用于肝肾阴虚、头晕、目昏、须发早白及高脂血症。

软脉灵

药物组成：人参、熟地黄、枸杞、牛膝、何首乌、川芎、丹参、当归等。

功效主治：滋补肝肾、益气活血；用于肝肾精血不足、气虚血淤的高脂血症，还可预防动脉硬化。

对应穴位按摩疗法

按摩穴位：中脘、丰隆、内关、足三里、三阴交、血海、太冲。

中脘：腹部正中线上，脐上4寸。主治胃痛腹胀、反胃呕吐、腹泻、痢疾、便秘、虚劳等。

丰隆：外踝尖上8寸，胫骨外约2横指两筋间隙中。主治咳嗽痰多、胸痛、哮喘、脑卒中等。

内关：腕横纹中点直上2寸（三横指宽）处。主治心痛心悸、失眠、眩晕、呕吐恶心等。

足三里：外膝眼（髌骨前外侧凹陷处）直下3寸（四横指宽）。主治水肿、耳聋、耳鸣、遗尿、高血压、胃痛、便秘、脑卒中、体虚等。

三阴交：位于内踝高点上3寸，胫骨内侧缘后方凹陷处。主治腹痛腹泻、高脂血症、高血压、月经不调、失眠、水肿、阳痿遗精、不孕等症。

血海：髌骨内上缘上2寸处，股骨内上髁上缘，骨内侧肌中间。主治高脂血症、高血压、腹胀、便秘等症。

太冲：位于脚背大脚趾与第二脚趾间隙后方的凹陷处。主治高脂血症、高血压、头痛眩晕、胁肋痛、肝病、月经不调、精神分裂症等。

按摩步骤

①用大拇指指腹揉按中脘，力度适中，揉按2分钟。②点按内关穴2分钟，力度稍轻。③按揉足三里、三阴交、血海、丰隆、太冲穴各1分钟，频率为1秒一下。④患者仰卧平躺，家属可用大拇指指腹推揉足太阴脾经2分钟。

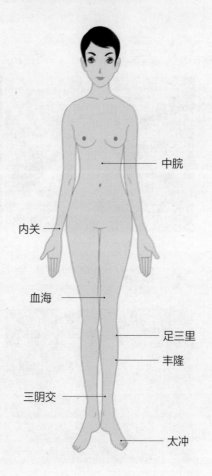

中脘
内关
血海
足三里
丰隆
三阴交
太冲

329

痰淤阻络型

症状分析

中医将内在致病因素分为"热、痰、湿、淤"四种。痰湿是人体中不正常的水液代谢物，因人体内的津液不能正常输送，而停滞在器官，造成气血、经络运行不畅，从而导致器官出现功能障碍。

治疗原则

对于痰淤阻络型的高脂血症患者，治疗应以"化湿祛痰，行气化淤"为治疗原则，可用的中医方剂有半夏天麻白术汤、三子养亲汤、二陈汤等化痰汤剂，还可另加丹参、丹皮、三七、川芎等活血化淤药同用。

○ 宜

白萝卜、鲫鱼、荸荠、杏仁、冬瓜、海蜇、薏米、半夏、天麻、白术、昆布、栝楼、山楂、丹参、丹皮

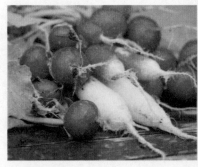
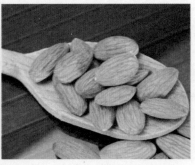

✗ 忌

冰冻食物；银耳、百合、芝麻、贝类、肥肉、猪蹄等滋腻肥厚食物；熟地、阿胶、沙参、玉竹、知母等滋阴生津的药材

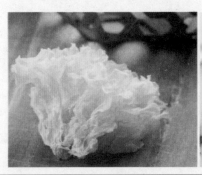
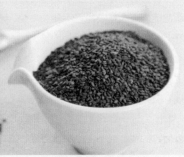

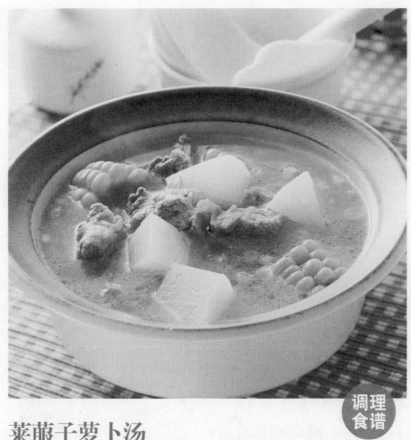

调理
食谱

莱菔子萝卜汤

原料： 莱菔子15克，白果20克，白芥子10克，陈皮8克，萝卜1个，玉米1根，猪尾骨半根，盐、葱花各适量

做法：

❶ 猪尾骨洗净后以开水汆烫；白芥子、陈皮洗净煎汤，去渣留汁。

❷ 莱菔子、猪尾骨同煮30分钟。

❸ 将萝卜、玉米用清水洗净，切块，与洗净的白果一同放入猪骨锅中，倒入煎好的药汁，续煮至熟烂，加盐调味，撒上葱花即可。

专家点评： 本品具有行气消食、化痰祛淤的功效，适用于痰淤阻络型高脂血症伴痰多、胃胀食积、伤食泄泻者。

🍴 **本草详解**

　　莱菔子又名萝卜子、萝白子。性平，味辛、甘。归肺、胃经。有消食除胀、降气化痰的功效。

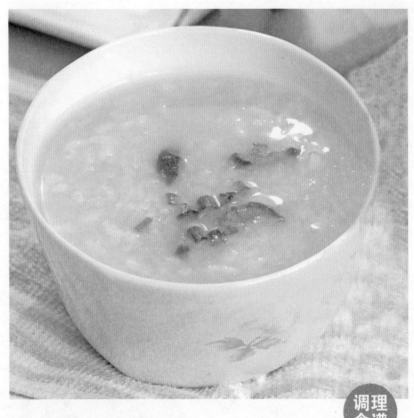

调理食谱

丹参山楂栝楼粥

原料： 丹参、干山楂、栝楼皮各10克，大米100克，红糖5克，葱花少许

做法：

❶ 大米洗净，放入水中浸泡；干山楂用温水泡后洗净。

❷ 丹参、栝楼皮洗净，用纱布袋装好并扎紧封口，放入锅中加清水熬成汁。

❸ 锅置火上，放入大米煮至七成熟，再放入山楂并倒入丹参栝楼汁煮至粥将成，加入红糖调味，撒上葱花便可。

专家点评： 本品有活血化淤、健脾消食的功效，可用于痰淤阻络型高脂血症、肝气犯脾型食欲不振、食积腹胀等症。

🍴 本草详解

丹参能扩张冠状动脉，增加冠脉血流量，改善心肌缺血及心脏功能，调节心律，并能扩张外周血管，改善微循环。此粥还能改善食欲不振。

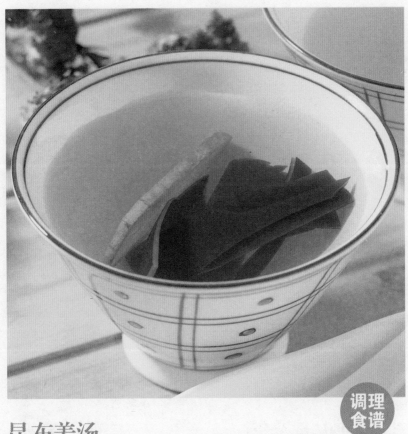

调理食谱

昆布姜汤

原料：昆布（干）1条，白果20克，白芥子10克，生姜5片

做法：

❶ 白果、白芥子、生姜均洗净；昆布洗净后切段，加生姜、白芥子、白果及水1500毫升。

❷ 入锅中煮开，再转小火煮60分钟。

❸ 滤渣，宜温热饮用，勿喝冷汤。

专家点评：本品具有清痰软坚、清热散结的功效，可用于痰淤阻络型高脂血症、肥胖症、肺热咳嗽痰多、甲状腺肿大等症，但痛风患者、甲状腺亢进患者、尿毒症患者均不宜饮用。

> 🍴 **本草详解**
>
> 　　白芥子又名辣菜子。性温，味辛。归肺、胃经。白芥子具有温中散寒、通络止痛的功效，主治痰饮咳喘、疼痛、反胃呕吐、中风不语、肢体痹痛麻木、脚气等病症。

333

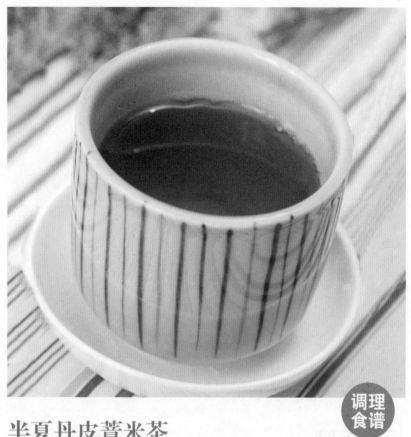

调理食谱

半夏丹皮薏米茶

原料：炒薏米30克，半夏、丹皮各10克，山楂5克，枸杞适量

做法：

① 将薏米放入锅中煮至开花，再将山楂、枸杞、半夏、丹皮洗净后一起放入保温杯中。

② 向保温杯中冲入煮开的薏米汤，加盖闷15分钟。

③ 滤渣取汁即可饮用。

专家点评：本品有健脾化湿、行气利水的功效，可用于痰淤阻络型高脂血症、肥胖症，脾虚湿盛型泄泻、食欲不振、消化不良以及水肿伴舌质紫暗等症。

🍴 本草详解

半夏又名法夏、清半夏、仙半夏、姜夏。其性温，味辛；归脾、胃经，具有燥湿化痰、降逆止呕、消痞散结的功效。

脾虚湿盛型

症状分析

中医认为脾有运化水湿的功能，若脾胃虚弱消化不良，却经常暴饮暴食，吃过多油腻食物，脾就不能正常运化，久之会造成水湿内停，无法正常代谢，滞留于体内而致病。其主要表现症状为：面色萎黄、神疲乏力等。

治疗原则

对于脾虚湿盛型的高脂血症患者，应以"补气健脾、利水化湿"为治疗原则，中医代表方剂有参苓白术散、五苓散、防己黄芪汤等，可用来治疗脾虚湿盛所致的肥胖症、高脂血症、带下病、慢性腹泻等病症。

○ 宜

薏米、莲子、荸荠、冬瓜、白果、党参、山药、黄芪、砂仁、山楂、白术、茯苓、泽泻、陈皮、茵陈蒿

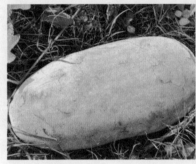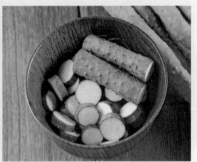

✕ 忌

肥肉、肉皮、糖类、巧克力、奶油蛋糕等；辛辣煎炸食物；大黄、黄芩、黄精、沙参、麦冬、玉竹、知母等药材

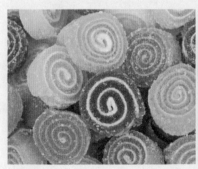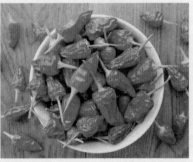

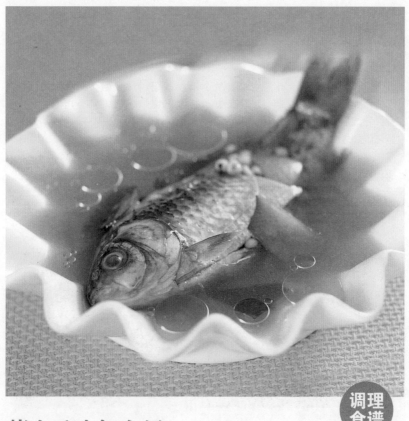

调理食谱

薏米瓜皮鲫鱼汤

原料： 鲫鱼250克，冬瓜皮60克，薏米30克，茯苓、黄芪各10克，生姜3片，盐少许，香油适量

做法：

1 将鲫鱼剖洗干净，去内脏，去鳃；冬瓜皮、茯苓、黄芪、薏米分别洗净。

2 将上述材料放进汤锅内，加适量清水，并加入生姜片，盖上锅盖。

3 用中火烧开，转小火再煲1小时，加盐调味，淋入香油即可。

专家点评： 本品具有利水止泻、清热祛湿、健脾降脂的功效，可用于脾虚湿盛夹热型高脂血症、肥胖症、腹泻等症。

> **❦❦ 本草详解**
>
> 黄芪性温，味甘。归肺、脾、肝、肾经。其具有补气健脾、固表止汗、利尿通淋等作用，可用于中气下陷所致的脱肛、子宫脱垂、内脏下垂、崩漏带下等病症。

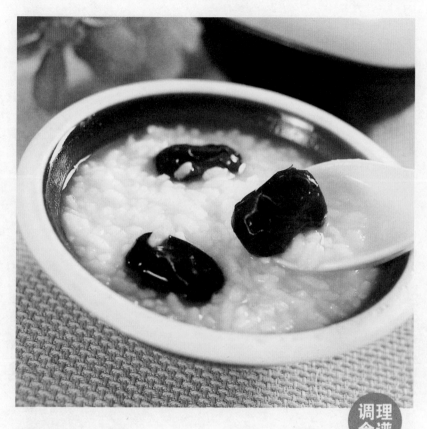

调理食谱

茯苓白术粥

原料：茯苓30克，白术15克，粳米100克，红枣15枚，蜂蜜适量

做法：

❶ 粳米淘洗干净，加适量水煮成粥。

❷ 红枣洗净，用小火煮烂后连汤一起放入煮好的粳米粥内。

❸ 茯苓、白术洗净磨成粉，再加入粥中煮沸，凉后调入蜂蜜即可。

专家点评：本品具有健脾补中、利水渗湿、安神养心的功效，适用于脾胃虚弱型慢性肝炎、高脂血症、肥胖症、水肿、便稀腹泻、烦躁失眠等症。

> 🍴 **本草详解**
>
> 　　白术又名山蓟、山芥、天蓟；性温，味苦、甘；归脾、胃经。白术有健脾益气、燥湿利水、止汗、安胎的功效，常用于脾胃虚弱、倦怠少气、虚胀腹泻、水肿、黄疸、小便不利、自汗、胎气不安等症。

337

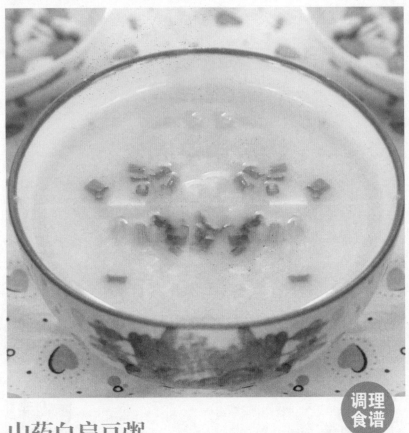

调理食谱

山药白扁豆粥

原料： 山药25克，白扁豆、莱菔子各20克，泽泻10克，粳米100克，盐2克，味精1克，麻油5毫升，葱少许

做法：

❶ 白扁豆、莱菔子、泽泻均洗净；山药去皮洗净，切小块；葱洗净，切葱花；粳米洗净。

❷ 锅内注水，放入粳米、白扁豆、莱菔子、泽泻、山药，旺火煮至米绽开。

❸ 改用小火煮至粥成闻到香味时，放入调料调味，撒上葱花即可食用。

专家点评： 此粥有祛湿化痰的功效，可用于脾虚湿盛型高脂血症患者。

🍴 **本草详解**

白扁豆有健脾化湿、和中消暑等功效，常用于脾胃虚弱、食欲不振、暑湿吐泻、胸闷腹胀等胃肠不适症，以及白带过多等常见病症。

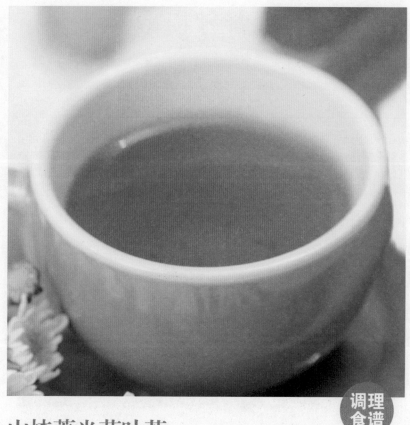

调理食谱

山楂薏米荷叶茶

原料：薏米10克，山楂、鲜荷叶各5克，麻油5毫升，盐、味精、葱各适量

做法：

❶ 先将薏米用温水浸泡2~3小时。

❷ 将山楂和荷叶洗净，与薏米一起放入锅中煮开即可关火。

❸ 捞出药渣后加入调味品即可。

专家点评：本品具有降脂、消食、活血的作用，对肥胖症、高脂血症以及动脉硬化等病均有很好的食疗作用。薏米和荷叶都有清热利湿、减肥去脂的功效，薏米还能健脾和胃。

🍴 本草详解

荷叶又名莲叶。其性平，味苦涩、微咸。归心、肝、脾经。荷叶具有消暑利湿、健脾升阳、散淤止血的功效，主治暑热烦渴、头痛眩晕、水肿、食少腹胀、泻痢、白带、脱肛、吐血、便血、崩漏、产后恶露不净、损伤淤血等症。

肝肾亏损型

症状分析

此证型的患者多因久病劳损、年高体弱、肝肾精血亏虚或肝血不足引起肾精亏虚。肝肾皆虚，表示病情已经较重，必须立即治疗。其主要症状有：唇甲色淡、心悸失眠、头晕昏痛，妇女可见月经不调、腰酸疲乏等。

治疗原则

对于肝肾亏损型的高脂血症患者，治疗应以"滋补肝肾、养血补虚"为原则，可用的中医代表方剂有左归丸、地黄饮子、一贯煎等，可治疗肝肾亏虚型高脂血症、糖尿病、脑卒中及卒中后遗症。

○ 宜

乌鸡、甲鱼、黑芝麻、黑豆、葡萄、鸭肉、鸽肉、黑木耳、何首乌、枸杞、黄精、桑寄生、泽泻、决明子、荷叶、女贞子

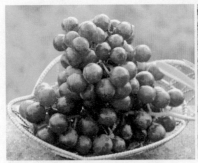
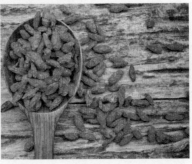

✕ 忌

辣椒、茴香；燥热性食物，如狗肉、羊肉、荔枝、榴莲、花椒等；大黄、黄芩、黄连、石膏等大寒性药材

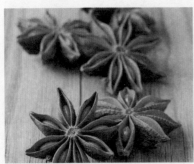
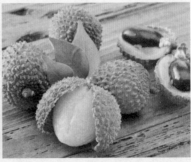

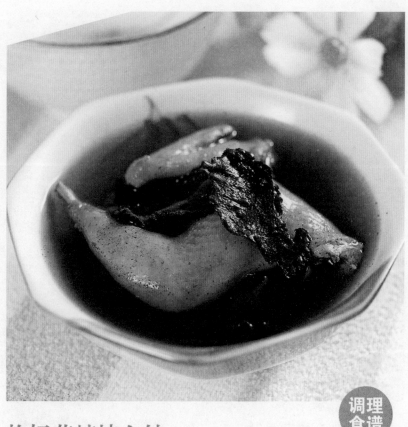

调理食谱

枸杞黄精炖白鸽

原料：枸杞20克，黄精30克，杜仲10克，白鸽1只、盐、料酒、味精各适量

做法

❶ 白鸽处理干净，斩成小块放沸水中氽去血水；枸杞、黄精、杜仲泡发洗净。

❷ 鸽块放入锅中，加水，再加入黄精、枸杞、杜仲、料酒、盐、味精，煮至熟即可。

专家点评：本品具有补肝养肾、益气填精的功效，适用于肝肾亏损型高脂血症伴腰膝酸痛、肾虚尿频、遗精阳痿、头晕耳鸣等症状。

> 🍴 **本草详解**
>
> 黄精又名黄之、鸡头参、龙衔、太阳草、玉竹黄精。性平，味甘。归肺、脾、肾经。其具有补气养阴、健脾、润肺、益肾的功效，可用于治疗虚损寒热、体倦乏力、精血不足、风湿疼痛等症。

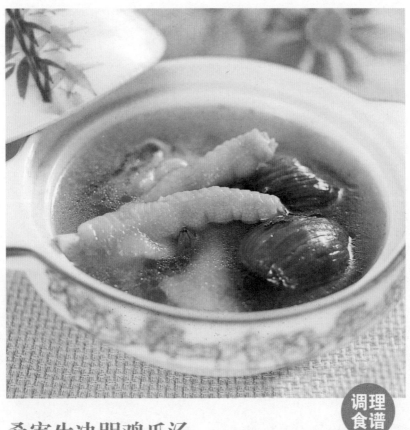

调理
食谱

桑寄生决明鸡爪汤

原料： 鸡爪400克，桑寄生30克，连翘15克，决明子、天麻各10克，蜜枣2颗，盐5克

做法：

① 中药材均用清水洗净。

② 鸡爪处理干净，斩件，入沸水氽烫。

③ 将1600毫升清水放入瓦煲内，煮沸后加入所有用料，大火煲开后，改用小火煲2小时，加盐调味即可。

专家点评： 本品有补肝肾、强筋骨、祛风湿、止眩晕等功效，适用于肝肾亏损型高脂血症，还可用于风湿性关节炎。

🍴 **本草详解**

　　桑寄生又名广寄生。性平，味苦。归肝、肾经。其具有补肝肾、强筋骨、祛风湿、通经络、安胎等功效，主治腰膝酸痛、筋骨痿弱、脚气、风寒湿痹、胎漏血崩、产后乳汁不下等症，临床常用其来治疗高血压。

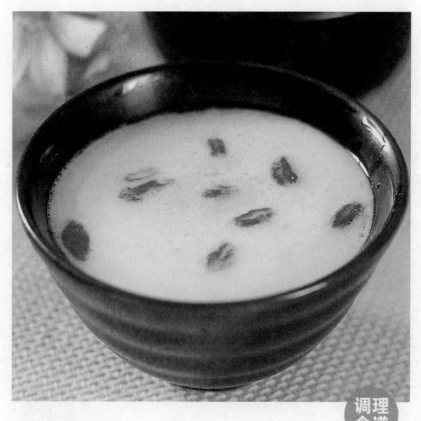

调理食谱

肝杞蒸蛋

原料： 猪肝200克，鸡蛋2个，枸杞30克，胡椒粉、盐、味精、葱丝、姜汁各适量，清汤400毫升，绍酒10毫升

做法：

❶ 猪肝洗净去白筋，切成细粒；枸杞用温水浸泡。

❷ 鸡蛋打散，加入猪肝粒、姜汁、葱丝、绍酒、味精、盐、胡椒粉拌匀。

❸ 入味后加一勺清汤，再调匀，最后撒上枸杞，入蒸笼蒸熟即可。

专家点评： 本品具有补肝养血、益肾补虚的功效，适用于肝血亏损引起的肝肾不足型高脂血症。

🍴食材百科

　　猪肝又名血肝。性温，味甘、苦。归肝经。含有丰富的蛋白质、脂肪、维生素以及微量元素。具有补气养血、养肝明目、增强免疫力、防衰老、抗氧化、抗肿瘤的作用。

343

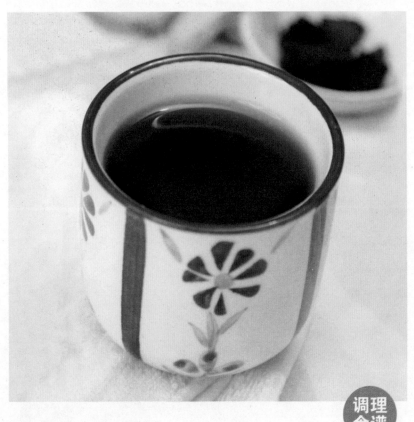

调理食谱

何首乌泽泻茶

原料： 何首乌、泽泻、丹参各10克，蜂蜜适量

做法：

❶ 将丹参、泽泻、何首乌洗净，先用消毒纱布包起来，扎紧袋口。

❷ 再把做好的药包放入锅内，加入800毫升水。

❸ 水开后再煎煮5分钟后关火，去渣调入蜂蜜即可饮汁。

专家点评： 本品具有滋阴补肾、凉血活血、排毒瘦身等功效，可用于肝肾阴虚型高脂血症、高血压患者。

🍴 本草药典

泽泻又名水泻、芒芋、鹄泻、泽芝、天鹅蛋、天秃等。性寒，味甘。归肾、膀胱经，其有利水、渗湿、泻热的功效，可治小便不利、水肿胀满、呕吐、泻痢、痰饮、脚气、淋病、尿血等症。

肝肾阴虚型

症状分析

肝肾阴虚是由肝肾亏损发展而导致的。高脂血症的中后期多表现为肝肾阴虚症状。这是由于患病以及浓稠血脂久存体内，不仅伤及肝脏，也牵连到了肾脏，多有火热过盛日久造成的阴液亏虚。

治疗原则

肝肾阴虚型的高脂血症患者，治疗应以"滋补肝肾"为主，可用中药方剂六味地黄丸、左归丸，伴有热证者可用知柏地黄丸。六味地黄丸是中医用来滋补肾阴的代表方剂，可用来治疗肝肾阴虚型高脂血症、高血压。

○ 宜

蜂蜜、甲鱼、鸭肉、乌鸡、梨、百合、银耳、黑木耳、金针菇、山药、泽泻、丹皮、枸杞、麦冬、黄精、何首乌

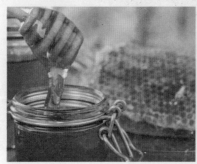
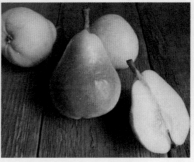

✕ 忌

辣椒、茴香、咖啡、狗肉、羊肉、荔枝、榴莲、花椒等；附子、肉桂、干姜、巴戟天、鹿鞭等燥热伤阴的药材

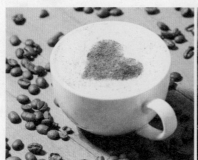
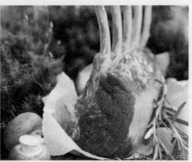

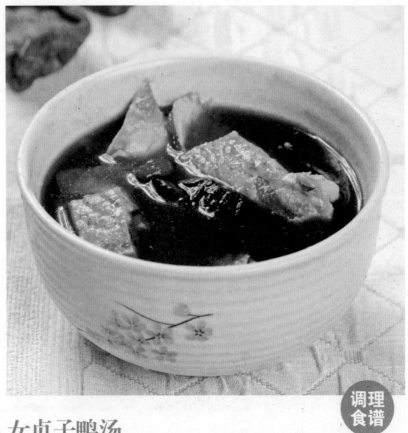

调理食谱

女贞子鸭汤

原料： 枸杞15克，熟地黄、淮山各20克，女贞子30克，牡丹皮、泽泻各10克，鸭肉500克，盐适量

做法：

① 将鸭肉洗干净，切成块。

② 将枸杞、熟地黄、淮山、女贞子、牡丹皮、泽泻均洗净，与鸭块同放入锅中，加适量清水，大火煮开，再转小火，煮至鸭肉熟烂。

③ 以盐调味即可。

专家点评： 此汤具有滋补肝肾、滋阴养血、补虚强身的功效，可用于肝肾阴虚型高脂血症。

🍴 本草详解

牡丹皮又称为牡丹根皮、丹皮、丹根。性凉，味辛、苦。归心、肝、肾经。其具有清热凉血、活血化淤的作用，主治热入血分、发斑、惊痫、便血、骨蒸劳热、闭经、癥瘕、痈疡、跌打损伤等症。

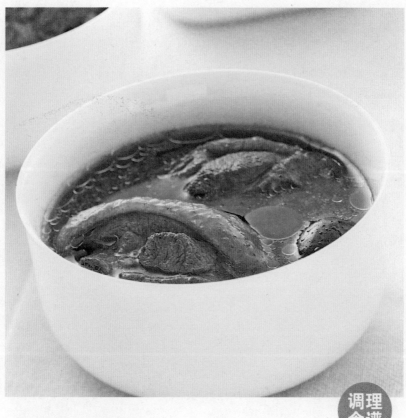

调理食谱

六味熟地鸡汤

原料： 鸡腿150克，熟地黄25克，山茱萸、淮山、丹皮、茯苓、泽泻各10克，红枣8颗，盐适量

做法

❶ 鸡腿处理干净剁块，放入沸水中汆烫，捞出冲净；熟地黄、山茱萸、淮山、丹皮、茯苓、泽泻、红枣均洗净。

❷ 将鸡腿和所有药材一起放入炖锅，加1200毫升水以大火煮开。

❸ 转小火慢炖30分钟调入盐即成。

专家点评： 本品有滋阴潜阳、滋补肝肾的功效，可用于头晕耳鸣、腰膝酸软、潮热盗汗、遗精滑泄、五心潮热等症。

🍴 本草详解

熟地黄又名熟地、地黄根、大熟地。其性微温，味甘。归肝、肾经，具有滋阴补血、益精填髓的功效，可用于肝肾阴虚、腰膝酸软、盗汗遗精、内热消渴、血虚萎黄、心悸怔忡、月经不调等症。

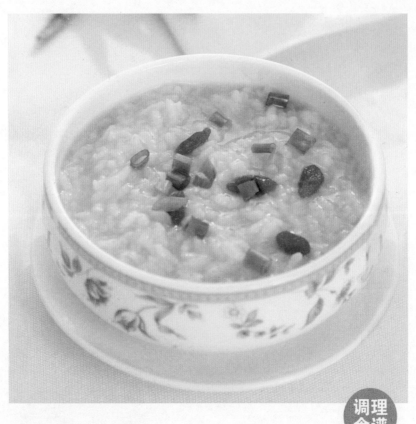

**调理
食谱**

何首乌枸杞粥

原料： 何首乌12克，枸杞15克，粳米
100克，盐2克，葱少许

做法：

❶ 何首乌洗净，入锅，倒入一碗水熬
至半碗，去渣待用；枸杞洗净；葱洗
净，切葱花。

❷ 锅置火上，注水后，放入洗净的粳
米，用旺火煮至米粒绽开。

❸ 倒入何首乌汁，下枸杞，改用小火
熬成粥，放入盐调味，撒上葱花即可。

专家点评： 常食此粥，可滋阴养血、补
养肝肾，适合肝肾阴虚型高脂血症伴腰
膝酸软、头晕耳鸣的患者食用。此外，
此粥还能预防头发早白、脱发等症状。

🍴 药材选购

正品何首乌切断面呈浅黄棕
色，粉性强，皮部云锦花纹明显，
中央木部多呈非木化的不规则多角
形状。

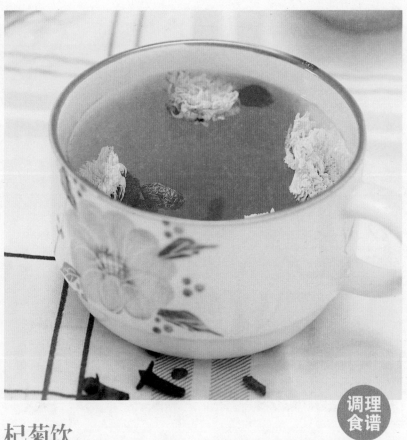

调理食谱

杞菊饮

原料： 枸杞10克，五味子15克，杭菊花8克，绿茶包1袋，沸水适量

做法

❶ 将枸杞、五味子、杭菊花均洗净，和绿茶包一起放入保温杯中。

❷ 冲入沸水适量，加盖闷15分钟。

❸ 滤渣后即可饮用。

专家点评： 本品具有滋阴泻火、养肝明目、清热解毒、滋补肝肾的功效，主要用于肝肾阴虚型高脂血症，可缓解头晕头痛、目赤肿痛、潮热盗汗、口干舌燥、口腔溃疡等症。

> **❦ 本草详解**
>
> 五味子性温，味酸，归心、肺、肾经，具有敛肺、生津、收汗、涩精等功效，可用于治疗肺虚喘咳、口干消渴、自汗盗汗、劳伤羸瘦、梦遗滑精、久泻久痢；临床上常用来治疗神经衰弱、过度虚乏、记忆力和注意力减退等。

气阴两虚型

症状分析

此证型常见于热性病过程中，热在气分，汗出不彻，久而伤及营阴；也常见于慢性消耗性疾病，如高脂血症、卒中后遗症、肺结核等。主要症状有：心悸、四肢乏力、失眠多梦、自汗盗汗、小便短少，大便干结等。

治疗原则

对于气阴两虚型高脂血症患者，治疗应以"滋补肝肾"为主。中药丸剂生脉散、人参养荣丸（中成药，药房有售）、八珍汤等，可用来治疗气阴两虚型高脂血症、糖尿病、卒中后遗症、肺结核等慢性消耗性疾病。

○ 宜

乌鸡、甲鱼、牡蛎、蜂蜜、荔枝、黑木耳、莲子、粳米、人参、冬虫夏草、五味子、玉竹、党参、白术、山药、灵芝

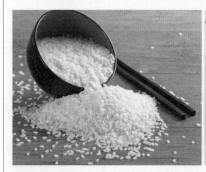 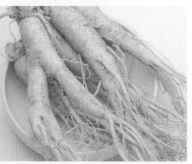

✕ 忌

辣椒、花椒、胡椒、咖啡、肥肉、狗肉、羊肉等；冰冻生冷食物；附子、肉桂、干姜、巴戟天、鹿鞭等伤阴类药材

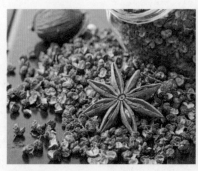 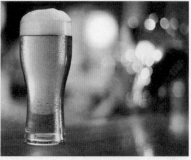

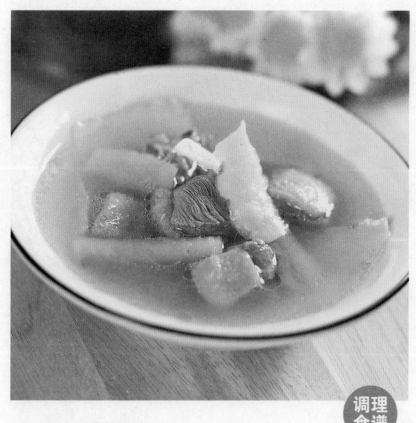

调理食谱

玉竹沙参焖鸭

原料： 玉竹、北沙参各30克，党参15克，老鸭1只，生姜、味精、盐各适量

做法

❶ 将老鸭宰杀，用清水清洗干净，斩件，放入锅内；生姜去皮洗净切片；中药材均洗净。

❷ 老鸭、生姜和中药材一起放入锅中，加水适量，大火煮开后转小火焖煮1个小时，加盐和味精调味即可。

专家点评： 本品具有补气滋阴、益肺固肾的功效；适用于气阴两虚型高脂血症以及肺虚咳嗽、咯血、咽喉干痛等症。

> 🍴 **本草详解**
>
> 北沙参又名海沙参、银条参、莱阳参、辽沙参。性凉，味甘、苦。归胃、肺经。其有养阴清肺、祛痰止咳、养肝补肾的功效，适用于阴虚引起的肺热咳嗽、劳嗽咯血及热病伤津引起的食欲不振、口渴舌干、大便秘结等症。

351

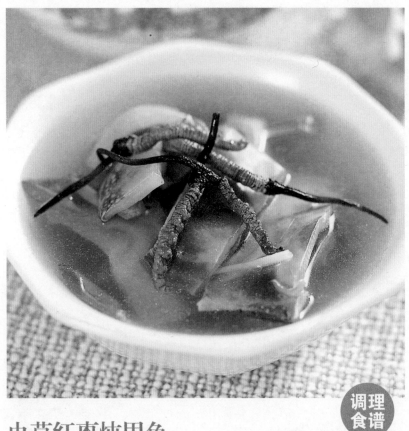

**调理
食谱**

虫草红枣炖甲鱼

原料：甲鱼1只（约1000克），冬虫夏草10枚，红枣10颗，料酒、盐、味精、葱段、姜片、蒜瓣、鸡清汤各适量

做法：

❶ 将宰好的甲鱼切成4块；冬虫夏草洗净；红枣用开水浸泡。

❷ 甲鱼放入砂锅中，上放冬虫夏草、红枣，加料酒、盐、味精、葱段、姜片、蒜瓣、鸡清汤，炖2小时，拣去葱段、姜片，即成。

专家点评：本品滋阴生津、益气养血，适合气阴两虚型高脂血症患者食用。

🍴食材百科

　　甲鱼又名鳖、团鱼、水鱼。性平，味甘。归肝、肾经。具有益气补虚、滋阴壮阳、净血散结等功效，还对预防和抑制胃癌、肝癌、急性淋巴性白血病及防治因放疗、化疗引起的贫血、虚弱、白细胞减少等症的治疗功效显著。

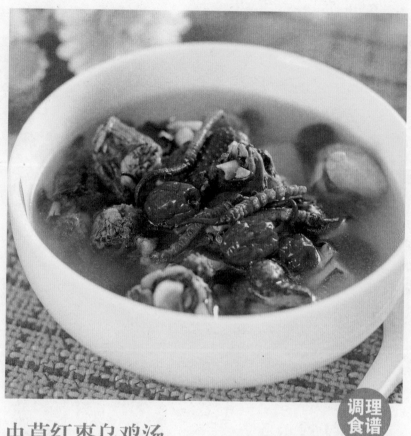

调理食谱

虫草红枣乌鸡汤

材料： 冬虫夏草5克，红枣10克，乌鸡半只，鲜奶适量，盐5克，生姜3片

做法：

❶ 红枣去核，洗净；冬虫夏草洗净。

❷ 乌鸡处理干净，斩件，氽水。

❸ 将冬虫夏草、红枣、乌鸡、姜片放入炖盅中，加入600毫升沸水，加盖，隔水炖2小时，倒入鲜奶，加盐调味即可。

专家点评： 本品具有益气补虚、养血健脾、宁心安神等功效，可用于气血两虚型高血压，症见头晕目眩、神疲乏力、口唇色淡、心悸失眠、面色苍白等症。

🍴 食材百科

红枣含较多蛋白质、芦丁、葡萄糖、果糖、维生素C、有机酸和多种维生素及钙、磷、铁等物质。

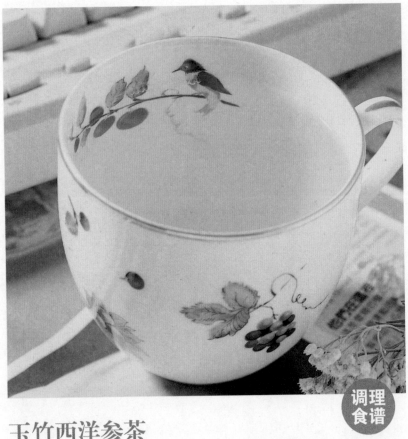

调理
食谱

玉竹西洋参茶

原料： 玉竹、麦冬各20克，西洋参3片，蜂蜜适量

做法：

❶ 玉竹、西洋参冲净；麦冬洗净捣碎，与玉竹、西洋参一起用600毫升沸水冲泡。

❷ 加盖闷15分钟，滤渣待凉后，加入蜂蜜，拌匀即可饮用。

专家点评： 本品具有滋阴益气、补虚生津的功效，可用于气阴两虚型高脂血症、肺结核等慢性病的中后期治疗。此外，常喝此茶可强身健体、延年益寿。

> **🍴本草详解**
>
> 麦冬又名寸冬、川麦冬、浙麦冬、麦门冬。性微寒，味甘、微苦。归心、肺经。其具有养阴生津、润肺清心的功效，常用于治疗肺燥干咳、虚劳咳嗽、心烦失眠、内热消渴、肠燥便秘、吐血、咯血、热病津伤、咽干口燥等症。

气滞血淤型

症状分析

气滞血淤多由于气机郁滞、气行不畅，使得血液循环淤阻。此外，气郁易化热，日久容易形成血热血淤，而血淤日久又容易导致气虚，从而形成恶性循环。常见症状有：胸闷憋气、针刺样疼痛、眩晕、烦躁易怒。

治疗原则

对于气滞血淤型高脂血症，治疗当以行气活血、化淤通络为主。中医的代表方剂有活血汤、赤芍丹参饮。

〇 宜

山楂、茄子、佛手瓜、兔肉、甲鱼、芹菜、香附、郁金、丹参、牡丹皮、三七、红花、桃仁、佛手、延胡索、川芎

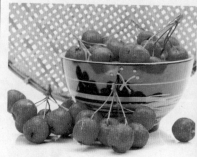
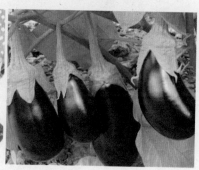

✕ 忌

辣椒、咖啡、巧克力、狗肉、羊肉、荔枝、桂圆、榴莲等；附子、肉桂、干姜、鹿鞭、海狗肾等燥热性的药材

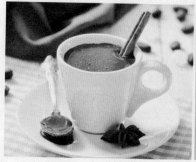
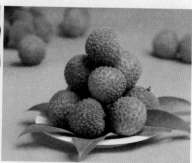

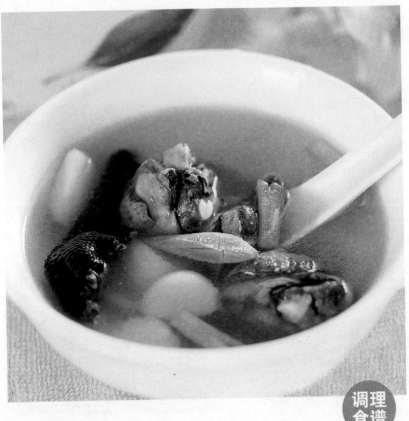

调理
食谱

三七郁金炖乌鸡

原料：三七、郁金各10克，川芎8克，乌鸡500克，生姜、葱、盐各5克，料酒10毫升，大蒜10克

做法：

① 乌鸡处理干净，斩块；大蒜去皮洗净；生姜洗净切片；葱洗净切段；中药材洗净。

② 乌鸡放入蒸盆内，加入生姜、葱、料酒、盐、中药材，注入清水300毫升。

③ 放入蒸笼内，大火蒸50分钟即成。

专家点评：本品有疏肝理气、活血化淤等功效，可用于气滞血淤型高脂血症及妇女更年期综合征等症。

🍴 **本草详解**

　　川芎具有行气开郁、祛风燥湿、活血止痛等功效。主治风冷头痛眩晕、寒痹痉挛、月经不调、闭经痛经、难产、产后淤阻腹痛、痈疽疮疡、腹痛血淤、胸胁刺痛。

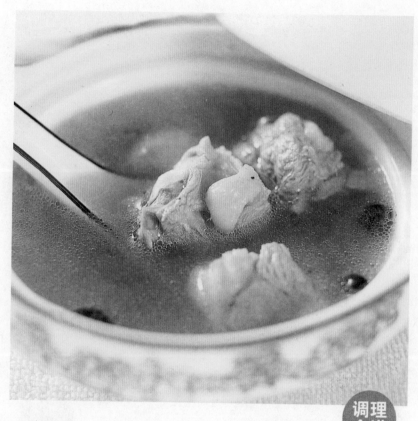

调理食谱

五胡鸭

原料：鸭肉500克，五灵脂、延胡索各10克，三七8克，盐、食醋各适量

做法：

❶ 将鸭肉洗净，用少许盐腌渍。

❷ 五灵脂、延胡索、三七均洗净，加水煎汁，去渣取汁。

❸ 将鸭肉放入大盆内，倒上药汁，隔水蒸至鸭熟软，食前滴少许醋即可。

专家点评：本品具有活血散淤、理气止痛的功效，适用于淤血内结型高脂血症、冠心病、动脉硬化、胃癌、胃脘刺痛伴舌质紫暗等症。

🍴本草详解

五灵脂又名药本、老鼠屎。性温，味苦、甘。归肝、脾经。五灵脂生用可行血止痛，治心腹血气诸痛、妇女闭经、产后淤血作痛，外治蛇、蝎、蜈蚣咬伤；炒用可活血化淤、止血。

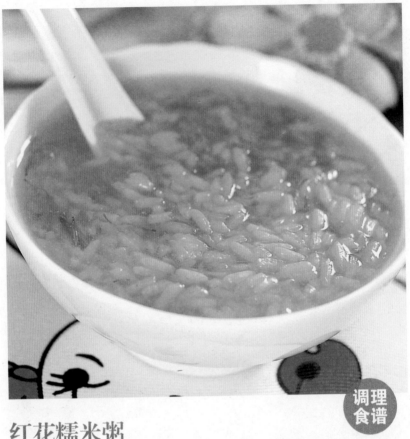

调理食谱

红花糯米粥

原料：红花、桃仁各10克，糯米100克，红糖适量

做法

❶ 将红花、桃仁、糯米均洗净。

❷ 桃仁、糯米放入净锅中，加水煎煮30分钟。

❸ 锅中再加入红花煮成粥即可。

专家点评：本品具有活血化淤、理气止痛的功效，可用于气滞血淤型高脂血症，还能预防动脉硬化、脑卒中等并发症。此外，本品还可用来治疗血淤型胃痛、痛经、小腹刺痛等症。

🍴 **本草详解**

红花又称为草红、刺红花、草红花。性温，味辛。归心、肝经。红花具有活血通经、去淤止痛的功效，主治闭经、癥瘕、难产、死胎、产后恶露不尽、淤血作痛、痈肿、跌打损伤等症。

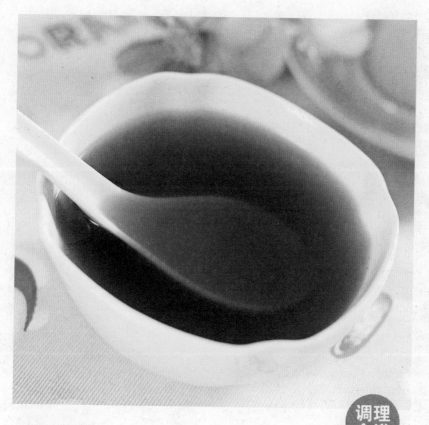

调理食谱

丹参糖水

原料：丹参15克，虎杖、香附各5克，冰糖50克

做法：

❶ 将丹参、虎杖、香附均洗净。

❷ 将上述药材放入锅中，加水1000毫升，煎煮20分钟。

❸ 去渣，加适量冰糖即可。

专家点评：本品具有疏肝解郁、活血化淤、通经止痛的功效，对高脂血症、高血压伴长期失眠的患者有安神作用，对冠心病、妇女月经不调、肝炎、肝硬化等病均有一定的疗效。

🍴 本草详解

香附又名雀头香、香附子、雷公头、香附米。性平，味辛、微苦。归肝、三焦经。香附有理气解郁、调经止痛的功效，主治肝郁气滞、脘腹胀痛、月经不调、经行腹痛、崩漏带下、胎动不安等病症。

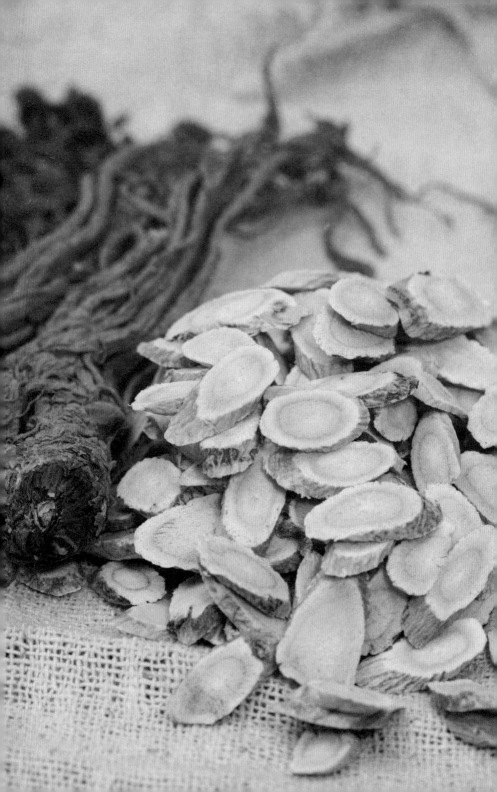

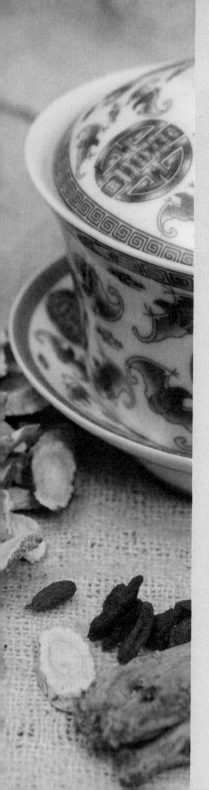

第五章

高脂血症患者宜吃的28味中草药

当患者的血脂水平总是居高不下时，选择中药降脂往往会收到很好的效果，并且副作用较小。根据不同的体质选择一些具有降脂作用的中草药，制成药茶或药膳食用，通过饮食的方式调节机体的状态，达到降脂的目的，既简单有效，又能避免一般降脂药带来的副作用。

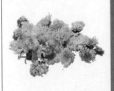

菊花
Ju Hua

选购窍门：
以身干、色白(黄)、花朵完整、香气浓郁、无杂质者为佳

性味归经： 性微寒，味甘、苦；归肺、肝经

不宜人群： 气虚胃寒、食少泄泻的患者，宜少用之

功效主治

菊花具有疏风、清热、明目、解毒、提高胆固醇代谢的功效，常用于治疗风热感冒、头痛、眩晕、目赤、心胸烦热、疔疮、肿毒等病症。预防高脂血症以及解热、消炎、利尿、抗菌、抗病毒、消肿。

降脂作用

菊花水煎剂起到加速胆固醇代谢的作用。提取物能保持血清总胆固醇基本不变，能提高高密度脂蛋白浓度，降低低密度脂蛋白浓度，抑制血胆固醇和甘油三酯升高。

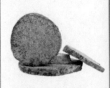

大黄
Da Huang

选购窍门：
以外表黄棕色、锦纹明显、质坚实、有油性、气清香、嚼之发黏者为佳

性味归经： 性寒，味苦；归胃、大肠、肝、脾经

不宜人群： 气血虚弱、脾胃虚寒、无实热郁结者及孕妇均应慎用或忌服大黄

功效主治

大黄具有攻积滞、清湿热、泻火、凉血、祛淤、解毒的功效，可用于治疗实热便秘、热结胸痞、湿热泻痢、黄疸、淋病、水肿腹满、小便不利、目赤、咽喉肿痛、口舌生疮、胃热呕吐、咯血吐血、产后淤滞腹痛、跌打损伤、丹毒、烫伤等。

降脂作用

大黄能明显降低总胆固醇、甘油三酯、低密度脂蛋白、极低密度脂蛋白及过氧化脂质，可很好地防治高脂血症。

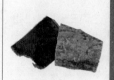

杜仲
Du Zhong

选购窍门：
以皮厚而大、糙皮刮净、外面黄棕色、内面黑褐色而光、折断时白丝多者为佳

性味归经： 性温，味甘、微辛；归肝、肾经

不宜人群： 阴虚火旺者不宜服用杜仲

功效主治

杜仲具有补肝肾、强筋骨、安胎气等功效。可用于治疗腰脊酸疼、足膝痿弱、小便余沥、阴下湿痒、筋骨无力、妊娠漏血、胎漏欲堕、胎动不安等病症。

降脂作用

杜仲是预防高脂血症的良药、具有分解体内胆固醇、降低体内脂肪、恢复血管弹性、促进血液循环、增强肝脏细胞活性、恢复肝脏功能、促进新陈代谢、增强机体免疫力等作用。

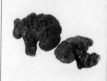

灵芝
Ling Zhi

选购保存：
宜选购菌盖半圆形、赤褐如漆、环棱纹、边缘内卷、侧生柄的灵芝

性味归经： 性温，味甘；归心、肺、肝、脾经

不宜人群： 有少数患者在食用后会出现头晕、口鼻及咽部干燥、便秘等副作用

功效主治

灵芝具有益气血、安心神、健脾胃等功效，可用于治疗虚劳、心悸、失眠、头晕、神疲乏力、久咳气喘、冠心病、硅肺、肿瘤等病症。最新研究表明，灵芝还具有抗疲劳、美容养颜、延缓衰老、保护心脏、抗炎镇痛等功效。

降脂作用

药理试验表明，灵芝孢子粉对肝脏有一定保护作用，可降低血脂，降低肝指数，减轻肝脏脂肪变性，对抗由四氯化碳引起的肝损伤，防止脂肪质变。

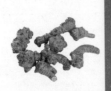

三七
Tian Qi

选购窍门：
选购三七以个头圆大饱满、身干、质坚实、断面灰黑色、无裂隙者为佳

性味归经： 性温，味甘、微苦；归肝、胃经

不宜人群： 孕妇忌服三七，否则易导致胎儿流产

功效主治

三七具有止血、散淤、消肿、镇痛的功效，主要用于治疗吐血、咯血、衄血、便血、血痢、崩漏、癥瘕、产后血晕、恶露不下、跌打淤血、外伤出血、痈肿疼痛等病症。三七还具有双向调节血糖、促进造血、保肝利胆的作用。

降脂作用

三七能影响血脂代谢，降低血脂水平，特别是甘油三酯含量明显降低，三七还可促进肝、肾、睾丸及血清中的蛋白质合成。用三七治疗由冠心病引起的胸闷、心绞痛及降低胆固醇和血脂效果甚好。

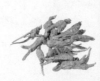

西洋参
Xi Yang Shen

选购保存：
选购时以条粗、完整、皮细、横纹多、质地坚实的西洋参为佳

性味归经： 性凉，味甘、微苦；归肺、心、肾经

不宜人群： 气质虚寒、胃有寒湿、风寒咳嗽、发热未退者不宜服用西洋参

功效主治

西洋参具有益肺阴、清虚火、生津止渴的功效，可治疗肺虚久咳、失血、咽干口渴、虚热烦倦、肺结核、伤寒、慢性肝炎、慢性肾炎、红斑狼疮、再生障碍性贫血、高脂血症、白血病、肠热便血等症。

降脂作用

西洋参具有抗溶血、降低血液凝固性、抑制血小板凝聚、调血脂、抗动脉粥样硬化、降低血糖等作用，适用于高脂血症、高血压、动脉硬化、糖尿病等症。

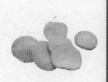

泽泻
Ze Xie

选购窍门: 选购以个大、质坚、色黄白、粉性足的泽泻为佳

性味归经: 性寒,味甘;归肾、膀胱经

不宜人群: 肾虚精滑者忌服

功效主治

泽泻具有利水、渗湿、泄热、降脂的功效,可治疗小便不利、水肿胀满、淋浊涩痛、呕吐、消肿、遗精、腰脚酸软、泻痢、头晕目眩、脚气、淋病、心神不安、尿血等症。此外,泽泻还具有保肝利胆的作用。

降脂作用

现代医学研究表明,泽泻可降低血清总胆固醇及甘油三酯含量,减缓动脉粥样硬化形成,有效降低血脂,抗脂肪肝,防治肥胖症。

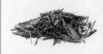

柴胡
Chai Hu

选购窍门: 以根条粗长、皮细、支根少者为佳

性味归经: 性微寒,味苦;归肝、胆经

不宜人群: 凡阴虚所致的咳嗽、潮热均不宜用柴胡;肺结核患者一般慎用柴胡

功效主治

柴胡具有和解表里、疏肝解郁、升阳举陷的功效,主治寒热往来、胸满胁痛、口苦耳聋、头痛目眩、疟疾、下痢脱肛、月经不调、子宫下垂等病症。现代医学证明,柴胡还对流感病毒有强烈的抑制作用,可预防流感、流脑。

降脂作用

柴胡具有良好的降低胆固醇及甘油三酯的作用,能有效预防高脂血症。可用干柴胡和适量罗汉果调味,混合水煎2次,每次煎2小时以上,将煎液过滤后澄清并浓缩,高脂血症患者长期服用后,胆固醇、甘油三酯均可明显下降。

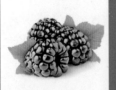

桑葚
Sang Shen

选购窍门：
选购桑葚以黑中透亮、个大饱满、酸甜适口且没有出水者为佳

性味归经： 性寒，味甘；归心、肝、肾经

不宜人群： 桑葚中的鞣酸会影响人体对铁、钙、锌等的吸收，少年儿童不宜多吃

功效主治

桑葚具有补血滋阴、生津润燥、补肝益肾的功效，常用于肝肾阴亏所致的眩晕耳鸣、心悸失眠、须发早白、津伤口渴、内热消渴、阴虚、血虚便秘、瘰疬、关节不利等症。桑葚还具有抗衰老、降血糖、保护肝脏的作用。

降脂作用

桑葚具有降低血脂、降低血压、分解脂肪、防止动脉血管硬化等作用。此外，桑葚含有锰，锰对心血管有保护作用。

决明子
Jue Ming Zi

选购窍门：
以颗粒均匀、饱满、气味清香、黄褐色者为佳

性味归经： 性凉，味甘、苦；归肝、肾、大肠经

不宜人群： 脾虚、泄泻及低血压的患者都不宜服用决明子

功效主治

决明子具有清热明目、润肠通便、利水消肿的功效，可用于目赤涩痛、畏光多泪、头痛眩晕、目暗不明、青光眼、夜盲症、大便秘结、肝炎、肝硬化腹水等症。另外，决明子醇提取物对葡萄球菌、白喉杆菌及伤寒杆菌、大肠杆菌等均有抑制作用。

降脂作用

决明子有降低血清总胆固醇和甘油三酯的作用，亦有报告指出，决明子能明显改善体内胆固醇的分布状况，对于胆固醇运转到肝脏作最后的处理十分有利。

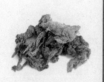

昆布
Kun Bu

选购窍门：
选购昆布时应以整齐、质厚、无杂质的为佳

性味归经： 性寒，味咸；归肝、胃、肾经

不宜人群： 因昆布性寒，所以脾胃虚寒者不宜食用昆布

功效主治

昆布具有软坚散结、行水消肿的功效，可治瘰疬、瘿瘤、水肿、睾丸肿痛、带下过多等症。昆布还可用来纠正由缺碘而引起的甲状腺功能不足，同时也可以暂时抑制甲状腺功能亢进的新陈代谢率而减轻症状，但不能持久。

降脂作用

昆布中富含的海带多糖，能明显地抑制血清总胆固醇及甘油三酯的含量上升，并能减少主动脉内膜粥样斑块的形成，同时具有降血脂和抗凝血作用，可用于动脉粥样硬化患者。

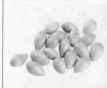

白果
Bai Guo

选购窍门： 宜选购色白、色泽均匀、颗粒饱满、无虫眼的白果

性味归经： 性平，味甘、苦、涩；归肺、肾经

不宜人群： 有实邪者不宜食用白果；摄入白果不宜过量，过量可致中毒

功效主治

白果具有敛肺气、定喘咳、止带浊、缩小便的功效，主要用于治疗哮喘、咳痰、白带、遗精、淋病、小便频数等病症。白果还具有通畅血管、改善大脑功能、延缓衰老、增强记忆力、防治阿尔茨海默病和脑供血不足等功效。

降脂作用

白果中含有莽草酸、白果双黄酮、异白果双黄酮、甾醇等，具有降低人体血液中胆固醇水平，扩张冠状动脉，防止动脉硬化的作用。近年来可用于治疗高脂血症、高血压、冠心病、心绞痛、脑血管痉挛等病症。

罗布麻叶
Luo Bu Ma Ye

选购窍门：
选购以叶片完整、色绿、无腐味的罗布麻叶为佳

性味归经： 性凉，味甘、苦；归肝经

不宜人群： 脾虚者要慎用罗布麻叶

功效主治

罗布麻叶具有平抑肝阳、清热利尿、镇静安神的作用，可治疗眩晕头痛、心悸失眠、水肿尿少等病症。此外，罗布麻根煎剂有强心作用；罗布麻叶浸膏有抗惊厥、调节免疫、抗衰老及抑制流感病毒等作用。

降脂作用

罗布麻叶水浸膏能显著降低高脂血症患者的血清总胆固醇和甘油三酯含量，有降脂降压、增加冠状动脉流量的作用，尤其对高脂血症、高血压引起的头晕、头痛、失眠症状有明显的改善效果。

罗汉果
Luo Han Guo

选购窍门：
选购罗汉果要以形圆、个大、坚实、摇之不响、色黄褐者为佳

性味归经： 性凉，味甘；归肺、大肠经

不宜人群： 罗汉果无任何毒副作用，但脾胃虚寒、便溏者不宜食用

功效主治

罗汉果有清热润肺、止咳化痰、润肠通便、利咽开音、生津止渴之功效，主治百日咳、痰多咳嗽、血燥便秘等症，对于急性气管炎、急性扁桃体炎、咽喉炎、失音、小便短赤、急性胃炎等症都有很好的疗效。

降脂作用

现代研究发现，罗汉果具有良好的降血脂及减肥作用，可辅助治疗高脂血症，改善肥胖者的形象，降糖降压，为糖尿病、高血压、高脂血症和肥胖症患者之首选天然甜味剂。

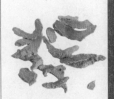

姜黄
Jiang Huang

选购窍门：
选购姜黄以圆柱形、外皮有皱纹、断面棕黄色、质坚实者为佳

性味归经： 性温，味辛、苦；归脾、肝经

不宜人群： 由于姜黄有终止妊娠的作用，所以孕妇忌食，否则会导致流产

功效主治

　　姜黄具有破血、行气、通经、止痛的功效，可治心腹痞满胀痛、痹痛、癥瘕、妇女血淤闭经、产后淤血腹痛、跌打损伤、痈肿，用于气滞血淤而致的胸腹痛、痛经及肢体疼痛，常配元胡、香附同用。

降脂作用

　　姜黄有明显的降血浆总胆固醇和脂蛋白的作用，并能降低肝胆固醇，对降血浆甘油三酯的作用更为显著，能使血浆中甘油三酯降低至正常水平以下。

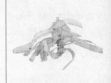

玉竹
Yu Zhu

选购窍门：
选购玉竹以条长、肉肥、黄白色、光泽柔润的为佳

性味归经： 性平，味甘；归肺、胃经

不宜人群： 胃有痰湿气滞者不宜食用

功效主治

　　玉竹具有养阴润燥、除烦止渴的功效，可治热病阴伤、咳嗽烦渴、虚劳发热、消谷易饥、小便频数。玉竹还具有延缓衰老及双向调节血糖的作用，使血糖正常升高，同时降低实验性高血糖。

降脂作用

　　玉竹有降血糖、降血脂、缓解动脉粥样斑块形成，使外周血管和冠脉扩张，延长耐缺氧时间的作用，还可加强心肌收缩力，提高抗缺氧能力，预防心肌缺血。

女贞子
Nü Zhen Zi

选购窍门：
以粒大、饱满、外表黑紫色或灰黑色、质坚实者为佳

性味归经： 性凉，味苦、甘；归肝、肾经

不宜人群： 脾胃虚寒、泄泻及阳虚者不宜服用女贞子

功效主治

女贞子具有补肝肾、强腰膝、明目乌发的作用，可用于治疗阴虚内热、头晕眼花、耳鸣、腰膝酸软、须发早白等病症。此外，女贞子还具有降血糖的作用。

降脂作用

女贞子有降低血脂、预防动脉粥样硬化的作用，可降低总胆固醇，减少冠状动脉粥样硬化病变和减轻其阻塞程度。女贞子还有改善肝脏脂质代谢的作用。

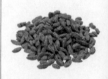

枸杞
Gou Qi

选购窍门：
以粒大、肉厚、种子少、色红、质柔软者为佳

性味归经： 性平，味甘；归肝、肾经

不宜人群： 外邪实热、脾虚有湿、泄泻者不宜食用

功效主治

枸杞具有滋肾、润肺、补肝、明目的功效，可用于肝肾阴亏、腰膝酸软、头晕目眩、目昏多泪、虚劳咳嗽、消渴（糖尿病）、遗精等症。枸杞还具有提高人体免疫力、延缓人体衰老的作用，多用于老年性疾病和虚损性疾病。

降脂作用

枸杞含有丰富的生物活性物质，具有降低血压、降低胆固醇和防止动脉硬化的作用，并能保护肝脏，改善肝功能，适合高血压、高脂血症、糖尿病及心脑血管疾病的患者食用。

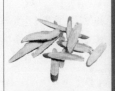

甘草
Gan Cao

选购窍门：
选购断面黄白色、皮细紧、色红棕、质坚实、粉性足、味甜的甘草为佳

性味归经： 性平，味甘；归心、脾、肺、胃经

不宜人群： 湿热中满、呕吐、水肿及有高血压症的患者忌服甘草

功效主治

甘草具有补脾益气、清热解毒、祛痰止咳、缓急止痛、调和诸药的作用，可用于脾胃虚弱、倦怠乏力、心悸气短、咳嗽痰多、脘腹、四肢挛急疼痛、痈肿疮毒等症，还可缓解药物之毒性、烈性。此外，甘草还具有抗肿瘤、抑制病毒、抗真菌的作用。

降脂作用

甘草酸具有降血脂与抗动脉粥样硬化作用，且其强度可能超过抗动脉硬化药。实验还表明，甘草酸灌胃对血脂增高有明显的抑制作用。

绞股蓝
Jiao Gu Lan

选购窍门：
选购绞股蓝以全株完整、色绿、气微、味苦者为佳

性味归经： 性寒，味苦；归肺、脾、肾经

不宜人群： 绞股蓝性寒凉，故胃肠寒凉者慎食。

功效主治

绞股蓝具有补气养血、安神促眠、消炎解毒、止咳祛痰等功效，用于气虚体弱、少气乏力、心烦失眠、头晕目眩、病毒性肝炎、消化道肿瘤、慢性支气管炎等。此外，绞股蓝还具有调节血压、延缓衰老、防癌抗癌的作用。

降脂作用

绞股蓝具有升高高密度脂蛋白、保护血管内壁细胞、阻止脂质在血管壁沉积的作用，能有效降低血脂和抗动脉硬化，适合高脂血症、动脉硬化等患者服用。

茵陈蒿
Yin Chen Hao

选购窍门:
选购茵陈蒿以质嫩、绵软、灰绿色、香气浓者为佳

性味归经: 性微寒,味辛、苦;归肝、脾、膀胱经

不宜人群: 非因湿热引起的发黄者不宜服用茵陈蒿;脾虚血亏者禁服茵陈蒿

功效主治

茵陈蒿具有清热利湿、利胆退黄的功效,可用于小儿黄疸、尿黄尿少、湿疮瘙痒、传染性黄疸型肝炎等症。此外,茵陈蒿还具有保肝、抗肿瘤、抗病原微生物的作用。现代医学研究证明,茵陈蒿对金黄色葡萄球菌有明显的抑制作用。

降脂作用

茵陈蒿水浸液、乙醇浸液及挥发油均有降脂降压的作用,所含的香豆素类化合物也具有扩张血管、降血脂、抗凝血等作用,可用于治疗高脂血症、冠心病。

熊胆
Xiong Dan

选购窍门:
选购熊胆时以个大、胆仁金黄色、明亮、微苦回甜者为佳

性味归经: 性寒,味苦;归胆、肝、心、胃经

不宜人群: 胃寒体虚者或有虚证者,不宜服用

功效主治

熊胆具有清热、解痉、明目、杀虫的功效,可治癫痫、抽搐、热性黄疸、暑热泄泻、小儿热盛惊风、疳积、目赤肿痛、咽喉疼痛、失音、鼻炎、疗痔恶疮、惊厥等症。此外,熊胆还具有健胃、镇痛及促进胆汁分泌等作用。

降脂作用

熊胆能有效防治高脂血症,用熊胆粉配烟酸肌醇片合用,能有效降低胆固醇和甘油三酯,有明显升高高密度脂蛋白的作用,对高脂血症患者十分有益。

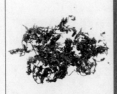

海藻
Hai Zao

选购窍门：
宜选购干燥无杂质的海藻

性味归经： 性寒，味苦、咸；归肝、胃、肾经

不宜人群： 脾胃虚寒有湿者不宜食用海藻

功效主治

海藻具有软坚散结、消痰、降脂、利水的功效，常用于瘿瘤、瘰疬、睾丸肿痛、痰饮水肿等病症。海藻提取物有止血作用，还可治疗甲状腺肿大，并能降低血糖、血压；海藻水浸剂对某些真菌还具有抑制作用。

降脂作用

海藻提取物能抑制血液胆固醇含量上升及血小板凝聚，防止血栓形成及心肌梗死，对循环系统疾病有预防作用，并且还能显著降低血清胆固醇水平及减轻动脉粥样硬化，增进造血功能。

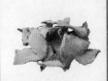

萆薢
Bi Xie

选购窍门：
宜选购切面黄白色或淡灰棕色、气微味辛、质松、略有弹性的萆薢

性味归经： 性平，味苦；归肾、胃经

不宜人群： 肾阴亏虚、遗精滑泄者不宜食用萆薢

功效主治

萆薢具有利湿去浊、祛风除痹、降低血脂、解疮毒的功效，用于膏淋、白浊、白带过多、风湿痹痛、关节屈伸不利、中风失音、腰膝疼痛、疮疹瘙痒等症。

降脂作用

萆薢所含的薯蓣皂苷可有效降低血清胆固醇，而且效果显著，且在不影响血清胆固醇浓度的情况下还能显著降低动脉粥样硬化斑块的发生率。据临床研究报道，单用萆薢一味，碾粉口服，可治疗高脂血症。

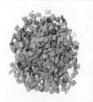

木贼草
Mu Zei Cao

选购窍门：
选购木贼草以茎粗长、色绿、质厚、不脱节者为佳

性味归经：性平，味苦；归肺、肝、胆经

不宜人群：气血虚弱者、久病者、患眼睛疾病者要慎服

功效主治

木贼草具有疏风散热、解肌退翳的功效，常用于治疗目生云翳、迎风流泪、肠风下血、血痢、疟疾、喉痛、痈肿等症。现代医学研究证明，木贼草有镇痛、抗血栓、利尿、抗菌、抗病毒、止血等药理作用。

降脂作用

木贼草煎剂能降低血清胆固醇和低密度脂蛋白，明显升高高密度脂蛋白，能有效预防高脂血症，并能延缓动脉粥样硬化的发生。

沙棘
Sha Ji

选购窍门：
宜选购新鲜成熟、颗粒饱满、颜色为橘红色的沙棘

性味归经：性温，味甘、酸；归脾、胃、肺、心经

不宜人群：胃有实热的患者不宜常食

功效主治

沙棘具有健脾消食、止咳祛痰、活血化淤的功效。主治咳嗽痰多、肺脓肿、消化不良、食积腹痛、胃痛、肠炎、闭经、跌打淤肿等症。此外，沙棘还具有抗疲劳和增强机体活力及抗癌等特殊药理性能，具有保护和加速修复胃黏膜的作用。

降脂作用

现代医学研究表明，沙棘有降低血浆胆固醇，减少血管壁中胆固醇含量的作用，可防治高脂血症和动脉粥样硬化症。沙棘黄酮还有改善心肌微循环、降低心肌耗氧量、缓解心绞痛发作、抗血管硬化等作用。

沙苑子
Sha Yuan Zi

选购窍门：
选购沙苑子时，以饱满、均匀者为佳

性味归经： 性温，味甘；归肝、肾经

不宜人群： 肾与膀胱偏热者忌用沙苑子

功效主治

　　沙苑子具有补肝益肾、明目固精的功效，常用于治疗肾虚、阳痿、遗精、早泄、尿频、白带过多、腰膝酸软、肝肾不足、视力减退等常见病症。此外，沙苑子还具有抑制癌细胞生长、降压、保肝、镇痛、抗疲劳等作用。

降脂作用

　　现代药理研究证实沙苑子有显著的降血脂作用，能使胆固醇、甘油三酯和低密度脂蛋白胆固醇显著降低。沙苑子还可以调节血压和脑血流量，具有明显的保肝、降脂、抗疲劳等作用，并能提高免疫功能。

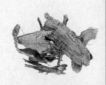

虎杖
Hu Zhang

选购窍门：
以根条粗壮、坚实、断面色黄者为佳

性味归经： 性平，味苦；归肝、胆、肺经

不宜人群： 孕妇忌用虎杖，否则会导致流产

功效主治

　　虎杖具有祛风利湿、破淤通经的功效，可用于治疗风湿筋骨疼痛、湿热黄疸、妇女闭经、产后恶露不下、痔漏下血、跌打损伤、烫伤、恶疮癣疾等病症。此外，虎杖还具有抗菌消炎、抗病毒的作用。

降脂作用

　　虎杖所含的白藜芦醇能减少肝脏中脂肪的生成。虎杖煎剂能明显降低血清肝红素量，并具有降低血清谷丙转氨酶活力的作用，但无利胆作用。白藜芦醇苷灌胃，能明显降低血清胆固醇。

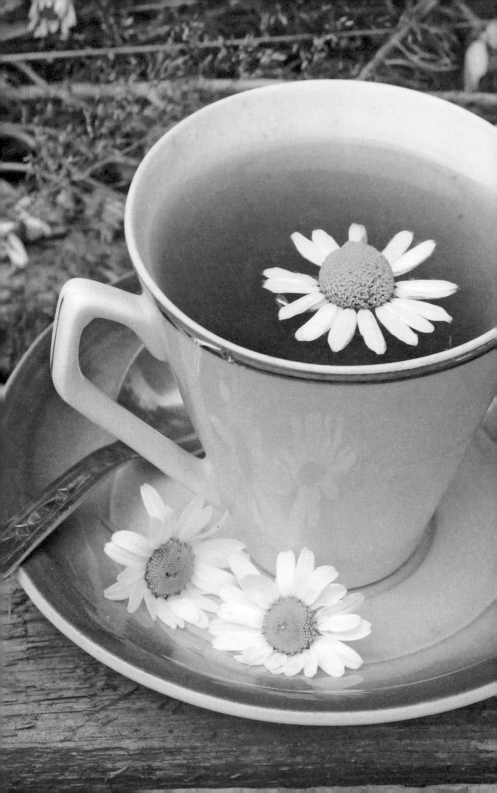

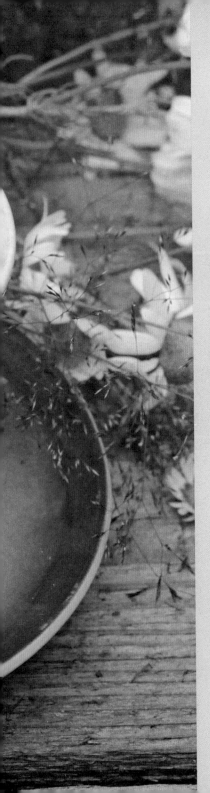

第六章

适宜高脂血症患者的28个降脂方

　　"药茶降脂"是中医治疗高脂血症的常用方法，并且取得了较好的疗效。现代医学研究发现，药茶中的茶多酚可溶解脂肪，防止冠状动脉硬化；药茶中的维生素 C 则能促进胆固醇的排出；药茶中的叶绿素，不仅阻碍食物中的胆固醇吸收，还能阻止肠肝循环中胆固醇的吸收。本章推荐 28 个降脂药茶方，让读者从日常饮茶中轻松降血脂。

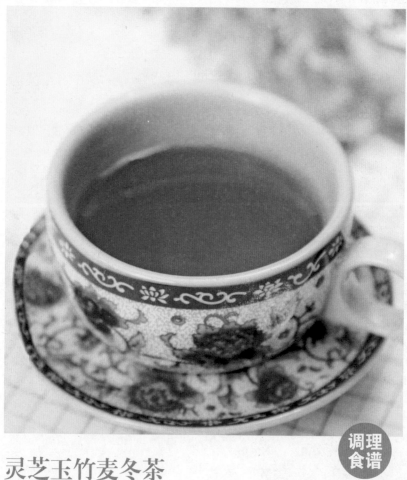

调理食谱

灵芝玉竹麦冬茶

原料：灵芝、玉竹各5克，麦冬8克

做法：

❶ 将灵芝、玉竹、麦冬用清水洗净，放入壶中。

❷ 加适量的水大火煮沸，关火后再闷10分钟。

❸ 去渣后即可饮用。

功效：本品具有益气补虚、滋阴生津的功效，可用于肺虚咳嗽症、气阴两虚的高脂血症及糖尿病等患者。

玉竹

灵芝

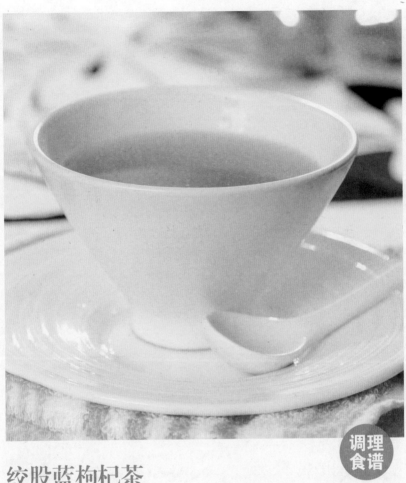

调理食谱

绞股蓝枸杞茶

原料：绞股蓝、枸杞各10克

做法：

❶ 将绞股蓝、枸杞用清水洗净，一起放入壶中。

❷ 加适量的水大火煮沸，关火后再闷10分钟。

❸ 每天代茶饮用即可。

功效：本品具有益气养血、滋养肝肾、降低血脂的功效，可用于肝肾亏虚的高脂血症患者以及贫血患者。

枸杞

绞股蓝

379

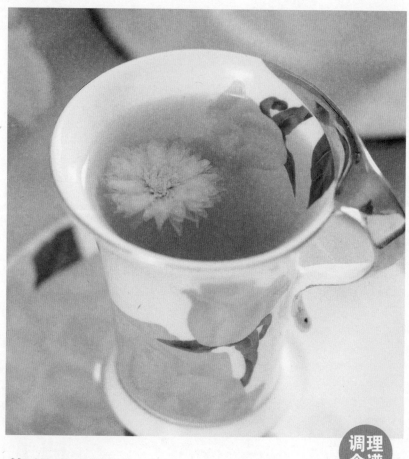

调理
食谱

菊花决明饮

原料：菊花10克，决明子15克

做法：

❶ 先将决明子洗净，打碎；菊花用清水洗净。

❷ 将菊花和决明子一同放入锅中，加入适量清水煎煮。

❸ 过滤，取汁饮用即可。

功效：本品具有清肝明目、清热排毒、润肠通便、降压降脂等功效，可用于肝火旺盛所致的目赤肿痛、便秘、高血压、高脂血症、肥胖症等。

菊花　　　　决明子

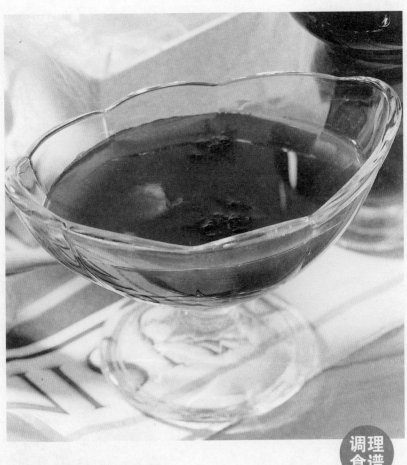

调理食谱

罗汉果胖大海茶

原料：罗汉果半个，胖大海2个，冰糖适量

做法：

❶ 将罗汉果洗净后，拍碎。

❷ 将胖大海洗净后，与罗汉果一起放入1500毫升水中，煮沸后用小火再煮20分钟。

❸ 滤渣取汁，可酌加冰糖调味。

功效：本品具有清热利咽、排毒瘦身、降脂的功效，可用于体内热盛引起的口干咽燥、咽喉肿痛以及高脂血症。

罗汉果　　　　胖大海

381

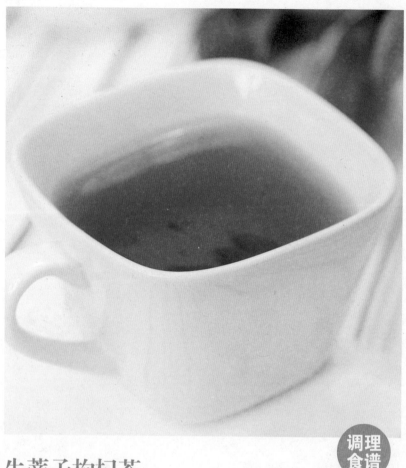

调理
食谱

牛蒡子枸杞茶

原料：牛蒡子10克，绿茶、枸杞各5克
做法：

① 将枸杞、牛蒡子洗净后一起放入锅中；绿茶加水泡开。

② 锅中加500毫升水用小火煮至沸腾。

③ 倒入杯中后，再加入冰糖、绿茶汁搅匀即可饮用。

功效：本品具有清热利咽、滋阴明目、降低血糖、瘦身减脂等功效，可用于风热型感冒咳嗽、咽喉肿痛、糖尿病、高脂血症、肥胖症等。

绿茶　　　　　枸杞

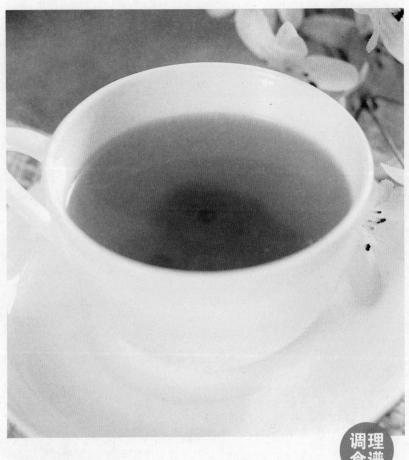

调理食谱

山楂绿茶饮

原料： 山楂片8克，绿茶2克

做法：

① 将山楂片、绿茶洗净。

② 将绿茶、山楂片入锅，加入适量水煮沸。

③ 滤渣后即可饮用，可每天代茶饮用，不限时间。

功效： 本品具有开胃消食、降脂降压的功效，可用于食积腹胀、高脂血症、高血压等症。

山楂片　　　绿茶

383

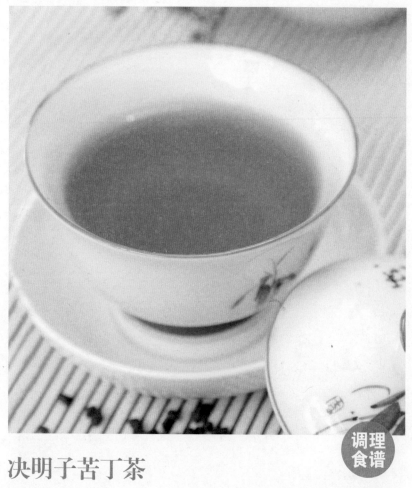

调理食谱

决明子苦丁茶

原料： 炒决明子5克，苦丁茶2克，蜂蜜适量

做法：

① 将决明子、苦丁茶洗净。

② 决明子放入锅中，加入适量清水煮约15分钟。

③ 放入苦丁茶后一起煮约5分钟，可加入蜂蜜后饮用。

功效： 本品具有清热泻火、明目通便、降低血脂的功效，可用于肝火旺盛所致的目赤肿痛、肠热便结、高脂血症等。

决明子　　　　　苦丁茶

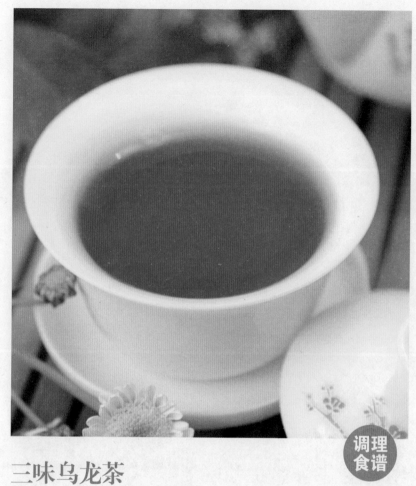

调理
食谱

三味乌龙茶

原料： 冬瓜皮、山楂各5克，乌龙茶、何首乌各3克

做法：

❶ 将冬瓜皮、何首乌、山楂洗净，加水煮沸后，滤渣留汁。

❷ 将煎好的药汁冲泡乌龙茶。

❸ 加盖闷5分钟即成。

功效： 本品具有滋补肝肾、利尿祛湿、降低血脂的功效，可用于肝肾阴虚的高脂血症及伴有五心烦热、小便短赤、腰膝酸软等症的患者。

山楂

何首乌

385

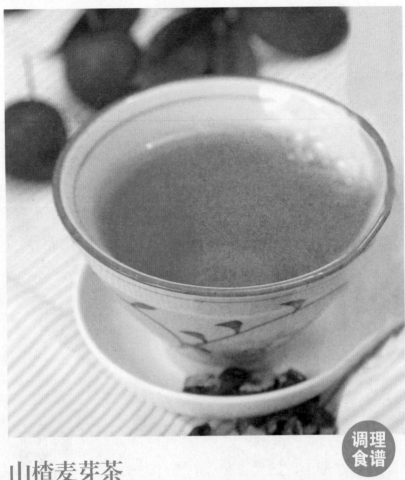

调理食谱

山楂麦芽茶

原料： 生山楂、炒麦芽各10克，蜂蜜适量

做法：

❶ 取炒麦芽、生山楂洗净并放入锅中，加1000毫升水。

❷ 煎煮15分钟后关火。

❸ 滤渣取汁，待温后加入适量蜂蜜即可饮用。

功效： 本品具有健胃消食、行气活血、降脂瘦身的功效，可用于食积腹胀、胸胁疼痛、高脂血症、肥胖症等患者。

山楂

蜂蜜

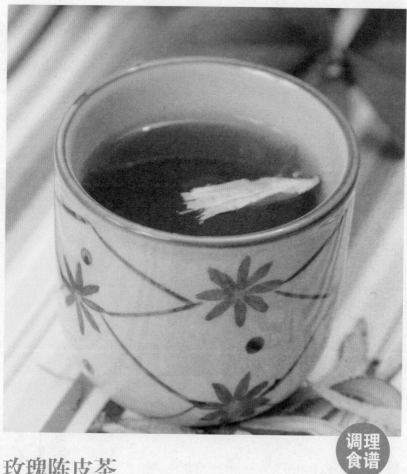

玫瑰陈皮茶

调理食谱

原料： 玫瑰花、决明子、山楂、陈皮、甘草、薄荷叶各适量，白糖少量

做法：

❶ 将玫瑰花、决明子、山楂、陈皮、甘草、薄荷叶分别洗净。

❷ 放入水中煮10余分钟，滤去药渣。

❸ 加适量白糖即可饮用。

功效： 本品可清肝明目、行气解郁、消食化积、降压降脂，可用于治疗食后腹胀、烦躁易怒、目赤肿痛、便秘、高血压、肥胖症等。

玫瑰花　　　甘草

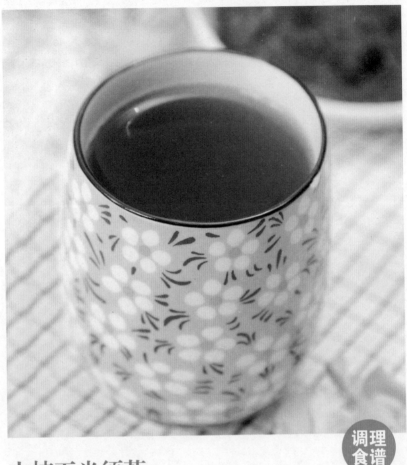

调理
食谱

山楂玉米须茶

原料：山楂、荠菜花、玉米须各8克，蜂蜜适量

做法：

❶ 将山楂、荠菜花、玉米须洗净，装入纱布袋，入锅加水煎汁。

❷ 去掉纱布包，取汁；待药茶微温时，加入蜂蜜即可饮用。

功效：本品具有清热利尿、消食化积、降脂瘦身的功效，可用于小便短赤、食积不化、高脂血症、肥胖等。

山楂

玉米须

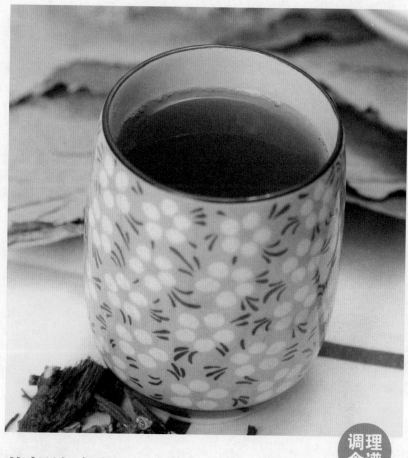

柴胡蜂蜜茶

原料：柴胡、绿茶各6克，蜂蜜适量

做法：

❶ 将柴胡、绿茶放入砂锅内，加入适量水。

❷ 砂锅置旺火上烧沸，5分钟后取茶液一次，再加水煎熬一次，取汁。

❸ 将两次茶液合并，稍冷却，加蜂蜜搅匀即可。

功效：本品具有疏散风热、排毒瘦身、降压降脂、疏肝解郁等功效，可用于风热感冒、流感、流脑、抑郁烦闷、高血压等。

（调理食谱）

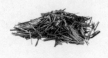

柴胡

绿茶

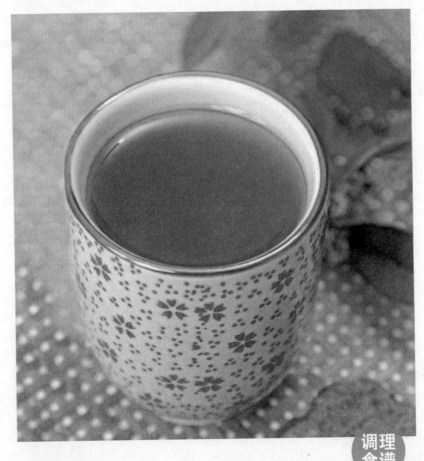

调理
食谱

大黄绿茶

原料：绿茶3克，大黄2克

做法：

❶ 将绿茶、大黄冲洗干净。

❷ 将绿茶、大黄放入瓷杯或玻璃杯中，冲入适量开水。

❸ 加上盖闷5分钟，去除药渣，取汁即可饮用。

功效：本品具有排毒瘦身、泻热通便、降脂降压的功效，适合高脂血症及高血压伴便秘的患者。

绿茶

大黄

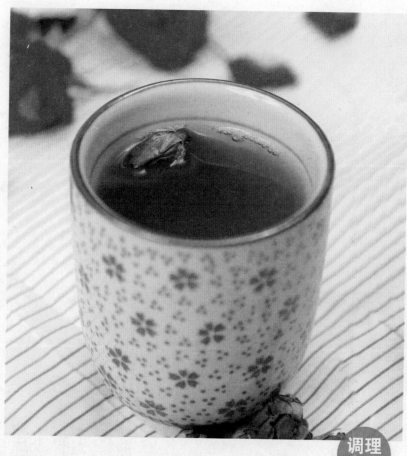

荷叶决明玫瑰茶

调理食谱

原料: 干荷叶6克，决明子5克，玫瑰花4朵

做法:

❶ 将干荷叶、决明子洗干净，与玫瑰花一起放入锅中。

❷ 加入水煮沸后熄火，加盖闷泡约10分钟。

❸ 滤出茶渣后即可饮用。

功效: 本品具有降低血脂、血压，清热解暑、疏肝理气的功效，适用于高脂血症、高血压、肥胖症、便秘等。

干荷叶

决明子

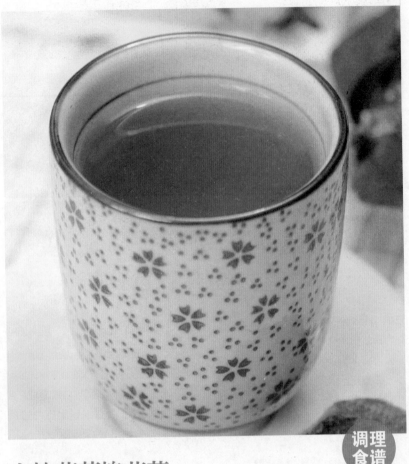

调理食谱

山楂茯苓槐花茶

原料: 新鲜山楂10克,茯苓8克,槐花6克,蜂蜜适量

做法:

① 将茯苓、槐花洗净;新鲜山楂洗净去核捣烂,山楂同茯苓一起放砂锅中。

② 煮约10分钟滤去渣留汁。

③ 再将药汁冲泡槐花,加少许蜂蜜,温服。

功效: 本品具有健脾祛湿、活血化淤、消食化积、降脂瘦身的功效,可用于脾虚湿盛型高脂血症及伴有食少腹胀或见肢体浮肿的患者。

山楂

茯苓

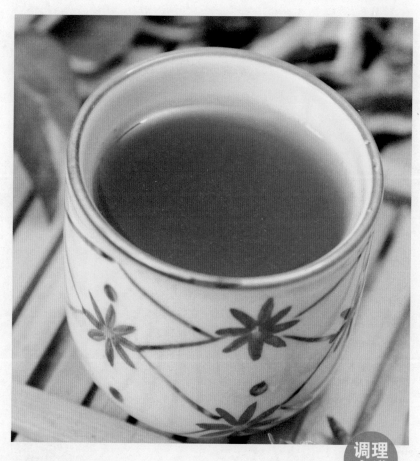

乌龙山楂茶

原料: 乌龙茶3克,槐角8克,何首乌、冬瓜皮、山楂肉各5克

做法:

❶ 将槐角、何首乌、冬瓜皮、山楂肉洗净煎水。

❷ 去渣,将药汁冲泡乌龙茶即可。

功效: 本品具有滋阴补肾、健脾消食、利尿通淋、降脂降糖的功效。可用于肝肾阴虚、食积腹胀、小便不通、水肿、高脂血症、糖尿病等。

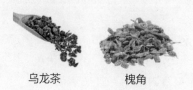

乌龙茶　　　　槐角

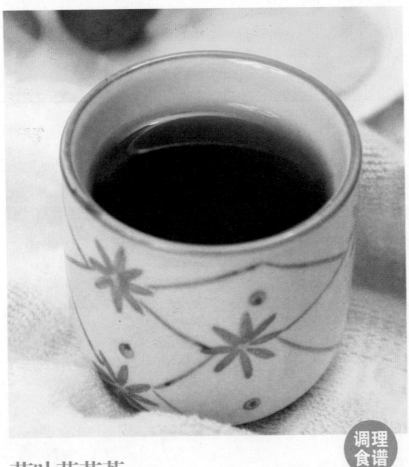

荷叶葫芦茶

原料： 干荷叶6克，陈葫芦5克，陈皮2克，蜂蜜适量

做法：

① 将干荷叶、陈葫芦、陈皮均洗净，装入干净的纱布袋中，扎好。

② 将扎好的药袋放入锅中加水1000毫升，煮至茶水余500毫升关火，去药渣，取汁。

③ 药茶微温时，加入蜂蜜即可饮用。

功效： 本品具有清热祛湿、利尿通淋、降脂瘦身的功效，可用于治疗肥胖症、高脂血症。

干荷叶　　　　陈皮

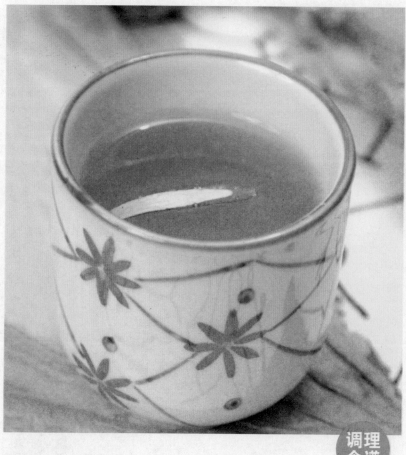

调理
食谱

荷叶甘草茶

原料： 新鲜荷叶50克，甘草5克，白糖少许

做法：

① 将荷叶洗净切碎；甘草洗净。

② 将荷叶和甘草放入水中煮10余分钟，滤去渣。

③ 加适量白糖即可饮用。

功效： 本品具有消暑解渴、降压降脂、清心安神的功效，可用于治疗心烦失眠、暑热、口干舌燥、高血压、高脂血症、肥胖症等。

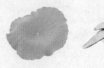

新鲜荷叶

甘草

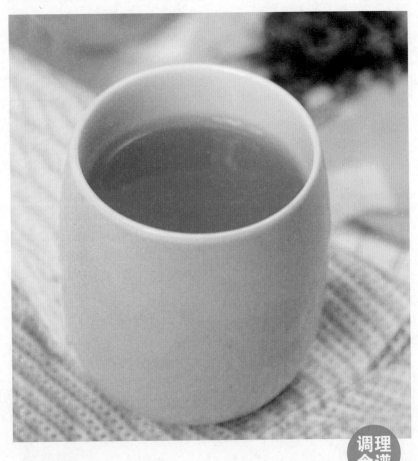

蜂蜜绿茶

调理食谱

原料：绿茶5克，蜂蜜适量

做法：

① 将绿茶洗净。

② 将绿茶放入杯中，用90℃的水冲泡，加盖闷约5分钟。

③ 待水稍温后加蜂蜜调匀即可饮用，每天代茶频饮。

功效：本品具有清热润肠、提神健脑、降压降脂的功效，可用于便秘、神疲困倦、高血压、高脂血症等。

绿茶　　　　蜂蜜

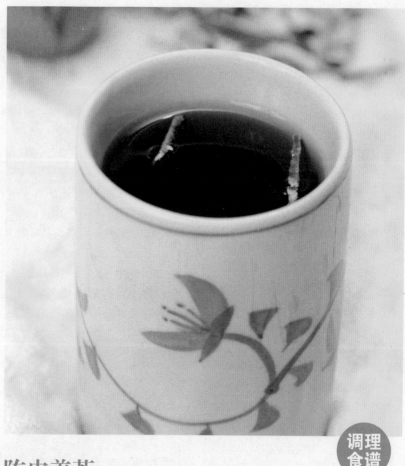

调理食谱

陈皮姜茶

原料：陈皮6克，生姜2片，甘草3克

做法：

❶ 将陈皮、生姜片、甘草均洗净。

❷ 将所有药材放入杯中，用沸水冲泡加盖闷约10分钟。

❸ 去渣后即可饮用。

功效：本品有开胃消食、行气化痰、温中止呕、降脂降压等功效，用于胃脘胀满、咳嗽痰多、恶心呕吐，以及高脂血症、高血压等。

陈皮

生姜

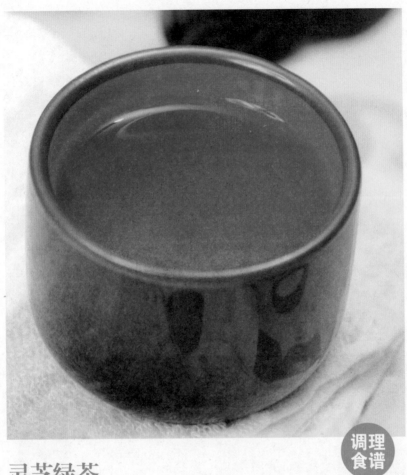

调理
食谱

灵芝绿茶

原料：灵芝6克，绿茶3克

做法：

❶ 将灵芝草洗净，切薄片。

❷ 将灵芝和绿茶一起放入杯中，用沸水冲泡。

❸ 加盖闷15分钟即可。

功效：本品具有益气补虚、增强免疫力、降脂减肥的功效，可用于高脂血症

患病日久、体质虚弱的患者，一般人饮用后有助于强身健体。

灵芝　　　　　　　　绿茶

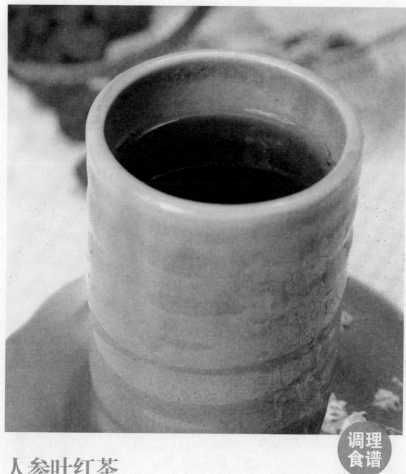

调理食谱

人参叶红茶

原料：人参叶5克，红茶2克

做法：

❶ 将人参叶、红茶洗干净备用。

❷ 将人参叶、红茶一起放入锅中，加水适量。

❸ 水开后再煮5分钟即可饮用。

功效：本品具有益气补虚、养心补元、美容养颜、降脂降压的功效，适用于高脂血症、冠心病及心脏病所致的心悸气短、乏力口渴等症。

人参叶　　　　　红茶

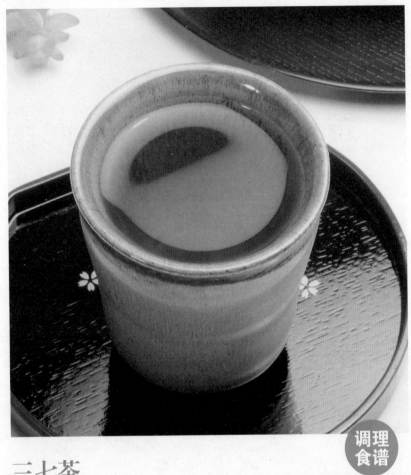

调理
食谱

三七茶

原料: 三七3棵

做法:

❶ 将三七洗净敲碎后放入锅中。

❷ 加500毫升水, 用中火煮约15分钟至沸腾即可。

功效: 本品具有活血化淤、消肿止血、增强免疫力、降压护心、降脂瘦身的功效, 可用于外伤出血、淤血、肥胖症、高血压、高脂血症、心绞痛、动脉粥样硬化等。

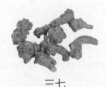

三七

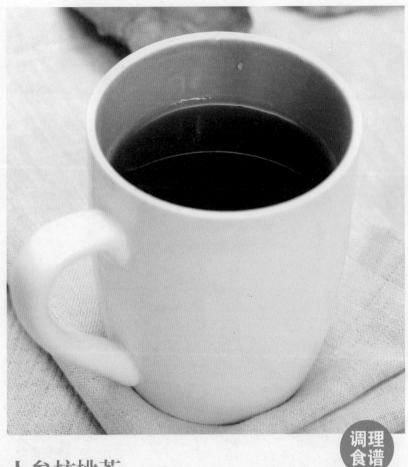

调理食谱

人参核桃茶

原料：人参3克，核桃仁3颗

做法：

① 将人参洗干净备用。

② 将人参、核桃仁一起放入锅中，加适量水。

③ 水开后再煮5分钟即可饮用。

功效：本品具有养心补肾、滋阴益气、安神益智的功效，适用于高脂血症及冠心病所引起的心悸气短、自汗盗汗、腰膝酸软等症。

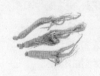

人参

核桃仁

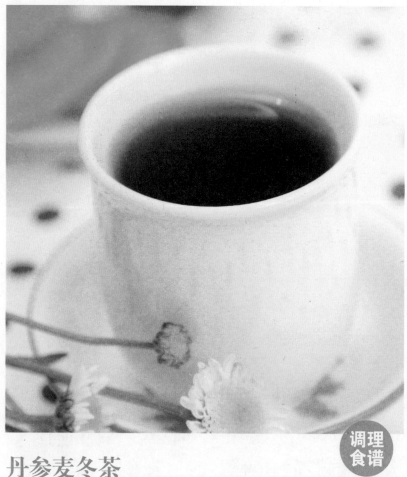

调理食谱

丹参麦冬茶

原料：丹参、麦冬各10克，蜂蜜适量

做法：

① 将丹参、麦冬洗净。

② 放入装有800毫升水的锅中煎煮15分钟后关火。

③ 滤渣，取汁倒入茶杯中，约10分钟后加入蜂蜜搅拌均匀即可饮用。

功效：本品具有凉血止血、行气化淤、排毒瘦身、降压降脂的功效，可用于淤血阻滞型高脂血症、肥胖症、血热、血淤型月经不调等。

丹参

麦冬

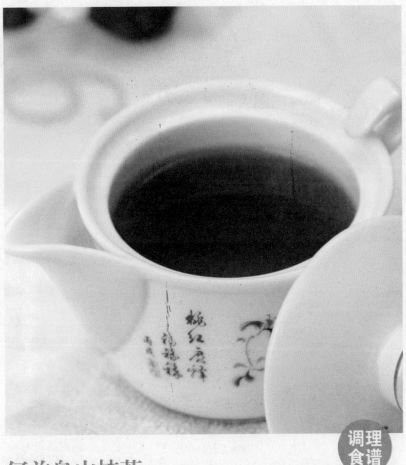

调理
食谱

何首乌山楂茶

原料： 何首乌15克，山楂10克，茶叶3克

做法：

❶ 将山楂、何首乌、茶叶分别洗净、切碎。

❷ 山楂、何首乌一同入锅，加适量水，浸泡两个小时。

❸ 煎煮半小时，然后去渣取汁冲泡茶叶饮用。

功效： 本品具有补肾滋阴、行气消食、降脂减肥的功效，适用于肝肾亏损而导致的高脂血症、肥胖症、头发早白、脱发等。

何首乌　　　　山楂

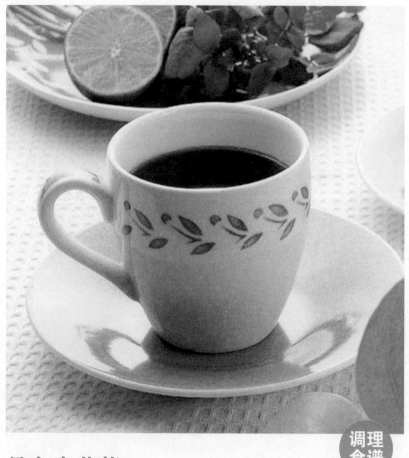

调理
食谱

丹参赤芍茶

原料：丹参、赤芍各3克，陈皮、何首乌各2克

做法：

❶ 将丹参、陈皮、赤芍、何首乌洗净后用消毒纱布包起来。

❷ 把做好的药包放入装有500毫升开水的茶杯内。

❸ 盖好茶杯，约5分钟后即可饮用。

功效：本品有凉血止血、行气化淤、降压降脂的功效，可用于淤血阻滞型高血压、高脂血症、血淤型月经不调等。

丹参

赤芍

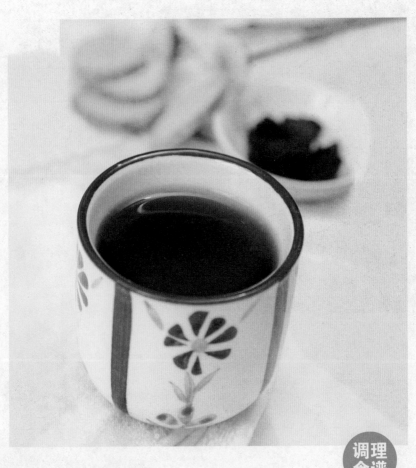

调理
食谱

何首乌泽泻茶

材料： 何首乌、泽泻、丹参各8克，绿茶3克

做法

❶ 何首乌、泽泻、丹参洗净，备用。

❷ 将所有材料放入锅中，加水500毫升共煎。

❸ 滤去药渣后饮用。

功效： 本品滋阴补肾、利水化淤，适合肝肾亏虚、痰淤阻络、气滞血淤型高血压、高脂血症患者饮用。

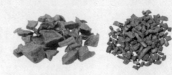

何首乌　　　　　丹参

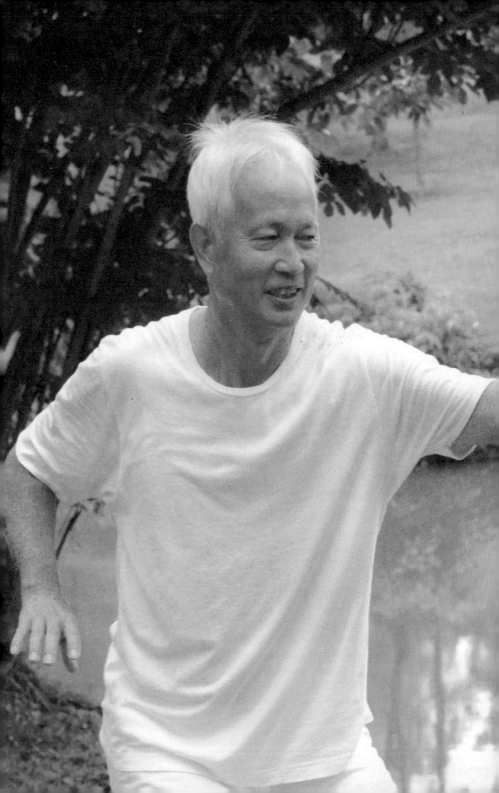

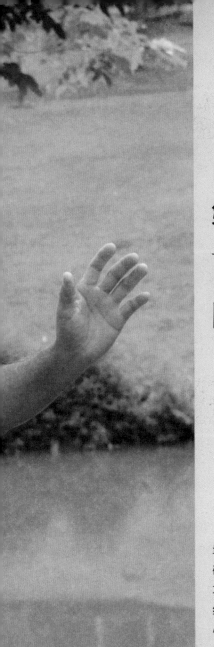

第七章

高脂血症患者的生活宜忌

　　正所谓"知己知彼，百战不殆"，只有清楚地学习并掌握了高脂血症的相关知识，才能够正确地对症下药，进行合理的治疗，从而达到事半功倍的效果。本章将会列举出人们在日常生活中经常碰到的，有关高脂血症的日常保健、运动、心理调节、用药、检查的问题，并且一一给予详细的解答。

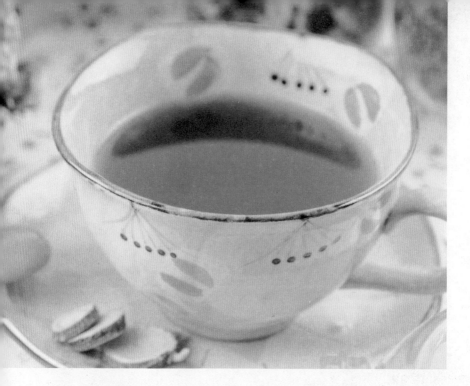

降血脂，从生活细节入手

生活方式要健康

　　所谓的健康生活方式包括：合理膳食、戒烟限酒、适量运动、心理平衡。合理膳食是指一日三餐所提供的营养必须满足人体的生长、发育和各种生理、体力活动的需要，即热量、营养都要均衡。烟中的尼古丁与一氧化碳等对人体的危害很大，长期将这些有害物质摄入体内就会引发动脉粥样硬化、高血压、冠心病、肺癌等多种疾病。饮酒过量则会危害人体健康。所以对于吸烟，一定要想办法坚决戒掉，而对于酒，也要在量上进行限制。适度适量的运动有益于人体的健康，长期坚持适量的运动能够预防糖尿病、高脂血症，防止骨质疏松。心理健康占全部健康的50％，而且能够影响到身体健康的程度，所以保持心理的平衡很重要。

瘦人也要警惕高脂血症

　　瘦人也会得高脂血症。据调查结果显示，很多瘦人体重虽然在标准范围之内，甚至稍微偏轻，但是，他们的体脂肪率偏高，这与他们平时的高脂肪、高糖饮食以及运动少有关。这些内胖一族虽然体重没有超重，但是体内却积聚着很多危害健康的脂肪，会引起高脂血症。瘦人的高脂血症与肥胖者比较有其特点，瘦人高脂血症多为低密度脂蛋白胆固醇升高，程度多较轻，而高密度脂蛋白胆固醇多低于正常水平，所以这类人也很容易患心脑血管疾病。

高脂血症患者合理安排睡眠

正常成年人，每天的睡眠时间应该以8~9个小时为宜，夜晚的睡眠时间是7~8个小时，中午最好休息1个小时或是半个小时，而且要努力提高睡眠质量，尽量减少额外的睡眠，帮助机体尽快恢复正常。对于老年高脂血症患者，鉴于机能相对衰退的情况，在睡眠时间的控制上，需要休息静养的时间应该更多一些。所以，老年人每天的睡眠时间应该在10个小时左右，夜间睡9个小时左右，午间睡1个小时左右。但是老年人不宜卧床时间太长，如果睡眠时间超过13个小时，则对身体不利，也应该适当地活动活动。

高脂血症患者宜适当做家务

高脂血症患者要重视劳动。做家务活就是很好的劳动方式，不仅能够培养、锻炼人的意志力、持久性，而且时间长了还能够达到很好的降脂减肥效果。尤其男性患者多做些家务，能够体会妻子的不易，促进家庭和谐。做家务得到夸奖时，心里会有自豪感，这样对于疾病的恢复也很有效果。但是老年人由于操劳了一生，而且年老体迈，所以不建议多做家务劳动，可以适量地做一些，达到活动的效果就行了。

高脂血症患者宜常出外活动

高脂血症患者大多都是"生性喜静"的人，这种人就应该多出去走走，多参加适量的娱乐活动，可以结伴去爬山、步行、跑步、跳舞、跳健美操、游泳，练习篮球、羽毛球、乒乓球、保龄球等，在与他人的和谐相处中感受降脂减肥的乐趣。也可以安排适当的旅游项目，感受祖国大好河山的美好，体验各地的风土人情。另外，还可以参加适宜的聚会，与朋友相聚，与亲人团聚，在各种各样健康、有益的活动中放松心情，快乐生活。

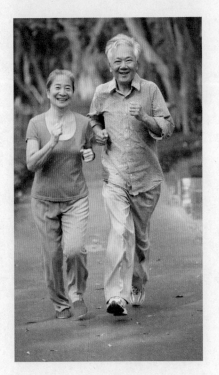

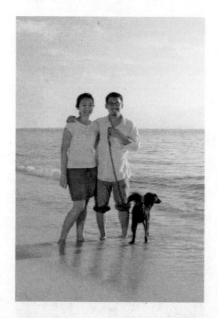

高脂血症患者的性生活注意事项

单纯的高脂血症患者，没有合并感染其他疾病时，可以像正常人一样进行性生活以及结婚生育。性生活以不影响睡眠、不影响生活与工作为度。但是，当高脂血症患者合并患有其他疾病时，婚育及性生活就就有一定的禁忌了。伴有冠心病的高脂血症患者，应该节制性生活，进行性活动前，最好先休息一段时间。伴有Ⅱ期高血压的，进行性生活应该有节制，每周不超过2次，且需避免激烈的动作，在性生活中如出现胸痛、头痛、头晕、气急等情况，应立即停止并及时服用降压药或去医院就诊。伴有Ⅲ期高血压的，应禁止性生活，合

并有Ⅲ期高血压的女性也应避免生育。伴有脂肪肝的，只要肝功能正常，可以像正常人一样进行性生活、生育，但是如果肝功能有异常，特别是转氨酶不稳定时，应该停止性生活。伴有糖尿病的，在没有严重并发症时，可以进行正常的性生活，但是，如果已经出现了严重的并发症，应禁止进行性生活。

高脂血症患者不宜睡高枕头

高脂血症患者的血液流动速度比正常人慢，睡眠时就更慢。如果枕头过高的话，头颈所处的位置就会显得太高，流向头部的血液就会减慢减少，这样就很容易引发缺血性脑卒中。

高脂血症患者冬天睡觉时不宜盖太厚

老年人机体功能退化，怕冷，冬天常会盖厚重的棉被来取暖。但是厚重的棉被压在人体上，不仅影响呼吸，而且会使全身的血液循环受阻，容易导致脑部血流障碍或缺氧，增高脑静脉压和脑压，所以老年人在冬天睡眠时切记不要加盖厚重的棉被。

高脂血症患者易出现的心理障碍

高脂血症及相关病症患者在面对疾病时经常会出现以下几种心理：①情绪激动无法平静：常表现为情绪激动、情绪不稳定、焦虑、急躁、悲观、难过

等。②存有疑虑心理：对于别人的安慰与劝解半信半疑，甚至会曲解别人的好意，打针吃药总怕搞错了，整天疑神疑鬼，焦躁不安。③存在过度依赖心理：患者会对于医生或是亲人产生依赖心理，变得意志脆弱、被动；往往对亲人产生顺从甚至是过度依赖的情绪，缺乏主见与自信；希望能得到更多人的关心与帮助，希望有人陪他，否则就会常常觉得孤单，觉得世界冷漠。④存有较强的自尊心理：高脂血症患者会变得很在乎别人对自己的评价与态度，害怕自己成为负担或是不能够再为家庭或社会做出贡献；质疑自我价值，自尊心也会受到或大或小不同程度的损害。⑤产生自怜心理：高脂血症患者经常会觉得自己很可怜，会想不通自己为什么会得这样的病，表现出一种无可奈何、无能为力、悲伤而又怜悯自己的消极情绪。⑥产生敏感心理：患者的主观感觉会发生异常，常常对小事都变得敏感起来，有时候很关注自己的姿势、心跳、呼吸、咳嗽、喷嚏等，怕光怕刺激，对声音也产生恐惧心理。

儿童患者的心理调节方法

在对儿童高脂血症患者进行心理调节护理时，应该把握住儿童患者特有的心理特征，针对其心理特征来具体分析，设计方案，对症治疗。首先，由于儿童患者的理解能力与接受能力都比较差，在对儿童患者讲解病情时，应该选择适合儿童发育阶段的语言，尽量用他们比较熟悉的语言，以防令儿童感到恐惧不安。其次，由于儿童患者经常不会在意自己的病情，再加上他们没有定性，心理变化也比较快，所以，家长以及医护人员就要以合适的语言来给儿童分析病情，让他们懂得不积极配合的话病情就会严重，就会更加影响日常生活、学习与活动。此外，要尽量满足孩子的一些要求，监督并督促其科学饮食。再次，儿童患者经常会以自我为中心，因此，要尽量想办法引导患儿吃些他们既喜欢吃又不影响血脂的食品，如水果、果冻、鱼干、饼干等食品。不要强行管制患儿，以免产生不良情绪影响病情。但是也不要因为要安抚儿童而放纵其过量食用大鱼大肉等一些含有高脂肪、高胆固醇的食物，这样反而会使病情加重。最后，要多多鼓励孩子，消除他们的自卑心理，告诉他们一起努力一定会将疾病赶跑；鼓励孩子积极面对现实，运用合适的方法来治疗疾病，并且要积极坚持下去。此外，还要帮助儿童设计降脂方案。

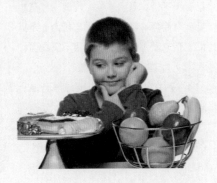

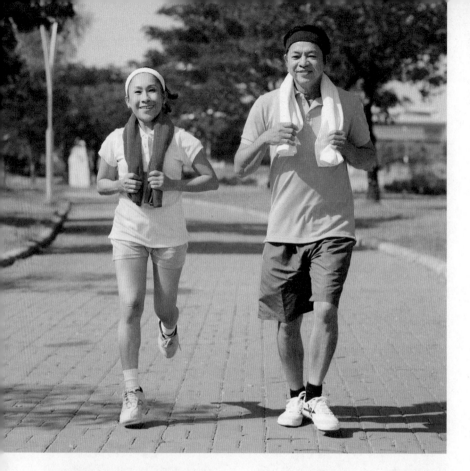

青年患者的心理调节方法

青年人由于年轻，比较冲动，情绪容易波动，一旦知道自己得了高脂血症则会产生焦虑紧张的情绪，如果一直治疗效果不佳，则会产生悲观情绪甚至想要放弃治疗，容易在思想与行为上走极端，带来严重后果。对于青年高脂血症患者，心理护理至为关键的，要为他们分析病情，消除他们的顾虑与恐惧心理，用科学知识带给他们希望，让他们明白只要积极配合，设计出有利于治病的方案，并且坚持实施就一定能够治

愈。对于这类患者，要以赞扬和肯定为主，鼓励他们继续以乐观的态度与正确的方法与病魔做斗争。告知他们通过节制食量、调整食物结构、增强体育锻炼、戒烟等，既可以降低血脂，又可以使形体健美。

中年患者的心理调节方法

中年人的世界观已经形成，心理比较成熟，情绪趋于稳定，对于现实有自己的评判标准与判断能力，对于挫折的承受能力比较强，能够坦然面对生活中的苦难，并且能够积极地寻找方法去解决困难。在对成年高脂血症患者进行心理护理时，应当把患者作为主体，尊重他们的各项权利，不能够让患者陷入被动、跟随状态，应该让他们积极参与自己疾病治疗的各个环节，客观科学、实事求是地为患者提供可以选择的各种信息，使患者在知情的情况下作出适合自己，有利于自己病情的选择。

老年患者的心理调节方法

老年人大多忌讳疾病，不愿被别人说自己衰老，而且往往不服老，希望自己能够健康长寿。还有的老人在看到自己一天天衰老的时候就会对于死亡产生恐惧心理，得知自己患有疾病时就会恐慌，另一方面又担心自己丧失了生活自理能力而依靠别人伺候，招人嫌弃。针对老年高脂血症患者的这些心理特征，在对其进行心理护理的时候，要有足够的耐心与时间倾听他们诉说情感，理解并尊重他们的心情，使其积极乐观并且感觉自己对于社会、对于家庭都还有所贡献。告诉他们患有高脂血症的原因，并且帮他们分析高脂血症的危害，引起他们的重视，同时告诉他们各种行之有效的治疗方法，解除他们对于高脂血症的恐惧心理。另外，要多多安慰老年高脂血症患者，鼓励他们坚持治疗，尽早痊愈。

女性患者的心理调节方法

女性患高脂血症多发生在绝经期后，经常会与更年期重叠，所以必须注意患者的心理调护。一切对健康不利的影响中，不良的情绪与心情是危害最大的，如忧郁、颓丧、惧怕、怯懦、忌妒和憎恨等，因此必须注意避免。患者要培养良好的爱好，这是保持心理健康的重要方面。有些女性没有正当爱好，一旦退休或离休，就会感到生活单调、枯燥，精神没有寄托，常常变得意志消沉，甚至以多食来打发时光，这样不但增加了热量的摄入，不利于高脂血症的痊愈，而且会过早衰老。因此，在离、退休前后，女性高脂血症患者应当积极选择和培养正常的爱好，如弹琴、下棋、看书、绘画、养花、钓鱼等高雅情趣，以顺利度过更年期，保持身心健康。

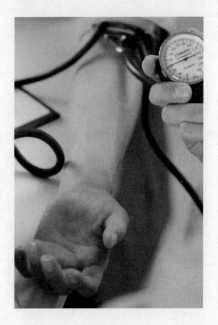

高脂血症饮食宜忌全书

高脂血症伴有高血压患者的心理调节方法

伴有高血压的高脂血症患者通常会因为血压增高而导致焦虑、恐惧，从而使血压进一步升高，引发对于疾病的恐惧，因此必须根据患者的心理特征进行对症治疗。首先，此类患者可适当地宣泄愤怒。在日常生活中，会经常遇到一些使人生气愤怒的事，当把愤怒利用合适的方式宣泄或释放出来后，心情就会好一些。其次，要学会控制愤怒情绪。有些人一旦遇到不顺心的事情，顿时怒由心生，愤愤不平，这样就会造成血压迅速上升。因此，应该控制住愤怒的情绪，冷静想想，不要常常动怒，轻易就火冒三丈，否则血压会一再升高，很难控制。

高脂血症伴有肥胖症患者的心理调节方法

针对伴有肥胖症的高脂血症患者，解决肥胖问题是个关键，如果要治疗肥胖症，必须先从饮食入手，在进行饮食调护时必须形成以下思想观念：①增强自我控制的意识：控制饮食的意识强弱，是防治肥胖症的根本。②树立正确的形体美观：从健康角度去分析苗条或丰满是有科学道理的，过瘦过胖均不利于健康。过胖易使人显得臃肿没有精神，让人觉得笨拙。③建立正确的心理行为模式，控制饮食：饮食环境要清雅，养成按时进餐的习惯，规定每天三

顿的就餐时间，按时或推迟一二分钟进餐。要控制进餐速度，进餐速度宜慢不宜快，慢慢地一口一口吃。④要消除进食的不良情绪，"化气愤为食量"的方法是不可取的。

高脂血症伴有冠心病患者的心理调节方法

愤怒、紧张、过喜等都是引起冠心病的重要不良心理因素，伴有冠心病的高脂血症患者在进行心理护理时一定要先去除这些不良情绪，尽量让自己的心情好起来，保持有利于身心健康的积极情绪。在工作中不要给自己太多压力，订立的目标一定要适当，能够根据自己的实际情况来设立目标，这样，当目标达到时，会获得成功感与喜悦感。在日常生活中要注意避免情绪的波动。

高脂血症伴有糖尿病患者的心理调节方法

不良的情绪会加剧病情的发展，特别是抑郁可使血糖代谢的调节功能降低，引起空腹血中胰岛素含量降低和血糖升高，从而加重病情。因此糖尿病患者要积极地进行心理治疗，化解消极情绪，面对现实。①要树立战胜疾病的信心：患者应该保持积极的心态，保持乐观的情绪，主动与疾病做斗争，而作为周围的人更应为他们提供必要的支持性心理治疗，包括同情、体贴、鼓励、安慰，提供解决和处理问题的方法；调整

414

他们对"挫折"的看法，让他们认识到患糖尿病是人生中的一种挫折，调整对挫折的感受，改变对挫折的态度。②提高对饮食的监控意识：经常自我监督定时定量进餐的执行情况，并严格地按定时定量进餐的需要进行矫正。③减少心理刺激：对于社会环境改变，例如亲人丧故、骤然受惊、人际关系紧张、无辜受冤、受诬陷、遭受难以容忍的挫折等这些不良刺激都应尽量避免，一旦遇到也要尽量正确看待，敢于面对，保持稳定的情绪，将危害降到最低。

高脂血症患者宜定期检查

很多案例资料都表明，高脂血症这种慢性疾病是一种极易复发的疾病，通过定期检查，患者可以了解自己身体的变化，根据这些变化来调整自己的治疗方案，随时控制自己的病情，在专业医师的指导下调理身心，以求长期稳定的健康状态。

高脂血症患者自我检查内容

通常状况下，自我检查的内容主要包括：自行计算、记录、检查每天的饮食量、体重、运动量、血脂值，把它们制成表格的形式，观察其变化趋势，并根据这种变化的趋势注意调整每天摄取饮食的量及营养素的均衡。这种自我检查的好处还在于，它能帮助我们积累观测自己身体变化的经验。这种经验积累到一定程度之后，就算不用进行实际的测量，仅凭肉眼就能测知各项观测数量的值了，这样就很方便了。但是目测毕竟容易产生偏差，所以最好隔几天就将所有数据全部实测一次，以便修正不准确的目测数据。

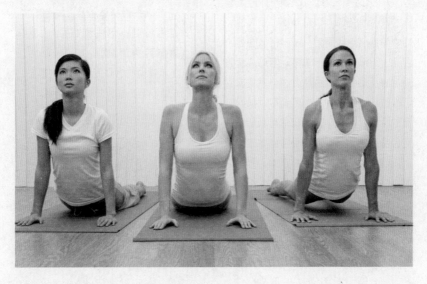

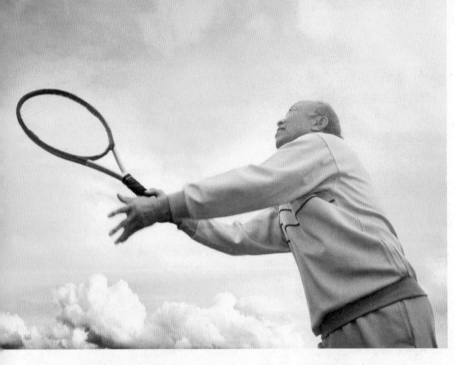

运动是降血脂的好方法

合理控制好运动量

　　一般来讲，运动应达到个体最大心率的79%~85%，以有节奏、重复性、轻中等强度活动为宜，如步行、慢跑、游泳、跳绳、骑自行车等。运动持续时间也应长短合理，达到上述心率要求后可维持20~30分钟。锻炼者可以根据自己的身体状况与实际情况来判断运动量是否合适，如果运动之后食欲增加，睡眠良好，身心轻松，精力充沛，即使增大运动量也不感到疲劳，这是动静结合、运动量适宜的表现；反之，如果运动后锻炼者食欲减退，头昏头痛，自觉劳累汗多，精神倦怠，说明运动量过大，应酌减；如果减少运动量后锻炼者仍出现以上的症状，而且疲劳的时间很长，则应该去做身体检查。一般情况下，在锻炼前，可先测1分钟的脉搏数，锻炼后再测1次。如果运动量适宜，正常健康的老年人运动后的最高心率的数值不要超过170减去年龄数。

合理安排运动时间

　　高脂血症患者在进行运动锻炼时应当控制好运动时间。如果很长时间都没有锻炼而突然开始锻炼了，那么刚开始坚持5分钟就可以了，一天锻炼多次，累计时间至少为40分钟。如每天快走或跑楼梯3次，每次15分钟，或每天进行2次，每次20分钟，都可达到锻炼的目的。如果你每天锻炼不足20分钟，那么你的健康情况就不可能得到很好的改善，应将每次连续的有氧运动持续时间逐渐增加至20~60分钟，每周锻炼3~5次为宜。而且热身活动和锻炼后的恢复活动不应该包括在20~60分钟的有氧运动中。

什么时间做运动最佳

降脂运动的时间最好安排在晚饭后或晚饭前2小时最佳。晚饭前2小时机体处于空腹状态，运动所需的热量会由脂肪氧化来供应，可有效地消耗掉脂肪；晚饭后2小时运动，可消耗晚饭摄取的能量，达到降脂的目的。

并非运动强度越大降脂效果越好

很多人都会有"运动强度越大降脂效果越好"这样错误的认识。但是，据研究表明，消耗脂肪的多少取决于锻炼时间的长短，而非运动锻炼的强度。人在刚开始运动时，首先消耗的是体内的葡萄糖，等到把葡萄糖消耗完毕后，才开始由脂肪分解供给能量。所以，当运动强度过大，在还没开始消耗脂肪时或者消耗量很少时，人便会因负荷太大就开始累了，不得不停止运动，这样也达不到运动降脂的目标。

体力劳动不宜代替体育锻炼

体力劳动虽能够消耗热量，可要治疗高脂血症，体力劳动达到的效果并不是很好，不能代替体育锻炼。因为体育锻炼不但能消耗热量，更能使全身各个部位平衡、协调地得到锻炼和发展。而体力劳动往往不能使全身协调运动，只能使某些部位的肌肉、关节得到过度的活动，甚至造成劳损，而其他一些部位则得不到锻炼。所以，采取科学的体育锻炼方式，对老年人，特别是平时活动少的老年人，保持各个关节的灵活性及各部位肌肉的力量意义重大。

高脂血症患者晨练时间不宜太早

高脂血症患者可以参加晨练，但要注意晨练的时间不要太早。天比较黑时，容易跌跤，且气温也很低，很容易受凉感冒，引发慢性支气管炎急性发作、心肌梗死和脑卒中等疾病，所以最好在太阳初升后再外出锻炼，并要注意保暖。此外，切忌在清晨进行剧烈运动，早晨是心血管疾病的高发时间段。这是由于早晨人体的交感神经兴奋性比较强，此时会引起小血管的收缩，导致血压升高。上午人体内的血液黏稠度也比较高，容易导致血栓形成。如果这个时候进行剧烈的运动的话，会增加发生上述情况的可能性。所以，高脂血症患者清晨运动不要过于激烈。

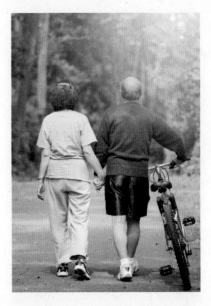

不是所有的高脂血症患者都适合运动

运动疗法是高脂血症患者降低血脂的一个重要方法，但是并不是人人都适宜。高脂血症不伴严重并发症的患者，一般可参加体育锻炼，合并有以下疾病的高脂血症患者应禁止运动：重度高血压；严重的糖尿病；急性心梗急性期；不稳定性心绞痛；充血性心力衰竭；严重的室性和室上性心律失常；肝、肾功能不全。

合并有下列疾病的高脂血症患者应尽量减少运动量，进行运动的同时应做好自我监护，有条件的最好运用医疗设备进行监护：控制情况不好的糖尿病；肥厚型梗阻性心肌病、扩张型心肌病和明显的心脏肥大；频发室性早搏、心房颤动；室壁瘤；甲亢；肝、肾功能损害。

感到不适宜立即中断锻炼

有些老年人认为："运动贵在坚持，即使感觉不适也不应中断。"这样的想法是十分危险的，特别是对于老年人来说，处理不当很有可能会引起生命危险。所以，如果在运动的过程中，自觉胸闷气短、胸痛、有眩晕感等，应立即中止运动，如休息后症状无缓解，应立即到医院诊疗。

打太极拳降脂

在练习太极拳时，动作要规范，需要掌握以下要领：①动作要领：动作连贯，柔和缠绕，劲力完整。太极拳要求手、脚、头、眼神配合一气，保持上下相随，节节贯穿，连续圆活，轻柔自然地做好每一个动作。而且，在每一个动作的转换过程中不能有停顿和断开的感觉。要似停而非停，在似停的一瞬间，动作表现得极缓，但仍要求保持所有的动作能连续不断地进行，总体来讲就是绵软而有力道。②劲力要领：整套太极拳的劲力配合也较讲究，自始至终劲力要均匀。动作的速度需保持大致相等，不能使用蛮力与拙力。要快都快，要慢都慢。初学者速度开始要慢，反复练熟后，再逐渐加快，做到快慢、轻重得心应手，动作才能表现得柔和、自然、优美。③呼吸要领：呼吸配合，意念集中，以意导动，意动行随。准备开始练习太极拳之前，首先要调整呼吸。开始时用自然呼吸、腹式呼吸，练久后需要用呼吸配合动作。一般呼气时间稍长，动作均在推、展等末段部分；吸气时间稍短，动作处于收、提等的开始阶段。随着动作变化，一呼一吸要自然而又有意识地配合进行锻炼。

步行降脂

要达到防治高脂血症的目的，需掌握步行的科学要领，牢记"坚持、有序、适度"三原则：①坚持原则：运动贵在坚持，持之以恒是重中之重。②有序原则：有序即循序渐进。刚开始不要走得太快，然后逐渐增加时间，加快速度。③适度原则：所谓适度原则可以概括为一句话："三个三、一个五、一个七。""三个三"即每天应至少步行3000米、时间30分钟，根据各人的情况，一天的运动量可以分成3次进行；"一个五"即每周至少运动5次以上；"一个七"即步行不需要超负荷，那样反而会不利于身体健康，步行只要达到七成就可以防病健体。

游泳降脂

游泳对于高脂血症患者主要有下列好处：游泳可以看作是一种锻炼血管的体操，慢速度的游泳可使身心得到放松；可促进机体的全面发展，以达到减肥的效果；长期坚持游泳，呼吸肌会得到很好的锻炼，从而改善呼吸功能；游泳能促进新陈代谢，增强机体适应外界环境变化的能力，可抵御寒冷。

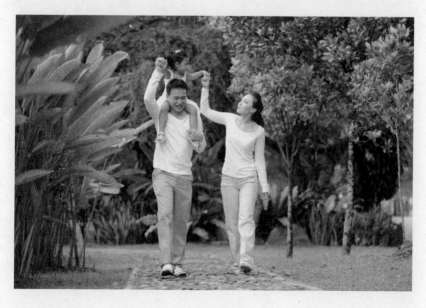

慢跑降脂

所谓慢跑就是指长时间、慢速度、远距离的运动方法。慢跑可增强心肺功能，促进机体大量吸收氧气。慢跑的方法很多，大体来分，有以下几种可以借鉴：方法一：慢速放松跑，即以较慢的速度，轻松的步伐来进行慢跑。方法二：反复跑，是以一定的距离作为段落，进行反复多次的跑步。方法三：变速跑，就是跑步速度不一致，快一阵慢一阵，并把慢跑本身作为两次快跑之间的恢复阶段，在平时进行变速跑锻炼时，快跑段落的距离及其数目应加以规定，并且必须以同样速度跑完所有的快跑段落。方法四：原地跑。最大好处是，可以不挑选场地，即便在家中也可以进行锻炼。方法五：定时跑，是一种不限速度和距离，只要求跑一定时间的运动方法。

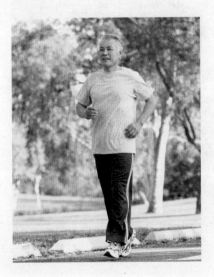

跳舞降脂

跳舞是一种主动的全身运动，长期跳舞的人，气质会比较独特。我国古代就有记载："作为舞以宣导之。"舞蹈不仅能够疏通凝滞沉积的气血，引导筋骨舒展，具有极好的保健强身功效，同时还带给人很美好的视觉享受。不同的舞蹈，其运动量有很大的差别，如节奏快、动作幅度大的跳法有较好的降脂减肥效果。而慢节奏的舞蹈则效果相对较小一些。有资料报道，各项舞蹈中以跳迪斯科舞降脂减肥效果最为明显。所以，高脂血症患者可以适当跳些舞，既在娱乐休闲的同时培养了爱好，更锻炼了身体，治疗了疾病，实在是一举多得的运动项目。

跳绳降脂

跳绳对于高脂血症患者来说是一项比较有益的运动。刚开始跳绳时，应先熟悉跳绳的正确姿势，可以对着镜子或请别人看看你跳绳的姿势是否正确，同时要注意以下事项：①绳子形成美丽的曲线、形状不会松垮无力；②绳子打在地板上的部分不要太多；③能流畅、不感疲倦地持续；④要在绳子着地前跳跃，绳子离开地板后脚着地，调节脚和腰部的弹力，反复这个动作，就能找到容易持续进行的节奏；⑤跳跃时，拳头到达胸部的高度即可；⑥跳绳中，常常会不小心扭伤脚部，因此需要做好准备和缓和动作，以预防运动伤害。

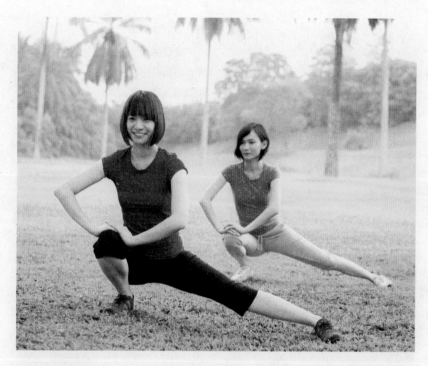

降脂健美操

做降脂健美操时，一般能够消耗6276千焦的热量。中老年高脂血症患者伴有严重心、肺、脑疾病的患者及年老体弱者不宜做降脂健美操。如果做操过程中出现头晕、心慌等不适反应，应停止操练，以免发生危险。降脂健美操的具体做法如下：①转体运动：两脚开立，与肩同宽，两手叉腰，上体向左转动至最大限度，还原。依此法再向右转动至最大限度，还原。依此连续转体20~40次。②斜转运动：脚开立，比肩略宽，上体前屈，两臂侧伸展，与地面平行，转肩，左手摸右脚外侧（踝部）；转肩，右手摸左脚外侧（踝部）。重复10次。③屈体运动：两脚开立，与肩同宽，下蹲，膝关节尽量屈曲，起立，再下蹲。连续做20次。④仰卧起坐：仰卧位，两手上举向前，带动身体向上坐起，还原，再坐起。连续做20次。⑤墙面俯卧撑：对墙站立，距墙80厘米左右，两手掌贴墙做双臂屈伸练习。连续做20次。⑥原地高抬腿：两脚并立，两臂下垂，掌心紧贴同侧大腿外侧面，先将左脚高抬至尽可能高位，下踩，再将右脚高抬至尽可能高位。交叉连续做20次。

421

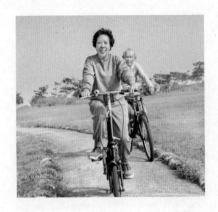

骑自行车降脂

自行车是一种运行工具，骑自行车也可以看作是一项运动，而且它是一种眼、手、身、腿并用的全身性运动。骑自行车除有益于提高心肺功能和消化功能外，还能促进血液循环和新陈代谢。运用慢速、中速的运动量，每小时骑5000~10000米，每天锻炼30~60分钟，可起到较明显的降血脂作用，并兼有减肥作用。此项运动适用于中老年高脂血症患者。研究表明，骑自行车消耗的能量与路面坡度和负载有关。所以，若体力好者要增加运动强度，可选择有一定坡度的路段或者负重锻炼。但需注意的是，在人群较密集的地方，速度不可太快，以防止碰撞跌倒；骑车前要检查车况，如刹车、车铃、轮胎等是否正常，防止运动中发生意外；遇到雨雾冰雪天气，要暂停骑车锻炼，可选择其他方法；若骑车时出现心慌、气闷、头昏等不适症状，要及时下车休息，症状严重者需去医院检查诊疗。

爬楼梯降脂

爬楼梯就也是一项运动，它和登山相似，但爬楼梯更方便，而且它也是一种有氧运动，对人体大有好处。首先，爬楼梯可使心跳加快，心肌收缩加强，心脏血液输出量增加，血液循环加快，从而改善心脏和肺部的功能，改善血脂代谢，延缓动脉硬化的发生，并使心脏处于良好的功能状态，使体质逐渐增强。其次，爬楼梯在锻炼身体的同时还能够减肥，降低血脂。有调查证实，爬楼梯是一种全身运动，能使下肢肌肉、骨关节、韧带都得到锻炼，使肌肉发达，关节灵活，神经系统的反应更灵敏。而且，上下楼梯时通过对腹腔的震荡，可以促进胃肠的蠕动和胃液的分泌，有利于增强消化系统的功能。爬楼梯还是预防冠心病、高血压、糖尿病的好办法。但是这种运动，对于老年人或有心脑血管并发症、下肢关节有损伤者是禁止的。而且即使是体质好的患者，亦应重视经常自我检测，以防受到运动伤害。

①上楼梯要领：上体前倾，头部抬起，双目前视，大腿抬高，髋关节前送，使大小腿间呈一直角，包括了走和跳两方面的作用。上楼梯时采取正确合适的姿势有利于达到更好的锻炼效果。
②下楼梯要领：下楼梯时同样要采取正确的姿势，髋、膝、踝关节交替活动，能够使下肢肌肉更加灵活，促使静脉血液回流，防止静脉曲张。

登楼健身操

台阶俯卧撑：将膝盖跪在第一级台阶上，手撑在高几级的台阶上，使肘弯曲再撑起，如能把腿伸直则更好；台阶反坐撑：坐在第二级台阶上，将手撑在第三级台阶上，把脚平放在地上，撑起身体至手臂伸直；台阶腿腹练习：将一只脚放在第二或第三级台阶上，另一只脚放在地面上，身体挺直，使臀部向着抬起脚的方向反复移动。换另一只脚重复做；台阶仰卧起坐：面对楼梯躺在地上，使脚跟搁在第二或第三级台阶上，两臂交叉放在胸前，缓缓起身。重复做；台阶足跟起落：重心脚站在第一级台阶上，脚掌踩在台阶边缘，另一只脚踏在第二级台阶上，重心脚脚跟抬高直到脚趾撑地，稍停一会儿再把脚跟下降到台阶平面以下。换脚重复做；台阶压腿前屈：面对楼梯站立，将一条腿放在与臀部同高的台阶上，支撑腿不能弯曲，上体向脚尖方向前屈。换腿重复做；台阶胸腿运动：面对楼梯站立，脚尖距楼梯约10厘米远，双手撑在与腰部同高的台阶上，双腿伸直，尽量压低胸和肩部，向后移动臀部，反复做。

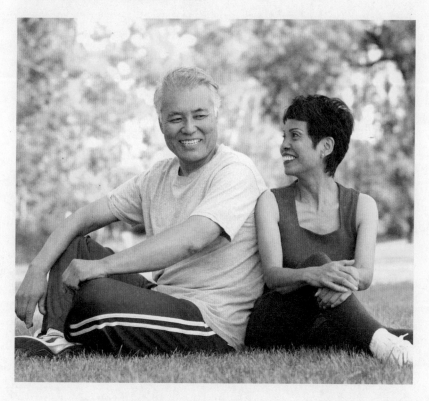

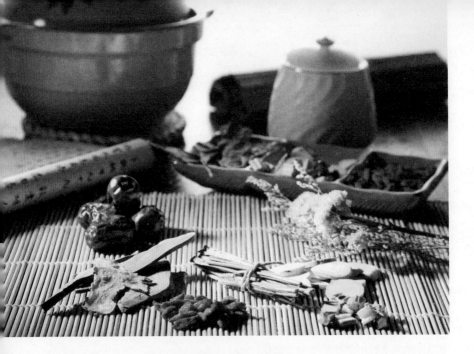

检查与用药宜合理

检测血脂的项目有哪些

临床上检测血脂的项目较多，较常见的有总胆固醇(TC)、甘油三酯(TG)、高密度脂蛋白胆固醇(HDL-C)、低密度脂蛋白胆固醇(LDL-C)、载脂蛋白B(apoB)、载脂蛋白AI(apoAI)、脂蛋白a等。每个医院会根据条件，检查项目会有所不同，但TC、TG、HDL-C和LDL-C是基本的临床实用的检测项目，是血脂检验中不可缺少的。

血脂检测及应注意的问题

血脂水平易受许多因素的影响，所以在检查血脂前应注意以下四点：①进行血脂检查前，应维持原来的饮食习惯至少两个星期，并且在抽血前3天内要避免高脂饮食，24小时内要禁酒。如刻意改变饮食习惯，如大鱼大肉地暴饮暴食，摄取高脂肪、高胆固醇、高糖饮食或者改吃素食，都会影响检查结果，不能反映出真实的血脂水平，影响诊疗。②检查血脂应避免一些生理、病理情况的影响，应保证至少在抽血前4~6周内，没发生过急性病。因为急性心梗、急性感染、发热、创伤、妇女月经期和妊娠等都可影响血脂和脂蛋白含量。另外，有些药物如避孕药、部分降压药、激素等，也会影响血脂水平，所以最好在抽血前数天或数周内停用。③剧烈运动等因素也会对血脂水平造成影响，所以切忌匆匆忙忙地赶到医院就马上抽血化验，应至少坐着休息5~10分钟。④

为了避免实验室误差或者一时性的高脂、高胆固醇饮食习惯所带来的影响，当检验结果接近或超过参考值时，可以隔一周后，再到同样的医院抽血复查，然后才能确诊是否患有高脂血症，才能决定是否实施防治措施。

检查血脂宜空腹

检查血脂之前应保持空腹12小时以上。正常人餐后血清甘油三酯水平一般可持续升高9~12小时。在此期间，进食会使血清的脂质和脂蛋白成分都发生改变，特别是进食肥肉、蛋黄等物质时，其血液中会出现乳糜颗粒，此时测出来的甘油三酯浓度有可能是空腹12小时以后的数倍乃至数十倍。所以，只有保持空腹12小时，让脂蛋白脂酶彻底水解了脂类物质，得到的检验结果才比较准确，才不会发生误诊的情况。

哪些人群宜定期检测血脂

《中国成人血脂异常防治指南》指出，40岁以上的男人以及绝经期后女性应每年查一次血脂。对于40岁以下的成年人，可在20岁时做第一次血脂化验，以后隔两年查一次。如家族中有高脂血症患者，应将初次查血脂年龄提前。在定期的检查中，如出现一次检查结果显示为高脂血症，不必马上接受治疗，因为检查结果可能受一时性的高胆固醇、高脂肪饮食的影响而出现偏差。遇到这样的情况，可将自己这段时间的饮食及运动情况告知内科医师，以确定是否开始接受治疗，或是否隔一段时间再进行复查。

看懂血脂化验单

血脂化验单中总胆固醇增高或降低有什么意义？

总胆固醇的正常参考值为2.8~6.2毫摩尔／升，它的数值增高常见于动脉粥样硬化、肾病综合征、胆管阻塞、糖尿病、黏液性水肿、高脂血症等；数值降低常见于恶性贫血、溶血性贫血、甲状腺功能亢进、营养不良等。

血脂化验单中甘油三酯增高或降低有什么意义？

甘油三酯正常参考值为0.23~1.24毫摩尔／升。它的数值增高常见于动脉粥样硬化、肥胖症、严重糖尿病、肾病综合征、胰腺炎、迁延性肝炎、脂肪肝、糖原累积病、高脂血症等；数值降低常见于甲状腺功能亢进、肝功能严重低下、恶病质等。

血脂化验单中低密度脂蛋白增高或降低有什么意义？

低密度脂蛋白的正常参考值小于1.9~3.5毫摩尔／升。它的数值增高常见于心脑血管疾病，亦见于甲状腺功能降低、肾病综合征、肝脏疾病、糖尿病等；数值降低，则要警惕脑卒中的发病危险。

血脂化验单中高密度脂蛋白增高或降低有什么意义？

高密度脂蛋白的正常参考值为大于

1.0毫摩尔／升。现已证实HDL是一种抗动脉粥样硬化的脂蛋白、冠心病的保护因子，其含量与动脉狭窄程度呈显著负相关，在估计心血管的危险因素中其临床意义比总胆固醇和甘油三酯重要。它的数值增高可使发生动脉粥样硬化的危险度降低；数值降低常见于脑血管病、冠心病、高甘油三酯血症、糖尿病等，可使动脉硬化的危险度增高。

什么是高密度脂蛋白

高密度脂蛋白是血清中密度最大但是体积最小的一组脂蛋白，它主要在肝脏和小肠内合成，在血液中由酯化型胆固醇和极低密度脂蛋白所生产，它主要负责"回收"胆固醇，所以常被称为"好胆固醇"。高密度脂蛋白"享誉"于医学界，拥有多个"头衔"。如，它是血管内的"脂质清道夫"，因为它能够把血液中多余的胆固醇转运至肝脏，

部分分解成胆汁酸而排出体外；它又是"抗动脉硬化因子"，因为它能够自由进出动脉壁，清除沉积于血管壁的脂质斑块，并且能够修复血管内膜的破损，最大限度地恢复和保护血管弹性。

什么是低密度脂蛋白

低密度脂蛋白主要由极低密度脂蛋白代谢转变而来，它主要负责"运输"胆固醇，把肝脏合成的胆固醇运输至全身的细胞，它常被称为"坏胆固醇"。这是因为，相对其他的脂蛋白来说，低密度脂蛋白携带胆固醇的量最多。低密度脂蛋白在人体内的清除形式有两种。其中2/3是通过受体介导途径吸收入肝和肝外组织，经过代谢后而被清除的；另外的1/3，是通过一条"清扫者"通路而被消除的，在这条通路中，巨噬细胞会与低密度脂蛋白结合并吸收其中的胆固醇，从而使胆固醇停留在细胞内，变成"泡沫"细胞。因此，低密度脂蛋白和高密度脂蛋白刚好相反，它是把胆固醇带入动脉壁细胞的。所以，当低密度脂蛋白水平过高时，就有可能引致动脉粥样硬化。

什么是乳糜颗粒

乳糜颗粒主要来源于食物脂肪，它是将含有油脂和脂肪的食物转变成甘油三酯之后流动在血液中的脂蛋白，这种颗粒体积最大、密度最低。乳糜颗粒主要的功能是在小肠内结合被小肠吸收后

的甘油三酯，通过淋巴进入血液，从而将甘油三酯输送至需要能量的各组织器官。在到达"目的地"后，脂蛋白脂酶会催化乳糜释放出甘油三酯，并且使甘油三酯分解成游离脂肪酸以供能，多余的甘油三酯会蓄积于内脏和皮下的脂肪组织内。乳糜颗粒的浓度在血浆中升得快降得也快，正常人进食后，血浆中的乳糜颗粒浓度可达空腹时的数倍乃至数十倍，但是由于乳糜颗粒的半衰期很短，仅为5~15分钟，所以，它很快就会被清除。乳糜颗粒体积较大，不能进入动脉壁，所以一般认为与动脉粥样硬化的发生无关。但是，最新的研究发现，乳糜颗粒的中间代谢产物——极低密度脂蛋白可能与动脉粥样硬化有关。

什么是极低密度脂蛋白

极低密度脂蛋白主要由肝脏合成，甘油三酯是其主要的成分，它的主要功能是把肝脏中合成的内源性甘油三酯运送至肌肉和脂肪组织。一般来说，正常人体内的极低密度脂蛋白大部分会代谢变成低密度脂蛋白，但是由于极低密度脂蛋白在血中的代谢较慢，半衰期为6~12小时，所以，空腹时血中仍会有一定含量的极低密度脂蛋白。此类脂蛋白的体积较大，不易透过血管内膜，而且携带胆固醇的量相对较少，所以，一般认为，正常的极低密度脂蛋白不会引起动脉硬化，但是，其代谢产生的中密度脂蛋白可致动脉硬化。极低密度脂蛋白增高的主要原因是甘油三酯的增高，可见于酗酒者，肥胖、糖尿病、肾病综合征、尿毒症、胰腺炎等患者，还可见于禁食者、妊娠者，测定极低密度脂蛋白时，须同时测定分析甘油三酯、胆固醇以及其他脂蛋白。

高脂血症的三级预防

预防内容主要包括：高脂血症的易患人群需定期进行血脂检测；①一级预防：日常饮食应注意控制热量，应以低脂肪、低胆固醇、高纤维的膳食为主，远离动物内脏，同时，要加强体育锻炼。肥胖者要积极减肥；积极治疗可引起高脂血症的病症，如糖尿病、肾病综合征、甲状腺功能减退等。②二级预防：针对轻、中度高脂血症患者，其预防内容主要包括：饮食治疗、运动治疗、药物治疗。③三级预防：针对高脂血症引发的并发症的治疗，高脂血症容易引发的并发症包括：冠心病、脑卒中、脂肪肝、胰腺炎、肺栓塞等。

常见的降脂药物

降血脂药物可分为降甘油三酯的药物以及降低胆固醇的药物两大类。而降甘油三酯的药物又包括烟酸类、贝特类、氯贝丁酯类、天然鱼油浓缩剂四大类，常见的有烟酸、烟酸铝、烟酸肌酯、灭脂灵、非诺贝特等。降低胆固醇

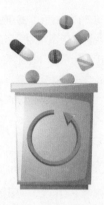

的药物可分为他汀类、不饱和脂肪酸类、胆酸隔置剂、激素类等，常见的有立平脂、亚油酸、考来烯胺等，降脂药物的具体药理、用法、副作用可参考附录三。

哪种情况的高脂血症患者需用药

要使用降血脂药物的高脂血症患者必须符合以下条件：①总胆固醇≥5.2毫摩尔/升或低密度脂蛋白≥3.38毫摩尔/升，且存在两个以上的心血管疾病的危险因子（心血管病的危险因子包括：高血压、糖尿病、男性45岁以上、女性55岁以上或停经后未服用激素补充治疗、早发性冠心病家族史、抽烟）；②总胆固醇≥6.24毫摩尔/升或低密度脂蛋白≥4.16毫摩尔/升；③甘油三酯≥5.2毫摩尔/升，并且合并有总胆固醇与高密度脂蛋白的比值＞5或高密度脂蛋白＜0.9毫摩尔/升；④甘油三酯＞2.6毫摩尔/升且有急性胰腺炎危险者；

如果并发有心血管疾病的还需符合：总胆固醇≥5.2毫摩尔/升或低密度脂蛋白≥3.38毫摩尔/升；甘油三酯≥5.2毫摩尔/升且合并有总胆固醇与高密度脂蛋白的比值＞5或者高密度脂蛋白＜0.9毫摩尔/升。

降血脂药的服用及注意事项

正确方法：首先要对药物有准确的理解，这个理解包括理解药物的名称、药物的功效、用法用量以及会发生的副作用，如有疑问，可立即向医生咨询。特别是降血脂药物联合用药时可能引发比较严重的不良反应，所以患者对自己所用药物一定要理解，还可以让医生了解自己的用药史，为医生的诊疗提供重要的资料。其次，送服药物时要用白开水，且应该在服药的同时摄入足够的水，否则可能不能使药物得到充分溶解，进而影响药效。切忌用果汁类饮品送服，因为部分他汀类药物如与果汁一起服用可能会使血液浓度升高，增加引发横纹肌溶解综合征的风险。此外，要掌握正确的服药时间，服药时间根据所选的药物的不同而异，但是如果是一天服用一次的降脂药，可选择在晚餐后服用，因为胆固醇的合成在夜间的时候特别活跃。

注意事项：①要坚持长期服用，不可擅自停用或中断，否则可能影响降脂的疗效，出现血脂反弹的情况，甚至引发心脑血管病。②不可擅自更换药物品种及剂量。由于降脂药物多多少少都会伴有一些副作用，有其使用的禁忌，并且也不可与某些药物同用，所以医生开的处方是针对每一个个体化的患者的实际情况的，如需改变药物及剂量，请在医生的指导下进行。③定期复查血脂和肝肾功能等。在初次服药的1~3个月内要复查一次，以后定期复查，这样有利于医生根据复查结果帮患者调整用药的剂量，以及及时应对药物带来的不良反应。④在服用降脂药的同时，饮食治疗和运动治疗不能少，应同步进行，这样才能更好地达到降血脂的效果。⑤降血脂的药物都会有一些不良反应，如会引起肌肉疼痛、转氨酶升高等。所以患者在服用药物之前要详细阅读药物说明书，如果发生副作用或者副作用较大，应及时跟医生联系，以便更换药物或调整药物剂量。

干扰脂代谢的药物不宜用

临床试验研究证实，有以下三大类药物可干扰血脂的正常代谢：①利尿剂：利尿剂会引起血脂的改变，目前认为与糖代谢异常有关，常见的双氢噻嗪和氯噻酮可升高总胆固醇和甘油三酯的水平，而呋塞米可降低高密度脂蛋白。②β受体阻滞剂：一般β受体阻滞剂服用两周内，对于血脂水平没有明显的影响，但是长期服用后，会使血脂水平明显增高，而且会随着时间的迁延有程度上的增加。如普萘洛尔，服用两个月后

可仅表现为升高甘油三酯、降低高密度脂蛋白，服用1年后，就会使总胆固醇和低密度脂蛋白升高。③口服避孕药：研究证实，口服避孕药可引起胆固醇、甘油三酯、极低密度脂蛋白和低密度脂蛋白升高，从而增加引发动脉粥样硬化的危险。所以，服用口服避孕药要定期进行血脂等有关方面的检查，并且不能滥用。

高脂血症患者如何联合用药

联合用药的好处在于能够提高疗效，更好地调节血脂水平以及预防并发症的发生，但是，联合用药也增加了不良反应的风险，尤其是横纹肌溶解综合征等致命性的危险。所以在联合用药的过程中要注意：①不是任何药物都可以联合应用的，比如他汀类药物如果与大环内酯类药物、烟酸类降脂药、贝特类降脂药等药物联用，都会增加横纹肌溶解综合征的风险。②注意血脂的监测，定期到医院进行复查。③不可擅自停用联合用药中的某种药物，否则可能影响

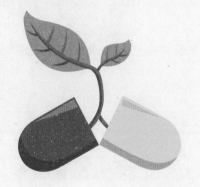

治疗效果，也不可随意更换药物，以免引发不良反应。

不是所有高脂血症患者都宜用降脂药

有活动性肝炎的患者不宜用。降脂药物需在肝脏内代谢，会对肝脏造成一定的损害，而有活动性肝炎的患者本身就已经有肝脏功能的损害了，再服用降脂药，会严重影响肝脏功能。

怀孕或哺乳期的妇女不宜用。临床研究证明，他汀类药物在降低胆固醇生物合成的同时，也会减少与胎儿发育相关的类固醇等，可能影响胎儿发育，所以孕妇最好不要服用降脂药物；为了防止降脂药物经人乳分泌被宝宝吸收，哺乳期的妇女最好也禁用。

70岁以上的老年患者不宜用。伴有慢性充血性心力衰竭、晚期脑血管疾病或活动性恶性肿瘤的70岁以上的患者，都不宜服用降脂药。

有哪些抗高血压药物可升高血脂

可升高血脂的抗高血压药物常见的有以下四种：①复方降压片。复方降压片是一种理想的降压药物，是常用的降压药物之一，但是临床实验发现，复方降压片可使甘油三酯水平明显增高，并且还会降低高密度脂蛋白，使胆固醇明显增多。②双氢克尿噻。许多临床实践还发现，大量服用双氢克尿噻会使血液中的甘油三酯浓度明显升高，增加血液的黏稠度。③硝苯啶。硝苯啶是目前比

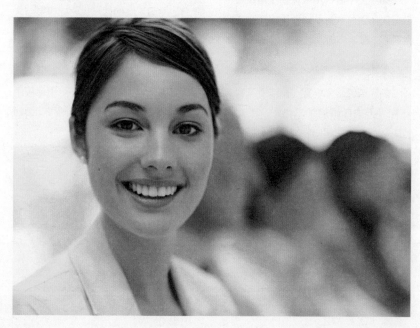

较理想的治疗高血压药物，对于高血压急症患者疗效尤为显著。它是一种钙离子拮抗剂，具有很强的血管扩张作用，但是此药除了会出现眩晕、恶心、呕吐等不良反应外，还会使血液中的甘油三酯和胆固醇浓度显著增高。④普萘洛尔：普萘洛尔是一种β受体阻断剂，对于心律失常、心绞痛、高血压有很好的治疗作用，但是有患者服用此药后，出现胆固醇和甘油三酯明显增高的情况。这四种药高脂血症患者忌用。

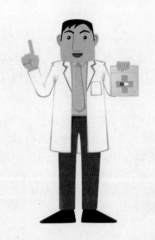

降血脂药和哪些抗生素不能同时服用

目前在临床上应用得最广泛的降脂药物是他汀类降脂药，临床发现，在服用他汀类降脂药的同时，盲目乱用其他药物是诱发横纹肌溶解综合征的重要原因之一。如红霉素、克拉霉素、罗红霉素等大环内酯类抗生素，它们在人体内的代谢会抑制他汀类药物的代谢，从而使他汀类药物的血药浓度升高，增加横纹肌溶解综合征发生的危险性。另外，酮康唑、伊曲康唑、新霉素、环孢霉素与他汀类药物合用也会导致横纹肌溶解综合征发生的危险性增加。

什么是横纹肌溶解综合征

横纹肌溶解综合征俗称"肌肉溶解"，是由于肌细胞产生毒性物质而导致肾发生损害的一种疾病。我们知道，

人体的肌肉有三种——心肌、平滑肌、骨骼肌，其中心肌及骨骼肌有横纹，横纹肌溶解综合征常发生于骨骼肌。引起横纹肌溶解综合征的原因，除了降脂药物以及与降脂药物联用之外，不科学的运动，疲劳，滥用β_2受体激动剂、苯丙胺、引起低钾血症的药物等也是重要的原因。

横纹肌溶解综合征的临床表现一般有急性的肌肉疼痛、痉挛、水肿，触诊肌肉的时候有"注水感"，还会有恶心呕吐、有酱黄色尿等症状。严重的横纹肌溶解综合征，大约有1/3的病例会发生急性肾功能衰竭，早期的时候还会伴有高钾血症、高尿酸血症和高磷酸血症，后期的时候可发生高钙血症。

附录一：常见食物胆固醇、脂肪含量速查表

食品名称	胆固醇含量 (毫克/100克)	脂肪含量 (克/100克)	食品名称	胆固醇含量 (毫克/100克)	脂肪含量 (克/100克)
肉制品					
猪肉	126	30.8	火腿肠	13	14.6
山羊肉	60	3.9	鸭肉	90	9
猪瘦肉	60	6.2	牛肉	106	2
绵羊肉	70	4	鸭掌	36	1.9
猪排骨	105	20.4	牛蹄筋	10	0.5
羊小排	54	14.1	鸭血	95	0.4
五花肉	60	59	肥牛肉	125	4.2
鸽肉	110	14.2	鹅肉	74	19.9
猪肉皮	100	28	牛腰肉	55	29.3
兔肉	65	2.2	鹌鹑肉	158	3.1
猪蹄	6200	17.7	牛肉干	120	40
鸡腿	99	7.1	鸡爪	103	16.4
猪耳	92	11	火腿	100	28
鸡肉	90	9.6	乌骨鸡	105	2.3
猪血	51	0.3	腊肉	150	48.3
鸡翅	71	11			
蛋类和奶制品					
鸡蛋黄	1855	18.2	鹅蛋	704	19.9
牛奶	24	2.9	奶酪	140	19
鹌鹑蛋	3640	2.4	松花蛋	608	10.7
羊奶	31	3.5	奶油	207	9.7
鸭蛋	565	13	咸鸭蛋	648	12.6
酸奶	15	4.6	黄油	110	98
全脂奶粉	110	21	炼乳	37	8.6

食品名称	胆固醇含量 (毫克/100克)	脂肪含量 (克/100克)	食品名称	胆固醇含量 (毫克/100克)	脂肪含量 (克/100克)
水产品					
草鱼	85	4.3	黄鱼	98	2.5
鲳鱼	120	7.8	鲮鱼	86	1.6
鲤鱼	84	4.1	海参	51	0.2
鳝鱼	126	1.4	鲈鱼	88	3.4
鲫鱼	90	1.3	海蜇	24	0.3
泥鳅	136	2.9	墨鱼	348	1.5
鲶鱼	463	3.7	蛤蜊	180	0.6
乌鱼	91	19.8	带鱼	244	4.9
鳜鱼	124	4.2	虾类	154	0.8
凤尾鱼	117	5	鳗鱼	186	10.8
胖头鱼	493	2.2	蟹类	164	2.3
鱿鱼	1170	4.7	鲑鱼	86	4.1
贝类	454	0.2	淡菜	493	9.3
动物内脏					
猪脑	3100	9.8	牛心	145	3.5
猪肚	240	3.5	猪舌	230	12.3
牛脑	2300	11	牛肚	150	1.6
猪大肠	150	18.6	猪腰	380	1.8
猪肝	420	5.7	山羊肚	41	3.4
猪心	155	16.5	猪肺	289	3.8
羊肝	348	3.6	鸡心	194	11.7

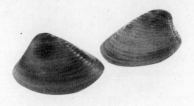

蛤蜊

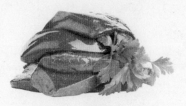

猪肝

附录二：常见食物热量速查表

常见谷薯类及制品热量速查表

食品名称	热量（单位：千焦/100克）	食品名称	热量（单位：千焦/100克）
小麦粉（标准粉）	1458	芸豆（白）	1320
稻米	1452	芸豆（红）	1384
灿米（标准）	1459	蚕豆	1414
黑米	1427	扁豆	1420
糯米	1464	眉豆	1395
玉米（鲜）	469	豇豆	1407
玉米（黄，干）	1457	豌豆	1395
玉米面（黄，干）	1472	薏米	1512
玉米糁（黄）	1480	薏米面	1469
大麦	1367	土豆	323
青稞	1432	土豆粉	1423
小米	1511	红薯（白心）	444
小米面	1494	红薯（红心）	426
黄米	1469	木薯	498
高粱米	1505	黄豆	1631
荞麦	1410	黑豆	1678
筱麦面	1572	青豆	1667
豆腐干	592	绿豆	1376
红豆	1357	油豆腐	1024
花豆（红）	1372	腐竹	1928
花豆（紫）	1380	千张	1096

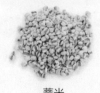

薏米　　　　　　　　　　　　荞麦

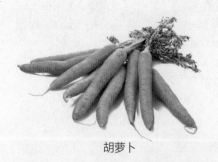

胡萝卜

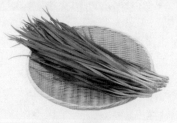

韭菜

常见蔬菜热量速查表

食品名称	热量（单位：千焦/100克）	食品名称	热量（单位：千焦/100克）
白萝卜	94	洋葱（葱头）	169
红皮萝卜	121	洋葱（白皮，脱水）	1430
红心萝卜	172	洋葱（紫皮，脱水）	1417
青萝卜	136	韭菜	120
心里美萝卜	96	韭黄	101
胡萝卜	162	韭苔	155
芥菜头	151	薤白	518
苤蓝	136	大白菜（白梗）	93
甜菜根	364	大白菜（青白口）	70
扁豆	172	大白菜（小白口）	65
蚕豆	463	小白菜	72
刀豆	165	菜心	118
豆角	144	瓢儿菜	76
荷兰豆	123	油菜	103
龙豆	149	菜薹	102
毛豆	550	甘蓝	101
四季豆	131	菜花	110
豌豆	465	西蓝花	150
芸豆	123	芥菜	114

食品名称	热量（单位：千焦/100克）	食品名称	热量（单位：千焦/100克）
豇豆	139	芥蓝	92
黄豆芽	198	菠菜	116
绿豆芽	81	冬寒菜	144
豌豆苗	158	胡萝卜缨	199
茄子（绿皮）	116	苦菜	192
茄子（紫皮）	95	青萝卜缨	159
番茄	85	落葵	97
辣椒（红，尖，干）	1236	芹菜茎	93
辣椒（红，小）	159	芹菜叶	146
辣椒（青，尖）	114	油麦菜	69
甜椒	103	生菜	61
瓠子	122	甜叶菜	90
秋葵	189	香菜	139
白瓜	51	苋菜（绿）	123
冬瓜	52	苋菜（紫）	146
佛手瓜	77	茼蒿	98
葫芦	67	茴香	114
黄瓜	65	荠菜	128
节瓜	61	莴笋	62
金瓜	63	莴笋叶	83
苦瓜	91	空心菜	97
南瓜	97	竹笋	96
蛇瓜	77	春笋	106
丝瓜	90	鞭笋	100
笋瓜	54	冬笋	174
西葫芦	79	毛笋	97
大蒜（鲜）	536	玉兰片	275
大蒜（干）	1456	百合（鲜）	692
大蒜（紫皮）	580	百合（干）	1447
青蒜	141	金针菜	897
蒜黄	101	菊苣	79

食品名称	热量（单位：千焦/100克）	食品名称	热量（单位：千焦/100克）
蒜苗	169	芦笋	93
蒜薹	274	慈姑	406
大葱	138	豆瓣菜	82
大葱（红皮）	204	菱角	423
细香葱	164	藕	304
小葱	112	茭白	110
荸荠	256	榆钱	187
豆薯	236	香椿	211
山药（鲜）	240	苜蓿	268
山药（干）	1368	槐花	344
芋头	339	罗勒	108
姜（干）	1290	马齿苋	117
姜（嫩）	89	蕨菜	177

常见菌藻热量速查表

食品名称	热量（单位：千焦/100克）	食品名称	热量（单位：千焦/100克）
草菇	111	羊肚菌（干）	1341
猴头菇	88	银耳（干）	1092
金针菇	133	榛蘑（干）	745
口蘑	1157	榛蘑（水发）	220
蘑菇（鲜）	100	珍珠白蘑（干）	1080
蘑菇（干）	1231	发菜（干）	1082
黑木耳（水发）	111	海带（干）	374
黑木耳（干）	1107	琼脂	1302
松蘑（干）	867	苔菜（干）	697
香菇（鲜）	108	紫菜（干）	1046
香菇（干）	1148	平菇	101

常见水果及制品热量速查表

食品名称	热量（单位：千焦/100克）	食品名称	热量（单位：千焦/100克）
红富士苹果	205	菠萝	182
红星苹果	243	菠萝蜜	438
梨	211	刺梨	264
苹果梨	220	番石榴	222
酥梨	190	桂圆	298
雪梨	332	桂圆（干）	1159
鸭梨	187	荔枝	296
鳄梨	674	芒果	146
山楂（鲜）	425	木瓜	121
山楂（干）	1051	人参果	362
海棠果	319	香蕉	389
沙果	292	杨梅	125
高山白桃	177	杨桃	131
旱久保桃	201	椰子	1007
黄桃	236	枇杷	170
金红桃	118	橄榄	240
久保桃	176	白金瓜	106
蜜桃	180	白兰瓜	96
蒲桃	163	哈密瓜	143
李子	157	甜瓜	111
青梅	144	西瓜	108
杏	160	柿子	308
杏干	1416	磨盘柿	331
枣（鲜）	524	柿饼	1067
枣（干）	1155	桑葚（白）	250
金丝小枣	1287	桑葚（红）	230
黑枣（无核）	977	桑葚（干）	1245
蜜枣（无核）	1366	无花果	272
酸枣	1253	猕猴桃	257

食品名称	194	食品名称	热量（单位：千焦/100克）
樱桃	194	草莓	134
巨峰葡萄	212	橙子	202
马奶子葡萄	172	柑橘	215
紫葡萄	187	金橘	242
葡萄干	1439	蜜橘	189
玛瑙石榴	303	柚子	177
青皮石榴	296	柠檬	156
芭蕉	482		

常见坚果及种子热量速查表

食品名称	热量（单位：千焦/100克）	食品名称	热量（单位：千焦/100克）
白果	1485	芡实米（鲜）	605
核桃（鲜）	1406	花生（鲜）	1310
核桃（干）	2704	花生（炒）	2516
毛核桃	771	花生仁（生）	2400
山核桃（干）	2576	花生仁（炒）	2466
板栗（鲜）	789	葵花子（生）	2548
板栗（干）	1455	葵花子（炒）	2616
松子（生）	2782	莲子（干）	1463
松子（炒）	2693	南瓜子（炒）	2436
松子仁	3003	南瓜子仁	2408
杏仁	2419	西瓜子（炒）	2434
腰果	2338	西瓜子仁	2369
榛子（干）	2348	黑芝麻	2340
榛子（炒）	2555	白芝麻	2244
胡麻子	1884		

常见畜肉及制品热量速查表

食品名称	热量（单位：千焦/100克）	食品名称	热量（单位：千焦/100克）
猪肉（肥瘦）	1653	牛肝	582
猪肉（肥）	3376	牛脑	623
猪肉（瘦）	598	牛舌	820
猪大肠	820	牛腰	393
猪大排	1105	牛心	444
猪耳朵	736	牛肉干	2301
猪蹄	1088	牛肉松	1862
猪蹄筋	653	羊肉（肥瘦）	849
猪小排	1163	羊肉（后腿）	460
猪肝	540	羊里脊	431
猪肚	460	羊肉（瘦）	494
猪肺	351	羊肉（胸脯）	556
猪脑	548	山羊肉（冻）	1226
猪舌	975	羊蹄筋（生）	665
猪腰	402	羊大肠	314
猪小肠	272	羊肚	364
猪心	498	羊肺	402
猪血	230	羊肝	561

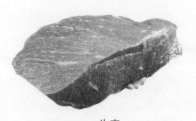

牛肉

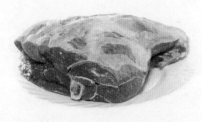

羊肉

食品名称	热量（单位：千焦/100克）	食品名称	热量（单位：千焦/100克）
腊肉（生）	2084	羊脑	594
腊肠	2443	羊舌	941
蒜肠	1293	羊腰	402
香肠	2125	羊心	473
火腿	1381	羊血	238
牛肉（肥瘦）	523	羊肉干	2460
牛腱	410	驴肉（瘦）	485
牛里脊	448	驴鞭	598
牛肉（瘦）	444	马肉	510
牛蹄筋	632	马心	435
牛鞭（泡发）	490	狗肉	485
牛大肠	276	骆驼蹄	485
牛肚	301	兔肉	427
牛肺	397	兔肉（野）	351

常见禽蛋奶及制品热量速查表

食品名称	热量（单位：千焦/100克）	食品名称	热量（单位：千焦/100克）
鸡（土鸡，家养）	519	鸽	841
母鸡（一年内）	1071	鹌鹑	460
肉鸡（肥）	1628	鸡蛋（白皮）	577
乌鸡	464	鸡蛋（红皮）	653
鸡胸脯肉	556	鸡蛋（土鸡）	577
鸡翅	812	鸡蛋清	251
鸡腿	757	鸡蛋黄	1372
鸡爪	1063	松花蛋（鸡蛋）	745
鸡肝	506	鸭蛋	753
鸡心	720	鸭蛋清	197
鸡血	205	鸭蛋黄	1582

食品名称	热量（单位：千焦/100克）	食品名称	热量（单位：千焦/100克）
鸡肫	494	松花蛋（鸭蛋）	715
鸡肉松	1841	咸鸭蛋	795
公麻鸭	1506	鹅蛋	820
母麻鸭	1929	鹅蛋清	201
鸭胸脯肉	377	鹅蛋黄	1356
鸭皮	2251	鹌鹑蛋	669
鸭翅	611	牛奶	226
鸭掌	628	鲜羊乳	247
鸭肠	540	人乳	272
鸭肝	536	全脂牛奶粉	2000
鸭舌	1025	全脂羊乳粉	2084
鸭心	598	酸奶	301
鸭血（白鸭）	452	酸奶（脱脂）	238
鸭胰	490	酸奶（中脂）	268
鸭肫	385	酸奶（果料）	280
鹅	1050	奶酪（干酪）	1372
鹅肝	540	奶油	3678
鹅肫	418	黄油	3175
火鸡腿	381	炼乳（甜，罐头）	1389
火鸡胸脯肉	431	奶皮子	1925
火鸡肝	598	奶片	1975
火鸡肫	381		

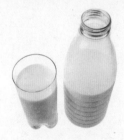

酸奶

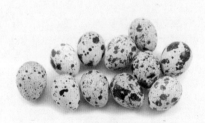

鹌鹑蛋

常见鱼虾蟹贝热量速查表

食品名称	热量（单位：千焦/100克）	食品名称	热量（单位：千焦/100克）
白条鱼	431	基围虾	423
草鱼	473	江虾	364
鳡鱼	477	龙虾	377
胡子鲇	611	海虾	331
黄颡鱼	519	河虾	364
鳝鱼	372	明虾	356
尖嘴白	573	塘水虾	402
口头鱼	561	虾虎	339
鲤鱼	456	虾皮	640
罗非鱼	410	鳌虾	389
泥鳅	402	虾米	828
青鱼	494	海蟹	397
乌鳢	356	河蟹	431
银鱼	439	青蟹	335
湟鱼（裸鱼）	519	梭子蟹	397
鲇鱼	431	蟹肉	259
鲢鱼	435	鲍鱼（杂色鲍）	351
鲒花	490	鲍鱼（干）	1347
鲫鱼	452	蛏子	167
鲮鱼	397	蛏干	1423
鳊鱼	565	赤贝	255
鳗鲡	757	河蚌	226
鳙鱼	418	河蚬	197
鳜鱼	490	牡蛎	305
鳟鱼	414	生蚝	238
白姑鱼	628	泥蚶	297
鲹鱼	519	扇贝（鲜）	251
狗母鱼	418	扇贝（干）	1105
海鲫鱼	862	鲜贝	322
海鳗	510	银蚶	297

食品名称	热量（单位：千焦/100克）	食品名称	热量（单位：千焦/100克）
红娘鱼	439	贻贝（鲜）	335
黄姑鱼	573	贻贝（干）	1485
黄鱼（大黄花鱼）	573	蛤蜊	259
黄鱼（小黄花鱼）	406	花蛤蜊	188
黄鲂	339	毛蛤蜊	406
金线鱼	423	沙蛤蜊	234
梅童鱼	506	红螺	498
沙丁鱼	372	黄螺	444
鲈鱼	439	螺蛳	247
鲑鱼（大马哈鱼）	582	石螺	377
平鱼	586	田螺	251
鲷	444	海参	326
鲣鱼	377	海参（干）	1096
鳕鱼	368	海蜇皮	138
带鱼	531	海蜇头	310
堤鱼	799	墨鱼	347
丁香鱼（干）	820	墨鱼（干）	1201
白米虾	339	乌贼（鲜）	351
斑节对虾	431	鱿鱼（干）	1310
长毛对虾	377	乌鱼蛋	276
刺蛄	322	章鱼（八爪鱼）	565
对虾	389		

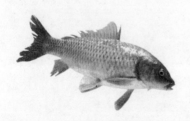

鲤鱼

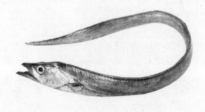

带鱼

附录三：常见降脂、降胆固醇药速查表

常用降脂药速查表

类别	药名	药理	用法	副作用
氯贝丁酯类	氯贝丁酯	显著降低甘油三酯和极低密度脂蛋白	0.25~0.5克，每日3次，饭后服	偶有恶心、呕吐、食欲不振、头痛、乏力
天然鱼油浓缩剂	天然鱼油浓缩剂	降低甘油三酯、胆固醇、极低密度脂蛋白、低密度脂蛋白，升高高密度脂蛋白	每日20~30克，分2~3次口服，连用4~6周	较少
贝特类	非诺贝特	能显著降低甘油三酯和胆固醇，并能升高高密度脂蛋白	100毫克，每日3次，口服。或微粒型0.2克，每日1次，口服	副作用少，偶有轻度消化道反应
贝特类	苯扎贝特	降低甘油三酯、胆固醇、极低密度脂蛋白、低密度蛋白质，升高高密度脂蛋白	200毫克，每日3次，口服。或缓释型400毫克，每日2次，口服	少有消化道反应，偶见性功能减退、脱发等
贝特类	吉非贝齐	降低甘油三酯、胆固醇及极低密度脂蛋白	300毫克，每日3次，口服	长期大量服用可诱发胆结石

类别	药名	药理	用法	副作用
烟酸类	烟酸	可降低血浆甘油三酯26%，长期用药还能降低血浆胆固醇10%	100毫克，每日3次，渐增至每日1～3克，口服，溃疡病人忌用	副作用较大，部分可出现皮肤潮红、瘙痒、胃肠道反应
	烟酸铝	可降低血浆甘油三酯26%，长期用药还能降低血浆胆固醇10%	1～2克，每日3次，饭后服	长期大量使用可导致低磷血症及骨软化症
	烟酸肌酯	分解为烟酸和肌醇发挥作用	0.2～0.4克，每日3次，口服	皮肤瘙痒、恶心、多汗等
	烟酸戊四醇酯	降脂作用同烟酸，但较持久，且耐受性好	1～2克，每日3次，口服	偶尔有血清转氨酶升高
	烟酸生育酚酯	除有烟酸的药理作用外，还可抑制胆固醇合成与沉积	0.1～0.2克，每日3次，口服	少数人会出现食欲不振、恶心、腹痛、便秘、腹泻等
	灭脂灵	具有一定的降低血浆甘油三酯、胆固醇及低密度脂蛋白的作用	0.1～0.2克，每日3次，口服	皮肤瘙痒和胃肠道反应
	阿昔莫司	降低低密度脂蛋白，升高高密度脂蛋白	250毫克，每日3次，两个月为一个疗程	较少见
	吡啶甲醇	氧化成烟酸发挥降脂作用，可降低甘油三酯、胆固醇	0.5克，每日3次，口服	食欲减退、恶心
	阿昔呋喃	显著降低甘油三酯、胆固醇，增加高密度脂蛋白	0.5克，每日3次，口服	食欲减退、恶心

常见降胆固醇药速查表

类别	药名	药理	用法	副作用
他汀类	洛伐他汀	显著降低胆固醇、低密度脂蛋白，升高高密度脂蛋白	20～40毫克，每日2次，口服	少数患者有一过性转氨酶升高及肌痛、胃肠道反应
	立平脂	可降低胆固醇、甘油三酯及β-脂蛋白，使动脉硬化斑块消退	100～200毫克，每日2次，口服，4周一个疗程	少见
不饱和脂肪酸类	亚油酸	降低胆固醇、甘油三酯	250～300毫克，每日3次，口服	少见
	多烯康	可降低胆固醇、甘油三酯、低密度脂蛋白	1.8克，每日3次，口服，需要连服4～6周为一个疗程	少见
胆酸隔置剂	考来烯胺	显著降低胆固醇、甘油三酯、低密度脂蛋白	4～24克，每晚1次或者分3次进餐时服	本药用量较大，味道不良，限制了该药的使用。服药后可有食欲减退、恶心、便秘等
	考来替泊	有效降低胆固醇、甘油三酯、低密度脂蛋白	5～20克，每晚1次，口服。或每日分2次，口服	少见
激素类	脱羟雌酮	降低胆固醇	0.5毫克，每日2～3次，口服	乳腺癌患者禁用。男性服药后可引起乳房胀痛、女性化及水肿